前列腺与肾病食疗大全

高新晟　编著

中医古籍出版社

图书在版编目（CIP）数据

前列腺与肾病食疗大全/高新晟编著．-北京：中医古籍出版社，2007.11

ISBN 978-7-80174-530-9

Ⅰ．肾…　Ⅱ．高…　Ⅲ．①前列腺疾病-食物疗法②肾病-食物疗法　Ⅳ．R247.1

中国版本图书馆CIP数据核字（2007）第088817号

前列腺与肾病食疗大全

高新晟　编著

责任编辑　吴炳银
封面设计　韩博玥
出版发行　中医古籍出版社
社　　址　北京东直门内南小街16号（100700）
印　　刷　北京金信诺印刷有限公司
开　　本　880mm×1230mm　1/32
印　　张　16.625
字　　数　380千字
版　　次　2008年1月第1版　2008年1月第1次印刷
印　　数　0001~3000册
ISBN 978-7-80174-530-9
定　　价：28.00元

前　言

前列腺与肾病是男性常见病、多发病，近年来有逐渐年轻化的势头。它的并发病症可高达二十种之多，严重威胁着男性人群的身体健康和生命安全，极大地影响男性的劳动生产力。

所谓食疗，即是以食物治疗疾病，保养身体，达到健康的目的。“医食同源，药食同源”，这是中国千百年来流传之说，同时也是一个历史实践的过程和结论。饮食疗法，能够祛病邪而不伤人正气。本书采用食疗治疗治愈前列腺与肾病，保持前列腺与肾的正常解剖结构，维持前列腺与肾的正常生理功能是其目的，是临床医生最佳选择治疗方案之首。

本书推荐叙述前列腺炎、尿频、小便困难、尿痛、血尿、早泄、遗精、阳痿等病症和尿路感染、男性不育、尿路结石、遗尿、膀胱炎、睾丸炎、急性肾炎、慢性肾炎、尿毒症等并发病症及相关肾病的食疗方。

食疗方的容量大，在不同季节，不同地域的患者、读者，根据本地所产易取易做，并同一病症的食疗方可轮流吃食、全面补充机体营养、增强抗病力，可早治疗、早日康复、早日以强壮的体质建设社会主义。

本书是内科、外科和泌尿科医生不可缺少的临床辅助治疗参考书。

健康人按本书推荐方法常食，可预防前列腺与肾病的发生，并能壮体强身延年益寿。

这里需特别指出的是，凡属国家保护性动、植物应加以保护，不可随意取食。在食用药膳（饮食中加入了药）方时，如有医生指导，更能收到辨证施膳的效果。

由于作者水平有限，错误之处在所难免，诚望同仁和读者不吝批评指正，使本书日臻完善，更好地为人民健康服务，为社会主义建设服务。

编 者

目 录

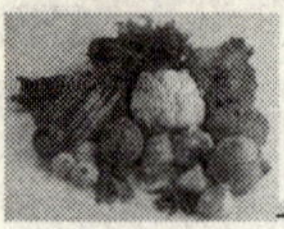

第一章 概 论

第一节 前列腺炎的病因与症状

一、病因

（一）急性细菌性前列腺炎的病因

1. 西医病因 由于抗生素及磺胺类药物的广泛应用，急性细菌性前列腺炎的致病菌已有明显的变化。上世纪 50 年代以前，主要由淋球菌引起。但近年来急性细菌性前列腺炎的病因以大肠杆菌、链球菌、金黄色葡萄球菌、类白喉杆菌、绿脓杆菌、变形杆菌，克雷白氏杆菌，却越来越突出已成为该病的主要致病菌。根据 Meares 报道，以大肠杆菌为主，占 80%；其它占 20% 为克雷白氏菌、变形杆菌及假单胞菌。Vonlakum（1972 年）报道，葡萄球菌占 22%，链球菌占 35%，另外 1/3 多未找到细菌。

Youngen 从 1944～1965 年的治疗中体会到，前 10 年中细菌以革兰氏阳性菌为主，而后 10 年则以革兰氏阴性菌为主。有学者发现感染来自尿路者以大肠杆菌为主。而血行感染者则以金黄色葡萄球菌为主。

非细菌性前列腺炎可能与病毒、支原体、衣原体感染有关。

感染途径有三：①血行播散，感染从体内某一病灶以小脓栓的形式经血行播散至前列腺。②淋巴感染，下尿路及结肠的炎症可经淋巴管扩散至前列腺。③直接蔓延，泌尿系统的感染可通过前列腺管逆行至腺体，这是最常见的感染途径。任何引起前列腺充血，如过度饮酒、受寒、不正常的性生活，会阴部损伤等。

2. 中医病因　中医认为引起本病的主要病因是过度饮酒、恣情纵欲，外感风寒、会阴部损伤，内裤不洁、包皮过长等。经尿道途径感染者，多见患淋证或子痈，湿热循经上沿，归于精室而成。经血行感染者，多因先患腹泻或皮肤疫毒或乳蛾等，热毒蕴盛，引动下焦之湿热所致。

由此可见，本病的病机：①久食醇酒厚味，生活起居不慎，脾胃湿热内蕴，下注膀胱，以致精络阻隔，蕴结不散而成本病。②婚后房事频繁，每多忍精不泄，溢液败精留置途中，终致久瘀生湿化热而发病。③手淫恶习，相火郁遏，湿热内蒸，壅阻溺窍，日久病作。④内裤不洁，会阴部外伤，包皮过长，湿热邪毒从下焦而入，浸淫于上而成。总之，本病初起多由湿热下注，湿与热合。湿热久蓄，伤及血分，故自始至终以湿热内结为主要病机。

（二）慢性细菌性前列腺炎的病因

1. 西医病因　该病多发生于青壮年，中年男性，青春期发病极少。是成年男子的常见病，多发病。据统计，35 岁以上的男性，发病率为 31%~40%。临床统计资料证实，本病发病年龄的高峰阶段是 40~50 岁，多伴有各种类型的性功能障碍。其致病菌多为大肠杆菌、金葡萄、链球菌、类白喉杆菌及压氧菌；常有杆菌与球菌的混合感染，特异性与非特异性感染也可并存。

慢性前列腺炎的病因较为复杂，常见的病因如下：

（1）急性炎症病变严重或未予彻底治疗而转为慢性前列腺炎。

（2）急性尿路感染未彻底治愈而残留慢性前列腺炎。

（3）全身其他部位的病灶经血行感染影响前列腺，但较少见。

（4）邻近病灶经淋巴途径延及前列腺。

（5）前列腺结石（包括微结石）常伴有慢性炎症，但微结石在 X 线检查时不易被发现，可能是重要感染源之一。

（6）性欲过旺，前列腺充血，下尿路梗阻和炎症，会阴部及尿道损伤后均可诱发本病。

（7）前列腺增生和前列腺癌也可并发感染。后尿道炎症通过直接蔓延可引起慢性前列腺炎。

综上所述，作者认为感染是外在条件，是继发的；而腺体功能性，器质性变化乃是慢性前列腺炎的内在本质。

2. 中医病因　慢性前列腺炎类似中医古籍中所称的“精浊”、“白浊”、“淋病”。本病的主病因病机是下焦湿热，久之精室被扰，精关不固，封藏失职。最常见的病因是“忍精”，感染和饮食不节。

（1）忍精：多因青壮年期相火易动，所愿不遂，精未外出；或房事不节，遗精，手淫等，忍精不泄，败精流注，精关不固，遂成精浊。

（2）感染：多由脾肺素虚，容易感冒，引动下焦湿热；或包皮过长，藏污纳垢；或性交不洁，湿热内侵，湿热之邪蕴结于下焦，常不易速去。

（3）饮食不节：饮酒过度，过食膏粱厚味，以致脾胃运化失常，湿热内生，引起经络阻隔，气血瘀滞，久瘀化热，留于精室而发病。

本病如迁延，则久病必虚，伤及脾胃，脾气虚则湿愈难化，损及肾气，则精易下泄，常可导致肾阴、肾阳及肾阴阳两虚。此为本病由实转虚的大致过程。肾虚是本，湿热是标，久病入络，经络瘀滞，乃是进入慢性过程的病理反映。

（三）前列腺增生症的病因

1. 西医病因　有关前列腺增生的病因学说很多，如新生物学说，动脉硬化学说，炎症学说，内分泌学说以及体型、种族、社会因素，代谢营养学因素等，但大多数均未被普遍承认，因此，前列腺增生的病因尚未定论。

目前多数学者承认内分泌学说观点，其理由是：①青春期前切除睾丸者不发生前列腺增生。②已增生的前列腺在切除睾丸后可发生退行性变。③前列腺增生病人生化测定常伴雄激素双氢睾丸酮的异常积聚。④可用内分泌形成前列腺增生的动物模型。

持此观点者认为前列腺的内分泌功能为整个内分泌的一部分。或是内分泌的效应器。前列腺的发育和生理状态的维持依赖于体内有足够的雄激素，尤其是雄激素和雌激素的平衡。由此可见，前列腺增生的发病原因与雄激素有关，又与雌激素的作用有关。因此，有人认为在老年时期，体内雄激素和雌激素的平衡失调，可能是前列腺增生的发病原因。

1987年Story等报告，将人增生的前列腺组织匀化于含有蛋白酶抑制物并具有高离子强度的碱性缓冲液中，经过硫酸胺，肝素－琼脂糖色谱法及阳离子交换色谱法净化后，已经分离出一种前列腺生长因子，其分子量17400，在结构上与成纤维细胞生长因子有关，这一研究有可能为前列腺增生的病因学提供新的线索。

综上所述，目前仅知道本病两个不可缺少的病因是睾丸的存在及高年龄。

2. 中医病因病机　正常人的小便通畅，依赖于三焦气化的正常，而究其三焦之本，则源于肾所藏之精气。三焦气化主要依靠肺、脾、肾三脏来维持。在生理情况下，水液通过胃的受纳，脾的转输，肺的肃降而下达于肾，再通过肾的气化功能，使清者上归于肺而散布全身，浊者下达膀胱而排出体外。

祖国医学认为，本病多为劳伤肾精，感受外邪可内外因素交织，以致三焦水液的运行及气化失常而发生。如肺失降，不能通调水道下注膀胱；脾失转运，不能升清降浊；肾的气化功能失常，皆可影响三焦气化而导致癃闭。

由此可见，本病病位在膀胱，而其根本在肾，又与肺、脾、肝紧密相关。现将本病的病因病机分述如下：

（1）中气不足：过度劳累，饮食不节，易伤中焦脾胃之气，脾胃湿热蕴结，则下注膀胱而使之为湿热所阻，致气化不利，小便不能正常渗泄而发生癃闭；或中焦气虚，乃致清气不能上升，浊阴难以下降，小便因而不利。

（2）肾元亏虚：年老体弱或久病体虚，肾阳亏损，不能蒸化水液，以致膀胱气化失权；或因下焦炽热，日久不愈，津液耗损，导致肾阴虚损，累及膀胱，气化失常而发生本病。

（3）肺热气壅：邪热犯肺，津液为炽热所炼，肺气不能宣布，不能通调水道，下输膀胱。

（4）湿热下注：湿热内蕴，下注膀胱，致使膀胱气化不利。小便不通，而成癃闭。

（5）肝郁气滞：七情失调，肝气郁结，疏泄不及，从而影响三焦水液的运行及气化功能，致使不能通调水道，形成癃闭。

（6）尿道阻塞：瘀血败精滞留不去，凝结为块，阻塞水道，小便难出，久之则成癃闭。

二、症状

（一）急性细菌性前列腺炎的临床症状

急性细菌性前列腺炎的临床表现，根据其不同的感染途径有所不同。血行感染者发病突然，有全身急性感染症状或脓毒血症。尿路感染引起的前列腺炎则常有明显的膀胱刺激症状。

全身症状：多有寒战，发热，全身乏力。随着炎症的进展，症状逐渐加剧，呈高热、全身肌肉关节疼痛、虚弱、厌食或败血症等表现。突然发病时全身症状可掩盖局部症状。

局部症状：会阴或耻骨上区域有重压感，久坐或排尿时加重，且向腰部、下腹、背部、大腿等处放射。一旦有小脓肿形成，疼痛加剧而不敢排便。

尿路症状：排尿时有灼热感，有尿急、尿频、尿滴沥、终末血尿和脓性尿道分泌物。膀胱颈部水肿可致排尿不畅，尿流变细或中断，严重时有尿潴留、排便、排尿时局部疼痛。

直肠症状：直肠胀满、便急和排尿痛，大便时尿道流白色分泌物。指肛检查可触及前列腺肿大，触痛明显，整个或部分前列腺发硬或有结节。

（二）慢性细菌性前列腺炎的临床症状

慢性细菌性前列腺炎，临床上部分病人可无症状，仅有菌尿。由于病因不同，其表现各异；在不同时期，其症状亦不一样，可以说是一组复杂的症候群。归纳起来，临床表现主要如下：

1. 排尿方面　有尿频、尿急、尿痛、排尿困难，夜尿多等。有的病人于大小便前后经尿道口滴出稀薄、清亮或乳白色的液体，即前列腺液。

2. 疼痛方面　由于持续的慢性炎症刺激经过神经反射，可引起病人下身不适，会阴、肛门和阴囊等部位有严重的触痛感和胀感，并常可放射至耻骨上、腰骶部、两侧腹股沟，会阴部，以及引起下肢疼痛，使病人痛苦不堪，坐立不安。症状一般以晨夜较为明显。

3. 性功能改变　有早泄、遗精、性欲减退和阳痿、部分病人有射精痛和血精。在部分不育症中，慢性前列腺炎是很重要的病因。

4. 神经衰弱　失眠多梦，乏力头昏；缺乏自信感，情绪低落。有的记忆力减弱，或表现为以神经衰弱为主的一类症状。

5. 转移症状　炎症播散至其它组织器官，引起感染，使机体产生过敏反应，如关节炎，神经炎等。

此外，直肠指检时，前列腺可增大，正常或缩小，表面软硬不一，呈结节状或有触痛。多数病人有尿色改变，如尿色深，混浊、或终末排尿可见乳白色尿液；肉眼血尿比较少见，多数表现为镜下血尿。

（三）前列腺增生症的临床症状

前列腺增生根据临床症状及尿路的病理变化，将前列腺增生分为三期：

第一期：排尿困难、多尿、夜尿、尿线无力，尿流图多属正常，逐渐出现膀胱小梁，但无残余尿。

第二期：膀胱逼尿肌开始代偿不全，出现残余尿，常发生慢性细菌性膀胱炎，尿流图出现多波型曲线。

第三期：由于长期膀胱肌肉过度收缩，以膀胱排空代偿不全，尿潴留、肾功能不全，尿流图呈现低平曲线。

我们认为第一期适宜保守治疗；第二期试行保守治疗，治疗无效时可行手术治疗；第三期宜及早手术治疗，或用双囊四腔导尿管治疗无效时再行手术治疗。

前列腺增生症按其早期、中期和晚期区分的症状如下：

1. 前列腺增生的早期症状为

（1）尿频：尿频是前列腺增生的早期信号，最明显的早期迹象，为夜尿次数增加，而白天尿的次数还不多，是因为病人在白天注意力分散，尿意感的阀值升高，随着尿路梗阻的进展而逐渐增多。这是因为前列腺增生使膀胱颈的梗阻加重，故每次排尿不能将膀胱内的尿液完全控空，于是膀胱内经常有残余尿。由于残余尿量增多，膀胱有效容量减少，排尿时间的间隔相应缩短，而出现尿频。当膀胱颈部粘膜炎性充血时，亦可刺激膀胱，使排尿频繁。当频繁加重时，病人每小时排尿 1 次，甚至数次多得无法计算，直至最后出现尿滴沥。

（2）尿意不爽：排尿后，尿道内有隐痛或尿后淋沥，残尿滴出或下腹部不适。这些均不属于正常人排尿后的生理感觉。

（3）尿线（流）变细：由于排尿能力减弱，尿线变细，尤其腺体增生使尿道口边缘不整齐，严重影响了尿线射流。正常人排尿时，尿液经过尿道前列腺部中间通畅流出。前列腺增生时，增生组织压迫尿道，使尿道受压延长，狭窄，尿道内径缩小，尿流的直径亦随之变细。如果尿道内腔狭窄加重，可见尿流如线细，最后必然导致尿潴留。

（4）排尿费力：尿道发生梗阻，尿液排泄的阻力就会增加，必须用力增加腹压，方能克服排尿的阻力，因此排尿费力。

（5）尿液改变：有些病人由于前列腺充血或前列腺内血管扩张，使血管破裂出血，此时可见血尿。临床发现年龄超过50岁的男性，前列腺增生引起的肉眼血尿并不少见。这种出血是覆盖在前列腺的粘膜毛细血管充血，小血管曲线，前列腺尿道及膀胱颈粘膜下血管受到体积增大腺体的牵拉，当膀胱收缩时血管可以破裂，出血量不等，有明显显微镜下血尿，有时是肉眼血尿。这种血尿常为间歇性，多出现于排尿后。偶有大量出血时，须紧急处理。

（6）后尿道不适和会阴部压迫感：由于前列腺增生使后尿道受刺激所致。

2. 前列腺增生的中期症状

（1）由于膀胱容量相对减少，每次排尿量减少，以致尿频加重。

（2）排尿困难症状明显，并逐渐加重。

正常排尿的基本活动为膀胱逼尿肌收缩和尿道阻力两者的协调。当前列腺增生时，向尿道内突出，使前列腺尿道段弯曲、延长、变窄或肿大的前列腺压迫膀胱颈部，产生膀胱颈的梗阻，从而使尿道阻力增加。此时，膀胱带尿肌必须过度收缩和要有较高的膀胱内压才能排空尿液，从而导致逼尿肌代偿性肥厚以至失代偿，这样病人会出现不同程度的排尿困难。

临床上经常发现，前列腺增生的大小与排尿困难的程度虽然关系密切，但彼此之间却不成正比关系。为什么会这样呢？这是因为：

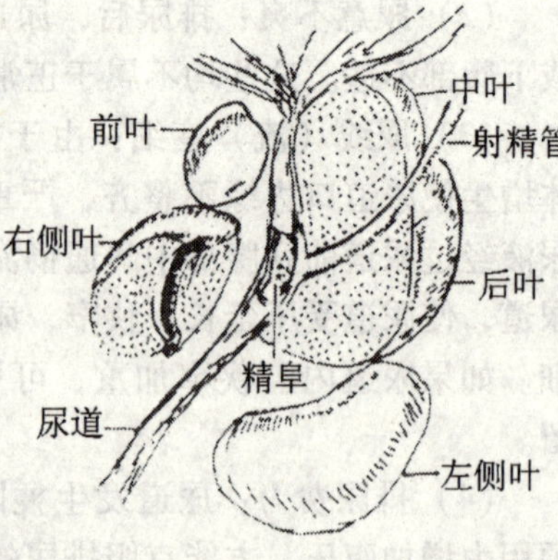

一是前列腺增生部分的位置极为重要，不同部位的增生对尿路影响不同。正常的前列腺共分5叶，即前、后、中及二侧叶（见图）。有的前列腺增生时五个叶都能发现肿大，有的却仅1叶或2叶发生肿大。最常见的为中叶和两个侧叶增生，前叶很少有明显的增生。当前列腺中叶增生时，可使膀胱底部抬高，尿道内口移位成角，有时增生的前列腺向膀胱内腔突出，病变初期便出现严重的排尿困难。当前列腺两侧叶增生时，仅使后尿道受压而延长，早期排尿困难的症状并不明显，如尿道丧失了代偿性膨胀能力，则出现各种各样的排尿困难症状。

二是膀胱的代偿能力亦是不可忽视的因素。若膀胱功能良好，具有一定的代偿能力，即使增生的前列腺压迫膀胱颈部和后尿道，亦能增加通尿能力，病人可以没有排尿困难的表现；若膀胱的代偿能力很差，即使是轻度的前列腺增生，也会出现明显的排尿困难。

三是排尿时间延长，尿线细，同时出现尿线中断现象。

四是出现残余尿，一般为50～100毫升。每遇诱因如过劳、便秘、房事、上感等，可出现急性尿潴留，但程度轻，持续时间短。

五是排尿终末时易出现血尿。残余尿多而易感染，排尿痛症状明显，但一般状况尚好。

3. 前列腺增生的晚期症状

（1）尿频更为加重，排尿次数增多以夜尿最为明显，如合并感染或结石，则出现尿痛和尿急。

（2）排尿困难呈进行性加重，每次排尿需借助增加腹压方可排出，每次尿量明显减少，或出现严重尿淋沥，犹如尿失禁，有的病人常有遗尿现象。

（3）排尿时间明显延长，尿不成线，尿呈极短，有时淋湿衣裤。

（4）膀胱功能已代偿不全，残余尿在150毫升以上，可达400～500毫升，或完全不能自行排尿，形成了慢性尿潴留。

（5）在长期尿路梗阻的基础上容易引起尿路感染，或梗阻程度渐渐加重时，则可能发生肾积水、肾功能不全、肾性高血压等。

第二节　前列腺炎（肥大）的并发症

前列腺炎（包括肥大症）若得不到及时治疗治愈可引起系列并发症。列举如下：

一、急性细菌性前列腺炎的并发症

1. 急性尿潴留　急性前列腺炎引起局部充血、肿胀、压迫尿道，以致排尿困难，或造成急性尿潴留。

2. 急性精囊炎或附睾炎和输精管炎　前列腺急性炎症容易扩散精囊，出现急性精囊炎。同时细菌可逆行经淋巴管进入输精管的壁层及外鞘而致附睾炎症，表现为附睾局部出现红肿及硬结石，并有触痛。

3. 精索淋巴结肿或有触痛　前列腺与精索淋巴在小骨盆中有交通，前列腺急性炎症时波及精索，引起精索淋巴结肿大且伴有触痛。

4. 性功能障碍　急性炎症时，前列腺充血、水肿中有小脓肿形成，可有射精痛，疼痛性勃起，性欲减退、性交痛、阳痿、血精等。

5. 其他　急性前列腺炎严重时可伴有腹股沟牵引痛或肾绞痛。

二、慢性细菌性前列腺炎的并发症

1. 慢性精囊炎　是慢性前列腺炎最多见的并发症。在慢性病程中，二者常同时存在，互相影响。久之，可明显导致男性性功能障碍。

2. 阳痿　是慢性前列腺炎的常见并发症。慢性前列腺炎病人多以性功能障碍为首发表现而向医生求助。作者认为本病对性功能有不同程度的影响。据统计 232 例病人中，有 62% 病人出现程度各异的性功能障碍。

在早期，性欲减退即较为明显，常伴为首发症状。年长者认为更年期性功能减退是正常现象而不介意；青年人患病后则精神紧张，情绪低沉，顾虑重重。

阳痿是慢性前列腺炎的常见并发症。由于前列腺长期炎症刺激和充血，腺体萎缩，内分泌障碍，从而导致难以治愈的阳痿症。

遗精在慢性前列腺炎病人中并不少见，多伴有神精衰弱。由于长期的炎性刺激，使高级神经中枢得不到休息，加之病情加重时多梦，故出现了遗精现象。

3. 不育症　在不育中，慢性前列腺炎是个很重要的原因。严重的慢性前列腺炎可以导致男性不育。这可能与下列因素有关：

（1）前列腺炎症时，前列腺液的分泌量减少，以致精液量也减少，不利于精子的生存和活动。此外，由于前列腺液中酶的活性下降，凝固因子增高，使精液排出体外后呈胶冻状，从而延缓了精液的液化时间，也妨碍精子的正常活动。以上因素均可影响男性生育。在部分不育症中，慢性前列腺炎是个很重要的原因。

（2）患前列腺炎时，精液的酸碱度常会下降，使精液偏酸。当精液酸碱度下降至精子最低要求的 pH6 ~ 6. 5 时，精子便会夭折，不利于生殖过程的正常进行，从而影响生育能力。

（3）慢性前列腺炎时，前列腺液中常有大量的细菌、细菌毒素和炎性分泌物，这些有害物质能够消耗精液中的营养成份和氧气，从而影响精子的存活，造成男性不育。

慢性前列腺炎与生育能力的关系，尚未完全阐明。但是必须指出，多数患有慢性前列腺炎的男子尽管炎症不轻，生育能力还是良好的，性功能也可以正常，而且，慢性前列腺炎是有希望治愈的，患慢性前列腺炎的青年不要过分担心。

目前我国提倡优生、优育，故一般多主张在慢性前列腺炎治愈后再生育，以利于提高我国人口素质。

4. 后尿道炎　慢性前列腺炎多合并后尿道炎，尤其是由泌尿系感染所致的前列腺炎。在临床中常以尿路刺激症状为慢性前列腺炎的首发症状。

5. 附睾炎　前列腺炎与精囊炎同时存在，炎症可侵及附睾而引起慢性附睾炎症。

6. 各种类型的膀胱炎　各种类型的膀胱炎，是当前列腺的慢性炎症扩散到膀胱，出现明显的尿路刺激症状，乃为各型膀胱炎所致。

7. 膀胱颈部硬化症　此类并发症比较少见。

8. 变态反应性疾病　慢性病灶长期潜伏于体内，成为致敏原。引起各种类型的变态反应性病变，如关节炎、肌炎、虹膜炎、神经炎等。

三、前列腺增生（肥大）症的并发症

前列腺增生是个慢性过程，易并发其它疾病，造成更为严重的后果。其并发症如下：

1. 感染　尿流梗阻是引起感染的先决条件，故易发生膀胱颈、后尿道及膀胱炎症。

当增生的前列腺对膀胱出口产生进行性压迫，膀胱逼尿肌即使过度收缩也不能将尿液完全排空，则出现残余尿。此时膀胱已处于失代偿状态。临床上常以残余尿作为监测膀胱出口部梗阻过程及严重程度的重要指标。残余尿是细菌繁殖的良好培养基，加之膀胱粘膜防御机制受损，故极易导致尿路感染。常见的感染有前列腺炎、膀胱尿道炎、附睾炎和肾盂肾炎。感染来源可能由正常存在于健康人尿道细菌引起，亦可来自淋巴道、肠道及血行扩散。

2. 急性尿潴留　前列腺增生引起残余尿，其病程是缓慢发展的。病人在受凉、饮酒、忍尿或其它原因引起的交感神经兴奋后必然加重梗阻，此时病人尿急窘迫，又苦于不能自行排尿，从而使已经增大的前列腺进一步发生充血水肿，以致发生急性尿潴留。急性尿潴留发生的重要理论依据为：在人的前列腺囊及平滑肌中含有丰富的α肾上腺素能受体，β受体含量极少。α受体受刺激后，将使腺体收缩及张力增加，因此前列腺增生引起膀胱出口部梗阻除增生组织压迫的机械成分外，还有一个腺囊和肌肉组织收缩与张力增加的动力性成分。机械性因素是逐发展的，而动力性因素则因交感神经刺激的有无及强弱而出现不同反应，因此病人排尿状态可以时好时坏，这已为近年来对前列腺内肾上腺素能受体的研究所证明。

3. 血尿 前列腺增生另一常见的症状是血尿。临床中发现年龄超过50岁的男性。前列腺增生引起的肉眼血尿并不少见。其因见前列腺增生的早期症状。

4. 膀胱结石 常见于继续于前列腺增生症。主要表现为前列腺增生的症状。老年人肾功能减退，肾小管产生氨的能力丧失，所以尿呈强酸性，而形成尿酸结石。发生结石后梗阻和感染的症状都加重。如果结石发生在膀胱憩室之中，则结石梗阻引起的症状就不出现，而憩室主要表现为慢性泌尿系统感染。

5. 尿毒症 梗阻程度逐渐加重时，易发生肾积水、肾功能不全，以致临床上出现尿毒症症状。此外，还出现肾性高血压。

第三节 食疗的理论原理

食疗百病。“药食同源”是我国古老的饮食概念。

食疗文化治病的最大特点，是在其浑然天成，效法自然；于人们日常必需的饮食之时，强身益寿、治疗疾病；其作用无毒无害，却是赏心悦目，使人置身于美食文化的高度享受之中。

说是“浑然天成”，好比古代诗人的药名诗，乍一看是首抒情咏怀诗，仔细辨认才见中嵌药名。有首诗这样写道：

鄙性赏山野，尤甘草舍中。
钩簾阴卷柏，障壁坐防风。
客土依云实，流泉架木通。
行当归老矣，已逼白头翁。

诗中嵌入的甘草、卷柏、防风、云实、木通、当归、白头翁等药名，与诗名浑成一体，是诗，是药，读完之后自然知道；而一客药膳，色香味兼，吃了之后才另见功效。这种文化与医药的融和，岂非浑然天成？

药物的本义是指有毒的东西，而食物是无毒的。用无毒的食物保护身体健康，祛除疾病，当然是最佳选择，也是最符合回归自然的标准。《内经》中说："大毒治病，十去其六；常毒治病，十去其七；小毒治病，十去其八；无毒治病，十去其九"。从某种角度去理解，也可以说是用无毒的食物治疗疾病，能达到最理想的疗效。按照《内经》的理论，天食人以五气，地食人以五味。五气入鼻，藏于心肺，上使五色修明，音声能彰；五味入口，藏于胃肠，味有所藏，以养五气，气和而生，津液相成，神乃自生。天地大自然为人类提供了生命动力的来源，人通过呼吸、饮食而得到它，故"食疗"寓意于日常的饮食之中，是非常顺理成章的。

应当指出，仅仅依靠上述简单的饮食文化大背景，还不能形成特有的食疗文化。食疗文化的治病原理，更有赖于"中医文化"的理论和实践。在所谓的"有意无意之间"，其实有着"食疗家"——即"医学家"们的有意识引领。这种引领作用，是由于中医学理论广阔而深厚的内涵。

古书中所述及"神农尝本草"，实际上是将有毒的"药"与无毒的"食"作了最初的区分。但在其后，有毒与无毒两者间的概念界线就逐渐模糊起来。特别是以此作为是"药"还是"食"的判别标准，看来大成问题。

假定伊尹时代区别了食物的五味并从而"调和鼎鼐"烹调出美味，至《周礼》时代则五味理论已初步适用于毒药和五谷、五菜，亦即"药"和"食"皆可用五味理论统制。从而疾医等以"五毒攻之"；同时用"五味、五谷、五药养其病"，这时候食物已参与到疾病的辅助治疗（保养）中来，食疗有了初步的实践。

《内经》时代则大进了一步。这主要是因为其将人类疾病归结为阴、阳有偏、五行亢害、六淫七情外干、内扰，其病机概在于此。治疗的原则便是去除原因，调燮阴阳，承制五行。治疗的方法除针灸等外，便是用药。药物分阴、阳、有温、凉、寒、热、酸、苦、甘、辛、咸四气五味不同性质及升、降、浮、沉的动力学变化以及酸入肝，辛入肺等五味偏走倾向，正可以利用来对付机体相应的缺失和过盈，平衡失调症象。逆正从反之治，于是得心应手。

《神农本草经》应运而生，将365种药物分为上、中、下三品，适应了《内经》的治疗理论。365种药物中，已将不少米谷菜果食品包括在内。“药食同源”，其实是理论同源，至此乃找到了真正的根据。换言之，这时候“食物”也成了“药物”。

不过，正如前所述的“食物”真正成为一门学问，从一般的药食共治中分隶出来，仍要到孙思邈的“食治”和孟诜的《食疗本草》之后。唯其“食疗”的治疗作用机制，其基础理论，则是早在《黄帝内经》、《神农本草经》就已经奠定了的。在后世无数医家、食疗家的实践过程中，乃有不断的丰富和发展。

一、食疗理论的奠基和实践进步

到隋唐时代，孙思邈成为食疗理论及实践的集大成者，并且作了发挥。他所著的《千金要方》中卷26专论食治，卷27专论养性、《千金翼方》中卷12论养性，卷13论辟谷（内容为补养），卷14云退居（其中不少饮食药治），卷15为补益。另外散于诸卷的食疗方论犹多。

这些篇章可视为孙思邈的食疗专论。按照他的观点：

1. 神仙之道难致，养生之术易崇　故善摄生者，常须慎于忌讳，勤于服食，则百年之内，不慎于夭伤也（《千金翼方》卷12）。这里表明了他长生不老的神仙之术是难能做到的，普通的养生保健食疗等法却是人人可为的态度。从他这里开始，神仙服食之术世俗化、大众化了。

2. “安神之本，必资于食；救疾之速，必凭于药。不知食宜者，不足以存生也；不明药忌者，不能以除病也……食能排邪而安脏腑，悦神爽志，以资血气。若能用食平疴，释情，遣疾得，可谓良工。长年饵老之奇法，极养生之术也；夫为医者，当须先洞悉病源，知其所犯，以食治之。食疗不愈，然后命药”（《千金要方》卷26）。孙思邈在此论述了药与食的辨证关系，并把食疗放在第一的位置，认为善于食疗者才是良医。

孙思邈广罗百家，在《千金要方》中，凡有的可用于食治养生方，悉皆收入，包括神仙服饵，炼丹，服石（及解食毒）方，诸外国如天竺等之食疗方，诸医家所论食疗方，甚至平民百姓所用食疗方，还包括了不少药酒。所用之食物，例如服天门冬、地黄、黄精膏、茯苓、松脂、枸杞酒、钟乳粉及西岳真人灵飞散等，出于神仙道士；服槟榔、食越瓜出于交趾；吃蒲桃，安石榴、胡瓜、醍醐、罗勒、罗摩、蕃荷叶、蓝菜等出于天竺、西域；“薏苡仁……蜀人多种食之”及普通米谷菜类皆出于平民百姓。孙思邈是一位兼容并蓄的伟大食疗专家。

关于食疗的方法、宜忌，孙思邈亦多讲究。如曰：“人之当食，须去烦恼，如食五味，必不得暴嗔”；“久饮酒者，腐烂胃肠，清髓蒸筋，伤神损寿”；“夜勿过醉饱”；“先饥而食，先渴而饮，食欲数而少，不欲顿而多。多则难消也。常欲令如饱中肌，饥中饱耳”；“每学淡食，食当熟嚼，使米脂入腹，勿使酒脂入肠”；“每食不用重肉，常须少食肉，多食饭”；“夫欲服食，当性理所宜，审冷暖之适。不可见彼得力，我便服之”；“食鼻当漱口数过，令人牙齿不败，口香”；“饱食即卧，乃生百病，不消则成积聚”；“凡遇山水坞中，不可久居，常食作瘿病。又深阴地冷水不可饮，久饮则脾阳内损，痰湿凝聚，必作痰疟”。诸如此类，有许多饮食卫生原则，十分有道理。

用食物针对性治疗疾病，孙思邈也为集大成者，某些且为孙思邈首创。《肘后方》中用海藻酒治瘿病（甲状腺肿）、猪胰治消渴（糖尿病)；支法存治脚气所用药已富含维生素 B_1；《诸病源候论》中记有羊靥治瘿，紫河车作强壮剂……这些在《千金方》中皆有收录。孙思邈则进一步用谷白皮粥治脚气，用鹿羊靥治甲状腺肿，以猪肝治夜盲症等。著名的“以脏补脏”原则有了充分的体现。

以上所述食疗的中医食疗理论的奠基和实践进步。

二、食疗作用的中医学原理

食物作用机制的基本原理约可归纳为如下几条：

1. 以阴阳五行为指导　病分阴证、阳证。治疗的药物、食物也要辨认其阴阳属性，才能作针对性的调节。故，以药食之味而言，“辛甘发散为阳，酸苦涌泄为阳；咸味涌泄为阴，淡味渗泄为阳”(《素问·至真要大论》)。而以药食之性而言，则偏热偏温为阳，偏寒偏凉为阴，沉降之物属阴。具体来说，寒性证，可用温热性质药食，例如葱白、生姜、饴糖、羊肉，狗肉之类；热性病证，可用寒凉药食调摄，例如薏苡仁、莲心、菊花、赤小豆、龟肉、鳖肉等。这些药食的治疗作用，经现代研究证明，具有调节机体内环境恒定，调节新陈代谢，促抑免疫系统功能的效力。例如血、肉、乳、蛋等食品可增强免疫系统功能；凉性新鲜蔬菜（枸杞头、马兰头、荠菜等）则有抑制免疫系统之功效；辛散或苦寒食物对体温有调节作用；淡渗利尿之品可降低晶体渗透压；一些益气、泻下之品能降酸；温补肾阳的羊肉、狗肉、鹿肉等可使低下的DMA合成率降低。

五行理论在食疗学中的体现为“五味”、“五入”和“五禁”学说。《内经》中早已述及，“五味所入，酸入肝，辛入肺，苦入心，咸入肾，甘入脾，是谓五入”（《素问·宣明五气》)。“肝病禁辛，心病禁咸，脾病禁酸，肾病禁甘，肺病禁苦”(《灵枢·五味》)。这是依据五脏各有所喜、所恶以及五行生克的理论衍化出来的，食疗中的许多“食忌”之品，即与五禁有关；而针对其一脏腑病证用某药食治疗，则是依据“五入”理论为指导的。

2. 以气血津液为基础　人体的基本生命活动物质，中医理论认为是气、血、津液。它们流行、润泽、营养于全身，并转化成各种生理功能。它们最精华的部分称为“精”。

这些生命物质不断消耗，需要持续补充，活动多，功能复杂，因此，也最易受到损伤。除了“先天之精”外，主要是“后天之精”的及时补充和调摄，这就要靠“后天之精”的脾胃。实际上，就是饮食进入体内的水谷精华。于此也便不难知道饮食治疗在身体疾病的意义了。

即使是肾所藏的“先天之精”，一旦出现匮乏或损伤，也可以通过食物加以补充。例如“血肉有情之品”的鹿茸、鹿肉、鹿血之类，是常用来补充阳精的。

具体的一些药食补充血或津液之不足，在食疗中尤为常用。例如大枣、龙眼肉、荔枝、芝麻、猪血、猪肝、鸡肝等可补血；鲜芦根、甘蔗汁、生荸荠、梨、西瓜等可生津，而鳖肉、龟肉等可以增液，对于伤津，脱津病人可分别采用；薏苡仁、赤小豆、扁豆、萝卜子、杏子、白果、橘皮等则有利水、化湿、祛痰，消饮等功效。

3. 脏腑功能是关键　气血津液及精等基本生命物质的功能活动，主要反映在身体五脏六腑的生理功能上。如果脏腑功能正常，人体基本健康。因此，食疗或药疗的主要作用对象，是对脏腑功能的调整。

例如“心”，若气血不足，或为痰浊、邪热等所扰，“心”主神志的功能会出现异常，见失眠、多梦、神志不宁、反应迟钝等症，甚至谵忘昏迷。食品中大枣、龙眼、小麦、莲子、蛋黄等有养心安神功效，可以辅服。“肺”的宣发功能失常，每见呼吸困难、胸闷、咳嗽及鼻塞、喷嚏、恶心、无汗等症，食物及调味品中的生姜、葱、桂皮、芫荽、薄荷叶等常有宣肺发表之效，为治感冒之良药。脾胃虚弱，则可用扁豆、山药、粳米、薏苡仁、山楂、蚕豆、萝卜、大枣、川椒、茴香、糟等以健脾和胃。又如狗肉、鹿肉、牛鞭等可温肾阳，龟肉、鳖肉、海参等补肾阴、牛骨髓，猪脊髓等可补肾精，诸如此类，皆是调整脏腑功能的食品。

其中又有“以脏补脏”、“以脏治脏”的专门治疗方法。《神农本草经》中记载有白马茎、狗阴茎、鲤鱼胆、狗胆、牛髓、熊脂、雁脂、羚羊角等十数种动物脏器药物，同时又多为食物。张仲景的《伤寒杂病论》就有用獭肝、羊胆、猪胆汁等加入方药治疗急性热病的。孙思邈则明确“以脏治脏”，“以脏补脏”为治病法则之一，用羊骨粥治肾脏虚冷，猪肾汤治疗产后虚羸，羊肝治疗雀盲，鹿肾治疗阳痿，鹿或羊靥（甲状腺）治疗甲状腺病等，这些都是世界医学史上最早的记载，例如鹿甲状腺治疗甲状腺病，即有补充甲状腺素的某种作用。后来医学家续有发展，诸如羊肺羹治消渴，鹿髓煎治久咳，炙肝散治赤白痢，猪胰酒治咳嗽上气，羊脊羹治下元虚寒，牛齿散治恶疮不愈，羊蜜膏治肺痨骨蒸，牛肉脯治脾胃久冷，猪蹄煨通草治乳汁不足，猪肝煨蒜治中虚久泻，猪大肠和槐花治痔疮……不胜枚举。实际上，这些是“脏器疗法”（张锡钝语），同时又开“药膳”之先河。元代忽思慧的《饮膳正要》主要是与此类动物脏器、血肉之品有关的。没有“脏器疗法”，也就很难有药膳的发展。现代则又有将脏器药食专门加工便于服用的许多制剂，例如猪胆汁干燥制成的肝平胶囊，健壮牛羊肝脏加工制成的肝浸膏，猪胃粘膜为原料制成的胃粘膜素，猪牛羊胎盘粉制成的胚宝片，猪四肢骨中提取制成的骨宁注射液，动物睾丸制成睾丸片，动物内脏酶提取物多酶片，以及动物内分泌腺中提取制成的各种激素类制剂等，其实就是脏器疗法的精致化和发展，也为食物疗法之一种。

4. 以辨证论食的准则　上面说到的是关于食疗的所有能够治疗疾病的理论基础。实际应用时，应如何辨认某人之某病应服用何种食疗方呢？其所必须遵循的准则“辨证论食”。

辨证，即是根据每个人的不同状况，综合地作出其疾病部位、证型诊断、以便有的放矢地给予相应的药食处方。或者此人基本是健康的，但在某一方面有虚亏倾向，则可以用食疗方法作相应的调整。有病治病，无病防病。

中医辨证方法很多，最基本的是“八纲辨证”，即将病人的症状、体征从阴阳、表里、寒热、虚实八个方面加以归纳，得出综合判断，或为阳虚，或为里热，或为阴虚，或为表实之类。并与脏腑、经络等部位联系起来，用药治疗可称“施治”；用食治疗则无妨称为“施食”。

例如一个感冒病人，属于表证。但以寒为主者为表寒，或称风寒，应选用生姜红糖茶，葱姜汤，姜糖苏叶饮，芫荽饴糖饮等以辛温解表，发散风寒；反之，以热为主者为风热，当用桑菊豆豉饮、薄荷芦根饮、白菜绿豆饮、荷叶薄荷粥之类以辛凉解表，疏散风热。

又如在一些高血压、肺结核、慢性尿路感染等病人，可见有头晕、耳鸣、腰酸、低热、手足心热、失眠、盗汗、舌红少苔、脉细数等症状，诊断为阴虚火旺。食疗可用雪羹汤、冰糖清炖银耳、梨浆粥等以滋阴降火。

本书以后部分有关于病证的介绍，不同病证选用不同的食疗方，其依据即在于此。

5. 明辨食物四气五味，食疗方法可运用自如　在懂得以辨证理论方法基础上，进一步掌握各种食物的四气五味性质，那么，对不同的人、不同的证型，处以不同的食疗方，就能得心应手，运用自如了。反之则可能加重病情，引起麻烦。这一点在清代黄宫绣的《本草求真》中曾有过明确论述。他说：“食物虽为养人之具，然有于人脏腑有宜、不宜”；“食入口，等于药之治疗为同一理。合则于人脏腑有宜而可却病卫生；不合则于人腑脏有损，而即增重促死”。

我们学习食疗方法，目的是治疗疾病，增强体质，上述之理论不能不牢牢记取。然后方能如《太平圣惠方·食治》所云：“夫食能排邪而安脏腑，悦神爽志以质气血。若能用食平疴，适情遣药者，可谓上工矣。”

食物中的四气五味性质，历代医家著作多已指明。例如陈仓米、小米、高粱米、薏苡仁、赤小豆、绿豆、莲子、荸荠、紫菜、冬瓜、丝瓜、苦菜等为寒或微寒、凉性之食，有清热、消暑、解毒作用；饴糖、姜、韭、葫、芫荽、川椒、羊肉、狗肉、鹿肉为热，微热或温性之品，食之能祛寒、温中或补虚；人乳、籼米、粳米、大豆、蚕豆、麻油、荠菜、扁豆、青鱼，橘子等则为平性之物，无寒温之偏而具健脾开胃、补益身体作用。

五味指辛、甘、酸、苦、咸。另有淡味，“淡附于甘”；涩味，“涩附于酸”；故仍以五味统属。其中又以辛、甘、淡属阳，酸、苦、咸属阴。辛味有发表、宣散、行气、活血等作用，适用于表证及气血阻滞等证，如葱、姜、大蒜、萝卜、青橄榄饮等治疗风寒感冒、胃寒呕吐、寒性胃痛等证，即取其辛味宣散之功。用白胡椒、绿豆等份共研细末，温黄酒送服，可治心腹冷痛；花椒、生姜合大枣水煎服汁，治寒凝气滞的痛经，则有辛味散发寒邪、通行气血之功。酒多辛热，亦有辛散、行气、通络之效。

甘味食物如糯米、饴糖、大枣、南瓜、荔枝、龙眼以及鱼、肉、动物内脏之类，有补益、和中、缓急作用，虚损性疾病或筋急疼痛之症多用之。如糯米红枣粥治疗脾胃气虚或胃阳不足；糯米酒合鸡蛋煮熟后服以调治产后、病后体虚；大枣黄芪煎汤饮治气血亏虚等皆此。此外如羊肝、牛肝、鸡肝等治肝血不足所致之夜盲或视物昏花病症；羊骨、牛筋、牛鞭、猪脊髓等肝肾亏损引起的腰膝痠软，骨弱无力、阳痿、早泄或筋骨挛痛诸症，都是十分有效的。

酸涩之品有收敛、固涩等作用，适用于虚汗、泻泄、尿频、滑精等病。“酸甘化阴”，与甘味食品合用，能滋阴润燥。例如乌梅酸涩，可涩肠止泻、安蛔止渴，是清热解暑上乘饮料。莲子、芡实也带涩味（甘、涩、平），有补脾止泻、益肾固精作用，对于脾虚久泻，肾虚遗精及妇女带下者，不妨作常服之品。

若味食品有清热、通泄、降逆作用，可治热、湿、气逆等证。例如苦瓜炒菜佐餐，能清热、明目、解毒；苦瓜食之可清火、退黄、解暑及治小便赤痛、淋症。茶叶也属苦甘而凉性，故可涤秽除烦、清利头目、利尿解毒、并有消食化痰作用。

咸味食品多为海产及一些肉类。诸如猪肾味咸性平，能治肾虚所致腰酸遗精、小便不利等症；鸽肉甘咸，能补肝肾、益精血；海参甘咸而温，可润燥通便，配以木耳则治阴虚肠燥所致之便秘；海带、紫菜咸寒，能软坚散结，消痰利水，民间常用于治疗瘰疬（颈淋巴结核）、瘿瘤（甲状腺肿）等病症。

淡可渗湿、利尿，此类食品最多，如白扁豆、淮山药、冬瓜、花生、豌豆、白菜、芹菜、藕、鸡蛋、鲫鱼、青鱼等。白扁豆与淮山药同煮或单独食用，均有健脾利湿之效，可治脾虚便溏，及妇女白带过多。冬瓜煮鲤鱼、葱白佐餐，利尿消肿效果显著；薏苡仁甘淡微寒，健脾、利湿、退肿，可煮粥食之。

除以上性味特点外，药物和食物都有“各归所喜”的“归经”特点。例如杏仁入肺经，莲子入心经、山药入脾经，核桃入肾经，山楂入肝经等。也有走二经或三经的。“五味各走其所喜，谷味酸，先走肝；谷味苦，先走心；谷味甘，先走脾；谷味辛，先走肺；谷味咸，先走肾。谷气津液已行，营气大通，乃化糟，以此传下”（《灵枢·五味》）。这一理论指导食疗更具针对性，可使食疗作用更好发挥。张介宾《类经》中也说：“五脏嗜欲不同，各有所喜，故五味之运亦各有所先。即有先，必有所致”。这就好比现代免疫学说中的“受体”一样，有选择性的接受作用。例如梨、香蕉、桑椹、猕猴桃均为甘寒之品，均具清热养阴作用，但梨偏于清肺热，生肺津；香蕉偏于清大肠热而通大便；桑椹偏于清肝之虚热而明目；猕猴桃则宜清膀胱热而利小便。

药物和食物的升降浮沉之性也对治疗有意义。疾病的病机和证候有向上（如呕吐、喘咳等），向下（如泄利、崩漏等）、向外（如自汗、盗汗等）、向内（如表证传里之类）等病势趋向，药物或食物的升降浮沉恰可针对施行，以逆其势。一般而言，升阳发表，祛风散寒、涌吐等作用的药食为上行、向外的升浮之品；泻下、清热、利水、重镇、潜阳、消导、降逆、收敛、平喘等品，其性沉降、下行向内。从另一方面，能升浮者多为辛、甘、温、热、之药食；能沉降者则多具酸、苦、咸、涩之味及寒、凉之性。李时珍曾在《本草纲目》中说："酸咸无升，辛甘无降，寒无浮，热无沉"。另外，烹炮药食，又可改其品性，例如萝卜生者辛甘性凉，能润肺化痰，祛风涤热；熟后味甘性温，能下气和中，补脾运食。这就为食疗、药膳的烹调方法之使用提供了理论指导。

以上理论不仅对治疗有实际指导意义，对于强壮、补养、益寿的指导意义也是同样重要的。甚至平素饮食偏嗜者造成的体质差异，也与同理。例如偏嗜辛辣的人，常有咽干口燥，大便干结、舌红少苔等症见，如果饮食时加以纠正，这样体质便可逆转。又如某些忌口食物，在不同病证时加以不同指导，庶几避免病情加重，湿热病证时，非清不化，非宣不去，必须忌用厚腻甘浊食物，否则湿热更趋壅滞难除；一些外感之证，忌食鱼腥；久病或宿病，忌食发物。诸如此类，都是临床有验的，也是食治应当掌握的理论。

综而言之，食疗与药疗，食物与药物，其治病原理相同，理论贯通。掌握中医学的基本理论，可以更好理解后述诸食疗方，也可以更科学地应用食疗法，达到更佳疗效。

三、在治疗中享受，在享受中治疗

食疗文化（包括烹调）发展到今天，不但为我国广大百姓所崇尚，而且也为海外人士所广泛接受。人们无不津津乐道于"在治疗中享受，在享受中治疗"。

这种治疗和享受，高档的可以上馆子，进餐厅，品尝名厨烹调的药膳；日常间，则在家中颐养自乐，根据个人需要，制备可口的饭菜，或为保健强身，或为治疗疾病，久而久之，效果自见；更有种种饮料，或购之于商店、医院，或自制自酌，也是适口者珍，合于自己身体状况为原则。既方便，又实惠，都可按本人需要、宜时、宜地的从本书提供的食疗方中选择。

“病知新事少，老别故交难”这两句诗用来赠给病之人，对那些治疗久久不见效者，则不妨试试食疗新方法。以往只是在药中求病愈，现存改改旧轨，在食疗文化的享受中求病愈，增强体质、增强信心，最后将病魔战而胜之，岂不甚好？

“寿入水光成嫩碧，日匀花色变鲜红”这两句诗用来赠于素来体质尚健之人，继续享受美好人生，而加以一点注意于食疗文化，多一点日常的饮食调养，锦上添花，使自己的生命永葆青春。

过去有许多朋友身在饮食文化王国，却不懂得食疗文化，不会享受它、利用它，真好比“睫在眼前长不见，道非身外更何求”。现在，读者诸君一书在手，可以修身，可以益人，让我们一起在食疗文化中共同享受，共同得到身强祛病、延年益寿的利益呢！用健康的身体，建设美好的祖国。

第二章　症状食疗方

第一节　前列腺炎食疗方

一、饮食原则

1. 前列腺炎为下焦湿热毒邪瘀滞所致，故宜选用偏凉性的食品，如生梨、广柑、甘蔗、香蕉（如合并有急、慢性肾炎者忌食）芹菜等。

2. 本病患者宜多饮开水或饮料，通过排尿冲洗尿道，使细菌不致停留繁殖。

3. 前列腺炎患者应保持大便通畅，故宜多食用纤维素较为丰富的或有润肠作用的食物，如：荠菜、芹菜、萝卜、生梨、香蕉、蜂蜜等。

4. 前列腺炎患者禁忌食用辛辣刺激、油腻及香燥烤煎食品，不然会助热生火，加重本病的症状。

5. 本病患者可食用有淡渗利湿或有利尿作用的食品，如：绿茶、赤豆、绿豆、薏苡仁、车前子等使热下泄的食物。

二、食疗选方

柿饼汤

配方：柿饼 2 只，灯芯 6 克，白糖适量。

制法：将柿饼加清水适量煎汤后，加灯芯同煎，加白糖调味即可。

用法：饮汤食柿饼，每日1次。

适应症：功效清热止血，润肺生津，涩肠。用于肛门灼痛伴脱肛者。

银耳香蕉汤

配方：银耳30克，香蕉1只。

制法：加水适量煮烂银耳后，再将香蕉切成小段和银耳同煮片刻即可食用。

用法：饮汤食银耳、香蕉，每日1~2枚。

适应症：功效滋阴润肺，清热润肠、解毒。用于津液不足，血虚便秘者。

粳米荷叶粥

配方：粳米30克，鲜荷叶1方。

制法：将荷叶刺孔包裹粳米，加水适量用文火煮成粥状即可。

用法：佐餐食饮。每日1次。

适应症：功效利湿清阳，止血补中，益气。用于脾胃虚弱，大便溏薄者。

蚯蚓米仁黄豆

配方：蚯蚓干30克，米仁30克，牛膝10克，黄豆200克。

制法：蚯蚓、米仁、牛膝加水适量同煎汤后，加入黄豆，待水烧干为止，取出黄豆，贮瓶待用。

用法：每次食黄豆20~30粒，每日3次。

适应症：功效健脾利湿，润燥消火。用于血虚浮肿者。

甲鱼泽泻山萸汤

配方：甲鱼1只，泽泻15克，山萸肉10克。

制法：将甲鱼宰后洗净，切块和泽泻、山萸肉加水适量放砂锅内同煮鱼汤即可。

用法：饮汤吃甲鱼肉，一天内分2~3次食完。

适应症：功效滋阴凉血、清热散结，补益肝肾，泻热。用于伴肝脾肿大、血小板低下者。

桑椹生米绿豆饮

配方：桑椹子60克，生苡仁30克，绿豆30克，白糖或冰糖调味品适量。

制法：上三味加清水4碗，煎至2碗，放白糖或冰糖即可。

用法：去渣饮用，每日1次。

适应症：功效补肝益肾，清热排脓。用于伴腰痠，口舌糜烂者。

按语：前列腺炎是成年男子的常见病，其病机是由湿热毒邪，迫于下焦，蕴结不散所致。因此，在食疗方面要配合清热解毒，利水化湿的食物。对本病慢性肾虚者，则在食疗方面应配合补益肝肾的食物为辅助治疗。

赤小豆鱼粥

配方：赤小豆50克，鲤鱼（或鲫鱼）1尾，白米适量。

制法：先将鱼杀后、洗净、切块煮鱼取汁，另水煮赤小豆作粥，临粥熟入鱼汁调匀（不入佐料）即可。

用法：作早餐食用，每日1次。

适应症：功效利水除湿，消肿解毒，清热。用于湿热下注型急性前列腺炎。

丝瓜粥

配方：鲜丝瓜1条，白米50克，白糖适量。

制法：白米淘净加水适量、煮成粥，半熟时，放入鲜嫩丝瓜（洗净切成粗段），候粥熟去丝瓜，加糖即可。

用法：作早餐食用，每日1次。

适应症：功效清热凉血、解毒。用于湿热型急性前列腺炎。

结豆大肠汤

配方：绿豆60克，猪大肠（去油）20克。

制法：先将猪大肠去油后洗净与绿豆共煮熟即可。

用法：佐餐饮食，每日1次，可常服用。

适应症：功效清热利水，解毒。用于湿热型急性前列腺炎。

薏苡仁粥

配方：生薏苡仁，白米（3：1）。

制法：先将生薏苡仁洗净，加水适量煮烂后，加入白米，煮成粥即可。

用法：作早餐饮食，每日1~2次。

适应症：功效健脾利湿，补中益气。用于湿热型急性前列腺炎（血精）。

赤小豆粥

配方：赤小豆、白米各等份。

制法：如常法将二味煮成粥，以烂为佳。

用法：作早餐食饮，每日1次，常服食。

适应症：功效利水除湿，消肿解毒。用于湿热型急性前列腺炎。

二鲜饮

配方：鲜藕、鲜茅根各120克。

制法：将鲜藕洗净、切片，鲜茅根切碎，加水适量煮汁即可。

用法：代茶饮，不拘时。

适应症：功效凉血行瘀，清热润肺，利尿、止血。用于血热型急性前列腺炎（血精）。

鲜藕粥

配方：粳米、鲜藕各50克，白糖适量。

制法：如常法将二味煮成粥，加入白糖即可。

用法：作早餐食。每日1~2次。

适应症：功效凉血行瘀，清热润肺，补中益气。用于血热型急性前列腺炎（血精）。

鲜藕柏叶汁

配方：鲜藕250克，侧柏叶60克。

制法：将二味洗净，捣汁即可。

用法：取汁用开水冲服。每日1次。

适应症：功效清热润肺，凉血行瘀，止咳、生发。用于血热型急性前列腺炎（血精）。

槐花粥

配方：陈槐花10克，粳米30克，红糖适量。

制法：先煮米取汤，将槐花研面调米汤中，加入红糖即可。

用法：佐餐饮食。每日1次，重症者每日2次。

适应症：功效补中益气，健脾和胃、润肺生津。用于血热型急性前列腺炎（血精）。

荸荠茅根饮

配方：荸荠、生藕、鲜茅根各适量。

制法：将上三味洗净，加水适量共煮，去渣即可。

用法：不拘时，代茶饮。

适应症：功效清热凉血，生津止渴。用于湿热型急性前列腺炎。

白兰花猪瘦肉汤

配方：鲜白兰花30克（干品10克），猪瘦肉200克，精盐少许。

制法：将猪瘦肉洗净、切块，入锅内，加清水适量，煨汤，加精盐调味即可。

用法：作早餐食。每日1次。

适应症：功效润燥、行气、化浊、止咳。用于前列腺炎。

甘草银花茶

配方：生甘草60克，金银花60克。

制法：将上二味加水适量煎汤，去渣取汁即可。

用法：代茶饮，每日1剂，忌烟酒辣物。

适应症：功效清热解毒。用于前列腺炎。

荸荠饮

配方：荸荠150克（带皮）。

制法：将荸荠洗净、切碎后捣烂，加温水250毫升，充分拌匀后滤去渣皮即可。

用法：每日2次，连服1~2周。

适应症：功效清热化痰，消积。用于前列腺炎小便时涩痛。

甘蔗汁

配方：鲜甘蔗适量。

制法：将甘蔗洗净、去皮、切成小段后榨取汁液即可。

用法：每日2次，连服数周。

适应症：功效清热生津、润燥下气。用于前列腺炎小便时涩痛。

鲜葡萄饮

配方：鲜葡萄250克。

制法：将鲜葡萄洗净、去皮、核，捣烂后加适量温开水即可饮用。

用法：每日1~2次，连服2周。

适应症：功效补气血，强筋骨、利小便。用于急性前列腺炎小便时涩痛。

杨梅饮

配方：杨梅60克。

制法：将杨梅洗净、去核、捣烂后加温开水250毫升，调匀后即可饮用。

用法：每日2次，连服1~2个月。

适应症：功效收敛生津，安蛔驱虫。用于前列腺炎小便时涩痛。

猕猴桃饮

配方：猕猴桃 50 克。

制方：将猕猴桃洗净、捣烂后加温开水 250 毫升，调匀后即可饮用。

用法：每日 2 次，连服 1~2 周。

适应症：功效解热止渴、通淋。用于前列腺炎。

茯苓粉粥

配方：茯苓粉、白米各 30 克，红枣（去核）7 枚，白糖适量。

制法：先将米煮几沸后方入红枣，至将成粥时放入茯苓粉，用筷子搅匀成粥，加入白糖即可。

用法：每日 1 次，常可服用。

适应症：功效健脾和胃、利水渗湿，宁心安神。用于脾虚湿重型慢性前列腺炎。

山药粥

配方：生山药（去皮为糊），白米各 60 克、酥油、白蜜适量。

制法：将生山药糊用酥油和蜜炒，令凝，用勺揉碎，另煮米成粥，放入山药搅匀成粥，加糖少许即可。

用法：作早餐食，每日 1~2 次。

适应症：功效健脾除湿，益肺固肾，益精补气。用于脾肾两虚型慢性前列腺炎。

山药羊肉粥

配方：山药、羊肉各 500 克，白米 250 克。

制法：羊肉熟后为泥，山药研泥，肉汤内下米，共煮成粥。

用法：每日 1 次，常食用。

适应症：功效益气补虚，温中暖下，益精固肾。用于气血两虚型慢性前列腺炎。

桃仁墨鱼

配方：墨鱼（乌贼鱼）1条，桃仁6克。

制法：先将墨鱼去骨皮、洗净，与桃仁同煮，鱼熟后去汤即可。

用法：佐餐食，每日1次。

适应症：功效补肾养血，润肠止带。用于血瘀型慢性前列腺炎。

生地黄乌鸡

配方：乌鸡1只，生地黄20克，饴糖150克。

制法：先将乌鸡杀后、去毛、内脏，洗净，然后将生地黄切成细丝与饴糖相和匀，放入鸡腹中缝固。置盆中蒸锅内蒸熟，不加五味佐料，只食其肉。

用法：佐餐食，亦可单餐。

适应症：功效清热凉血、生津养阴、退热、补益肝肾。用于肾精亏虚型慢性前列腺炎。

腰花杜冲

配方：羊腰子（或猪腰子）1对，杜仲15克，盐、葱、调料适量。

制法：先将腰子切开，去皮膜，切成腰花，与杜仲同炖放入调料，炖熟取腰花。

用法：作夜宵食用。

适应症：功效补肾气，益精髓，强筋骨，降血压。用于肾气亏虚型慢性前列腺炎。

莲子粥

配方：去皮心莲子，白米、砂糖各适量。

制法：莲子与白米、砂糖合，如常法煮成粥即可。

用法：每日1次，常食用。

适应症：功效养心补脾、益肾涩精、补中益气。用于气虚型慢性前列腺炎。

麦莲粥

配方：燕麦、莲子各适量。

制法：将二味洗净，加水适量如常法煮成粥即可。

用法：每日1餐，常食用。

适应症：功效益肾除热，益气涩精，补脾养心。用于肾虚慢性前列腺炎（血精）。

酒螺蛳

配方：螺蛳1碗，酒、水各1斤。

制法：将螺蛳连壳于锅内炒热，淬以好酒，加水煮熟即可。

用法：以针挑肉吃。

适应症：功效清热利水，温阳活血。用于肾虚型慢性前列腺炎。

芡实粉粥

配方：芡实粉、核桃肉、红枣各适量。白米适量。

制法：将核桃肉带衣研碎和红枣一起入芡实与白米同煮成粥即可。

用法：作早餐食，每日1次。

适应症：功效补肾固精，祛湿止带、补中益气。用于肾气虚型慢性前列腺炎。

生地黄粥

配方：生地黄汁150毫升，陈仓米适量。

制法：取生地黄汁加入陈仓米粥中，搅拌令匀即可。

用法：作早餐食，每日1次。

适应症：功效清热凉血、生津、补中益气。用于阴虚火旺型慢性前列腺炎。

葵菜羹

配方：葵菜叶、淀粉、精盐、味精各适量。

制法：先将葵菜叶洗净入锅，加水适量，煮沸后加入淀粉适量作羹，另加盐、味精调味即可。

用法：每日 1～2 次，空腹服用。

适应症：功效消炎解毒，清热利尿。用于慢性前列腺炎。

鲜爵床草红枣饮

配方：鲜爵床草 100 克（干品减半），红枣 30 克。

制法：将鲜爵床草洗净、切碎，同红枣加水 1000 毫升，煎至 400 毫升左右，饮药汁。

用法：每日 1 剂，分两次服。

适应症：功效补脾和胃，益气生津，清热解毒。用于慢性前列腺炎。

蜂王浆饮

配方：蜂王浆适量，开水适量。

制法：将蜂王浆与开水配成 1% 的溶液。

用法：每次 20～30 毫升，每日口服 2 次，长期服用。

适应症：功效滋阴强壮，补肝健脾。用于慢性前列腺炎，病后体虚及营养不良。

炖麻雀（慎用）

配方：麻雀 10 只，葱白、黄酒、姜、酱油、白糖、味精、盐各适量。

制法：将麻雀去毛、内脏、洗净，加盐，姜汁，酱油腌渍 10 分钟。锅内放食油、烧六成熟时加入麻雀翻炒，再加黄酒、盐、水和葱白、用小火焖煮 40 分钟左右，起锅前加少许白糖、味精即可。

用法：佐餐食。

适应症：功效壮阳益精、暖腰膝、缩小便。用于前列腺增生症、益肾缩尿。

枸杞肉丁

配方：猪后腿肉 250 克，枸杞 15 克，番茄酱 50 克，黄酒、姜、白醋、白糖各适量。

制法：肉洗净、切成小丁用刀背拍松，加酒、盐、湿淀粉拌和，腌渍 15 分钟后、滚上干淀粉，用 6、7 成热的油略炸捞起，待油热后再炸一次捞起，如此至酥为止，捞起盛盘。枸杞磨成浆，调入番茄、白糖、白醋或甜酸卤汁，倒入余油中翻炒稠浓，投入肉丁拌和即可。

用法：佐餐食，每日 1 次。

适应症：功效补肾精，滋肾阴。用于前列腺增生症。

银耳汤

配方：银耳 12 克，鸡清汤 1500 毫升，料酒、胡椒适量。

制法：将银耳用温水泡发，鸡汤倒入无油腻的锅内，入盐、料酒、胡椒烧开，然后放入银耳，上笼用大火蒸至银耳发软入味，取出加味精调味即可。

用法：饮汤食银耳，每日 1 次。

适应症：功效滋阴润肺，益胃生津。用于益气缩尿、前列腺增生症。

狗肉补阳汤

配方：狗肉 50 克，红辣椒、橘皮、花椒各适量。

制法：狗肉洗净、切块，下锅内加适量清水，加入红辣椒、生姜、橘皮、花椒及食盐，用小火炖至肉烂熟即可。

用法：饮汤吃狗肉，每日 1 次。

适应症：功效温补肾阳。用于肾阳虚型前列腺增生症。

银耳鸡汤

配方：银耳 12 克，鸡清汤 1500 毫升，精盐、味精、胡椒、黄酒各适量。

制法：先将银耳泡发、洗净、入锅，加水适量，文火烧 30 分钟；

再将鸡汤倒入无油腻的锅内，加精盐、黄酒、胡椒烧开，兑入银耳汤中，加味精调味，炖沸即可。

用法：每日早、晚各服1次，可常服。

适应症：功效滋阴润肺、益胃生津、温中益气。用于补虚益气，缩尿。前列腺增生症，虚损体虚、失眠多梦，健忘心悸等症。

南瓜子

配方：生的或熟的南瓜子50克。

制法：将南瓜子洗净、晾干或晒干备用。

用法：每日吃50克，连续吃三个月，可使前列腺增生而引起的小腹疼、尿频和排尿困难等症状消失或明显好转。吃到5个月后，经B超检查，几乎增生消失。

适应症：功效驱虫利水。用于前列腺增生症。

冬瓜薏米饮

配方：冬瓜350克，薏米50克，糖适量。

制法：薏米洗净和冬瓜加水适量煎汤，放糖适量。

用法：不拘时代茶频饮。

适应症：功效清热利水，生津解毒、排脓。用于前列腺增生症。

人参猪肉菠菜饺子

配方：人参2.5克，猪肉250克，菠菜500克。

制法：猪肉洗净，做成常法饺子泥，人参切成小米样大小，与猪肉泥、菠菜剁在一起搅匀、加入所喜佐料，做成饺子即可。

用法：主餐食。

适应症：功效补元气、补脾益肺、生津止渴、滋阴。用于前列腺增生症。

泥鳅豆腐汤

配方：活泥鳅500克，豆腐250克。

制法：将泥鳅杀后、洗净，切成小段，加盐、生姜、加水适量，文火煮五成熟，加入豆腐，再炖泥鳅熟烂，放味精即可。

用法：饮汤食泥鳅、豆腐，每日1次。

适应症：功效祛湿邪、消炎解毒、除湿利尿。用于前列腺增生症。

绿茶通草汤

配方：绿茶3克，通草10克，小麦25克。

制法：先将通草和小麦放锅内加水400毫升煮15分钟，用汁沏茶。

用法：每剂分3次饮服，每日1剂。

适应症：功效降火清热，利尿解毒，下乳。用于前列腺增生症。

锁阳苓肉鹌鹑汤

配方：鹌鹑1只，锁阳18克，山萸肉30克，茯苓30克，制附子9克。

制法：把鹌鹑剔净，去内脏，洗净、切块。锁阳、山萸肉、茯苓、制附子分别洗净，与鹌鹑一齐放入砂锅内，加清水适量，武火煮沸后，改用文火煲2小时，调味即可。

用法：佐餐食，或单餐食，每日1次。

适应症：功效温补肾阳，健脾利尿。用于肾阳不足之肾病综合征或前列腺肥大症，排尿无力，每次小便分多次排完，腰瘦肢冷、神疲乏力，夜尿频多等症。

锁阳萸肉鹌鹑汤（见尿频食疗方）

鹿角牛膝猪肾汤（见小便困难方）

萹蓄车前粥

配方：萹蓄30克，车前子30克，粳米50克。

制法：将萹蓄、车前子（布包）入砂锅内，加水500毫升煮沸，去渣取汁。粳米常法煮粥，兑入药汁，煮1~2沸即可。

用法：佐餐食饮，湿热服，每日1剂，分2次服。

适应症：功效利水通淋，渗湿止泻。用于前列腺增生症。

三、注意事项

1. 急、慢性前列腺炎的调治宜忌　急、慢性前列腺炎为细菌感染性疾病。急性前列腺炎发作通常是突然出现的不适。慢性前列腺炎的症状出现缓慢，疼痛也较缓和。

慢性前列腺炎很常见，主要表现乏力，失眠、腰酸腿困，精神忧虑，排尿不适等。

调治宜忌如下：

（1）避免受凉及酗酒，尤其在酗酒后着凉，可使身体抵抗力下降。

（2）勿长时间坐，如长途骑车，会压迫前列腺，使血液循环减慢，易使炎症顽固不愈。

（3）忌长时间憋尿，长时间憋尿可使膀胱壁紧张度增高，血循环差，加之尿液长时间潴留易发生膀胱炎症，炎症可累及尿道、前列腺。

（4）注意卫生，包括避免不洁性交，不洁性交是淋菌性前列腺炎的主要病因。

（5）急性期避免辛辣刺激性食物，避免温热补品。辛辣刺激性食物和温热补品易助热生炎，加重急性炎症。

2. 前列腺增生（肥大）症调治宜忌　正常前列腺重约20克。位于膀胱颈部的下方，包绕尿道后部。前列腺在人的一生中不断随着年龄增长变大，从青春期前的杏仁大小增长到成年人的板栗大小，中年以后它还继续增大，由鸽蛋大、鸡蛋大，到老年甚至有的可以长到鹅蛋大，给老年人带来种种痛苦。因此，成为老年男性的常见病，这种病就是前列腺增生症，又叫前列腺肥大症。

前列腺增生的症状，取决于增生的前列腺压迫尿道的程度。50

岁以前的早期很少有症状，继之，仅有轻度梗阻。随着病情的发展出现尿频，尤以夜尿增多更为明显。尿频是前列腺炎对膀胱的刺激和残余尿在膀胱中的留存造成的。正常人每次排尿几乎能将膀胱里的尿液全部排尽，排不尽留在膀胱内的称残余尿。残余尿的多少，表明增生的前列腺压迫尿道形成梗阻的程度。残余尿愈多，膀胱的容量相对的减少了，尿频也愈显著。接踵而来的是排尿困难，不能立即排出，排尿的时间延长，尿线变细，尿的射程缩短。再发展下去，尿线呈垂直状，甚至尿液落到鞋面和裤子上。久之，导致尿潴留，如果尿潴留的尿量过多，膀胱的压力超过尿道括约肌阻力时，尿就自行溢出，结果经常出现尿床、尿裤现象，这就是尿失禁。尿潴留的又一结果，尿液顺输尿管上行至肾盂，引起肾积水，最后引起肾功能减退。尿路梗阻自然容易引起尿路感染，加重病情，少数前列腺增生患者还出现血尿。因此，本症调治宜忌如下：

（1）宜常做收腹提肛操：收腹提肛操这种锻炼方式具有改善会阴部的血液循环，防止前列腺肥大的作用。其方法是：随自己的呼吸，吸气时有意收小腹肛门，呼吸时放松小腹及肛门，连续做一百次，每天上下午各做一遍，姿势不限，坐卧皆可。

（2）不宜久坐：更不能久坐于阴冷潮湿之地，如长途骑车等，久坐使会阴部受压影响局部血液循环，不利于疾病的恢复。

（3）宜坚持温水坐浴：水温以能耐受为度，每日1~2次，每次数十分钟。坐浴时放松肛门括约肌，并可配合按压会阴部，有利于局部血液循环。

（4）忌性生活过度：前列腺增生多数发生于50~70岁的老年男性。中医认为前列腺增生（中医称癃闭）系肾虚亏损所致。因此，前列腺增生患者要减少房事。

（5）忌某些药物：某些药物妨碍排尿过程，加重排尿困难，属前列腺增生患者的禁忌。如阿托品、山莨菪碱、东莨菪碱，樟柳碱、普鲁本辛、多虑平、苯海拉明、异丙嗪、朴尔敏、麻黄碱、肾上腺素、吗啡、美加明、安定等等。

（6）宜重视饮食调治：饮食宜清淡而富有营养，定时定量，不宜过饱。食物可选用瘦肉、家禽、鱼、蛋、牛奶、豆制品等。水果宜选食香蕉、梨、西瓜等。这样即可增加维生素 C，又可防止便秘，有利于改善前列腺增生病人的症状。

（7）宜常吃含锌食物：微量元素锌对防止前列腺增生有益。锌的作用广泛，在人体内可增强抵抗力，增强食欲，还可杀菌，防治痤疮，防治前列腺增生等等。年过 50 岁的人，每天服锌片 20 ~ 30 毫克，可长保太平。

含锌丰富的食物有：南瓜子、核桃、花生、鱼、水生贝壳类食物，瘦肉、动物肝肾、牛奶、生牡蛎、栗子等。

（8）宜长服蜂蜜花粉制品：服用花粉及其制品，能使前列腺组织增加血液循环，减轻水肿，有满意的疗效，而且无副作用。因为蜂蜜花粉类中含有大量的氨基酸及微量元素和各种维生素，其中的丙氨酸、谷氨酸、甘氨酸对前列腺增生有一定疗效。日本产的“塞尿通”，西德产的“维他普罗斯”及国内产的“前列康”等治疗前列腺增生的药物均有花粉制剂。专家们认为其机理可能是由于蜂花粉进入体内在受体水平发挥雌激素样作用而产生疗效。

（9）忌食发物：前列腺增生对发物非常敏感，临床常见食用发物后，刺激机体，使已经肥大的前列腺充血、水肿而压迫尿道产生淋漓不尽、排尿困难等症状。常见的发物有雀肉、狗肉、猪头肉、芫荽、蒜苗等。

（10）忌食辛辣刺激之物：辛辣之品可使机体湿热加重，使前列腺充血肿胀，影响排尿。病人平时应忌食辛辣、姜、咖啡、芥末、胡椒等。同时酒对本病也有很大影响，特别是白酒，饮后会使前列腺充血而影响排尿。黄酒、葡萄酒也有一定的刺激作用，同样不宜多饮。

第二节　尿频食疗法

一、饮食原则

1. 淋证病人尿频涩痛者，饮食宜以清凉通利为主，如冬瓜、西瓜、赤小豆、绿豆、荠菜、薏仁、竹笋等。

2. 淋证属脾肾虚损者，可服一些清补的食物，如莲子、山药、土豆、桂圆、鱼、蛋类等。

3. 淋证病人应禁忌油腻、辛辣刺激之品。

4. 淋证患者平时应多喝开水或淡茶。

5. 消渴病人尿量频多者，应该控制饮食，少吃含糖、脂肪多的高热量食物，淀粉类如米、面等也应适当控制。

6. 消渴患者平时可多进一些植物蛋白、动物蛋白、蔬菜等食物，如豆类、豆制品、玉米、蛋、瘦肉、鱼、鸡、绿色蔬菜等。

7. 消渴者当忌烟、酒。

二、食疗选方

烤糯米糍粑

配方：糯米适量。

制法：用小火将糯米在锅内烤成将发黄的至熟软的糍粑时即成。

用法：温开水冲服，随意服食。

适应症：功效和五脏，补脾气。用于夜尿多频数患者。

糯米冰糖

配方：糯米 120 克，冰糖 30 克。

制法：将糯米蒸熟，拌入冰糖，再用文火蒸 5 分钟，即可食用。

用法：不拘时食用，每日 1~2 次。

适应症：功效补中益气，健脾和胃。用于小便频数患者。

猪肝黑大豆饭

配方：猪肝、黑大豆、糯米（或粳米）各适量。

制法：将猪肝洗净、切片，黑大豆、糯米洗净三者混合，加水适量煮饭即可。

用法：作早餐食。

适应症：功效补肝养血，活血解毒。用于尿频患者。

山药糯米粥

配方：生山药150克，糯米150克。

制法：将生山药洗净、蒸熟剥皮、切成小块，糯米淘洗干净后放入锅中，加清水适量，上火烧开后用小火熬煮成粥，再加入山药块，煮片刻即可。

用法：每日早、晚各食1次。

适应症：功效消炎解毒，补中益气。用于脾、胃虚弱、食少倦怠，便溏久泻，或虚劳咳嗽，肾虚遗精，小便频数以及糖尿病，妇女带下等。

狗肉炖怀山药

配方：狗肉500克，怀山药50克，枸杞子30克。

制法：狗肉洗净、切块，置砂锅内，加入怀山药、枸杞子、姜、葱、盐及水各适量，小火炖至狗肉烂熟，拣出姜、葱、加入味精、胡椒面即可食。

用法：佐餐食。

适应症：功效滋补肝肾，益精明目，温肾助阳。用于老年体弱，头晕目糊，腰瘘、尿频等。

酒炖穿山甲

配方：穿山甲肉125克，米酒、猪油各适量。

制法：将以上三味加水适量炖熟，食盐调味即可。

用法：每日1次，连服3天。

适应症：功效活血通络，下乳、消肿排脓。用于尿频患者。

鸡肠粉糖

配方：鸡肠1副，白糖适量。

制法：将鸡肠内、外洗净，焙干研末加适量白糖、拌匀即可。

用法：每晚睡前送服，连服3日。

适应症：功效补肾止遗，益气健脾。用于尿频患者。

羊肺炖羊肉

配方：羊肺1具，羊肉适量。

制法：将羊肺洗净、切块与少量羊肉同炖，酌加盐调味即可。

用法：每日1剂，分2次食。

适应症：功效补虚益气，温肾壮阳。用于尿频患者。

熟核桃

配方：核桃适量。

制法：将核桃去皮，煨熟备用。

用法：每晚临睡前吃2个，至病愈。

适应症：功效益气补肾。用于尿频患者。

猪腰子稀饭

配方：猪腰子或大肠适量，米适量。

制法：将猪腰子或大肠洗净、切碎，煮成稀饭即可。

用法：佐餐食饮。

适应症：功效补中益气，补肾。用于尿频患者。

小茴香糯米团

配方：小茴香适量，盐少许，糯米适量。

制法：小茴香加盐炒后，研炒备用，糯米洗净，加水适量、蒸熟备用。

用法：每日食用50克左右的糯米团。食时糯米团佐茴香粉吃。

适应症：功效行气健脾，补中益气。用于尿频患者。

炖鸡肝

配方：鸡肝1具，肉桂、葱、姜、食盐、料酒等各适量。

制法：将鸡肝洗净、放入盛有水的瓦锅中，再加诸佐料，加清水适量，炖熟即可。

用法：随意食用。

适应症：功效补肝肾。用于尿频患者。

山药冬瓜汤

配方：山药30克，冬瓜60克。

制法：将山药、冬瓜洗净、切块同水适量煎汤服食。

用法：每日早、晚各服1次，至病愈。

适应症：功效清热解毒、消炎健脾。用于尿频患者。

一品山药

配方：生山药500克，核桃仁、什锦果适量，面粉150克，糖、蜜适量。

制法：将生山药洗净、蒸熟，剥去皮，放在大腕中，加面粉150克，揉成面团，再放平盘中按成圆饼状，上面摆核桃仁和什锦果料适量，上蒸锅蒸20分钟，最后在圆饼上涂一层糖蜜汁即可（糖蜜汁由蜂蜜一汤匙、白糖100克，猪油、芡实粉少许，加热而成）。本品形色美观，味香爽口。

用法：每日1次，常服食。可增进营养。

适应症：功效消炎解毒、补肾固精。用于肾虚体弱、消渴、尿频、遗精等。

肉苁蓉山药

配方：肉苁蓉250克，山药100克。

制法：将肉苁蓉、山药慢火焙干，共研细末备用。

用法：每服6克，蜂蜜调服。

适应症：功效消炎解毒、补肾助阳。用于补肾缩尿，肾虚小便频数。

绿豆芽饮

配方：绿豆芽500克，白糖50克。

制法：先锅内加水把绿豆芽煮透后取汁，冲入白糖即可。

用法：不拘时频频饮用。

适应症：功效清热解毒。用于尿频短涩、淋漓不尽患者。

米仁赤豆饮

配方：米仁50克，赤小豆50克。

制法：先将赤小豆泡发后与米仁一起煮汤即可。

用法：不拘时频频饮用。

适应症：功效健脾除痹、利湿、消肿解毒。用于小便不利、频数短涩，淋漓不尽。

瞿麦小米粥

配方：瞿麦30克，小米50克。

制法：先煎取瞿麦药汁，然后放入小米以常法煮粥即可。

用法：每日1~2次。

适应症：功效利水通淋。用于尿路感染导致的小便频涩短痛患者。

淡竹叶饮

配方：淡竹叶15克，车前叶15克。

制法：将上二味加水适量共煎汤即可。

用法：代茶饮。

适应症：功效清热解烦。用于尿频色黄患者。

猪肚粥

配方：猪肚500克，大米100克。

制法：先将猪肚洗净，加水适量煮至半熟、捞出、切成丝，再将猪肚丝、大米一起混合，倒猪肚汤内煮成粥即可。

用法：每日早、晚各1次，连服1周。

适应症：功效健脾胃，补中益气。用于小便频数，消渴乏力患者。

芡实葵子饮

配方：芡实20克，葵花子50克。

制法：先将葵花子捣烂，与芡实一起煎汤即可。

用法：每日早、晚各1次，连服1周。

适应症：功效健脾止泻，祛湿止带。用于小便频数、尿液白浊如米泔或伴腰瘦肢软。

新鲜玉米须饮

配方：新鲜玉米须30克，大叶钱草30克。

制法：将以上二味加水适量同煎汤即可。

用法：代茶频饮。

适应症：功效调中开胃、清湿热。用于尿频、尿急、尿路结石患者。

鸡肫赤小豆汤

配方：鸡肫2只，赤小豆50克。

制法：先将赤小豆洗净、煮半熟，然后把洗净的鸡肫、切成片，放入赤小豆汤中，煮熟即可。

用法：佐餐食饮。

适应症：功效消肿解毒，温中消积。用于尿频、尿急、尿路结石患者。

杜仲炖猪腰核桃

配方：猪腰2只，核桃仁30克，杜仲15克。

制法：将猪腰、杜仲洗净、切片加入核桃仁，加水适量共炖熟即可。

用法：每日1剂，分2次服食。

适应症：功效补肾固精，温肺定喘。用于尿频清长，阳痿怕冷患者。

猪脊髓山药汤

配方：猪脊髓30克，山药50克。

制法：将山药洗净、切块与猪脊髓、加水适量共煎汤即可。

用法：佐餐食饮，每日1次。

适应症：功效益气养阴，补脾、肺、肾，强腰膝。用于腰膝疲软，口干、尿频、尿量较多患者。

白果冬瓜汤

配方：白果5枚，冬瓜子30克。

制法：将白果、冬瓜子各洗净，捶破，加水适量共煎汤即可。

用法：每日1剂，连服1周。

适应症：功效清热利湿，缩小便。用于尿频患者。

大白梨

配方：大白梨1只，小者2只。

制法：将梨洗净、凉干，用开水烫1~2次，生食。

用法：每日早、晚各食1次，至病愈。

适应症：功效生津润燥，清热化痰。用于尿频色清患者，口干欲饮。

清蒸甲鱼

配方：甲鱼1只，生姜、盐各适量。

制法：将甲鱼杀后、洗净，加清水适量，生姜、盐蒸熟即可。

用法：每日1剂，分次服食。

适应症：功效清热散结，滋阴凉血，益肾健骨。用于消渴病，尿频清长，手足心热者。

生地黄蛋汤

配方：生地黄30克，鸡蛋1只，盐适量。

制法：先将生地黄加水适量、煎汤，然后把鸡蛋打匀，倒入药汤内，加盐后隔水蒸成蛋汤即可。

用法：每日早、晚各1次。

适应症：功效养血滋阴，养心安神。用于小便频数，消渴，口干腰酸患者。

枸杞子汤

配方：枸杞子15克。

制法：将枸杞子洗净后，加水适量煮汤即可。

用法：每日早、晚各1次，饮汤食枸杞子。至病愈。

适应症：功效补肝肾，益精血。用于消渴尿频多，膝软耳鸣患者。

香酥山药

配方：鲜山药500克，白糖125克，豆粉100克，菜油750克（实耗150克），醋30克，味精3克。

制法：

1. 将鲜山药洗净，上笼蒸熟后取出，去皮，切成1寸长的段，再一剖两片，用刀拍扁。

2. 锅内倒菜油，待油热至七成热时，投入山药，见山药炸至发黄时捞出待用。

3. 另烧热锅放入炸好的山药，加入糖和水匀后，用文火烧约5~6分钟后，即转武火，加醋、味精，用淀粉着芡，淋上熟油起锅装盘即可。

用法：佐餐食。

适应症：功效健脾、胃，补肺肾。本方用山药先蒸后炸，再烧，药、食用为一物，能健脾胃，补肺肾。用于脾虚食少，腹泻，肺虚咳嗽，气喘，肾虚遗精，尿频等症有较好疗效。本方可作病后体虚及小儿营养不良，慢性肠炎，糖尿病患者之膳食。

羊肉海参汤

配方：羊肉100克，海参20克。

制法：锅内加水适量，开后下调味品，再下海参，羊肉熟后即可。

用法：佐餐食，每日1次。

适应症：功效补肾益精，温中暖下。用于肾虚小便频数患者。

刀豆肾汤

配方：刀豆、肾各适量。

制法：将刀豆洗净、切段，肾脏洗净、切块，共加水适量炖煮汤即可，不加佐料。

用法：佐餐食饮。

适应症：功效补肾健脾，温中下元。用于遗尿、尿频患者有特效。

羊肚汤

配方：羊肚1个，食盐少许。

制法：将羊肚洗净后、切丝，加水适量煮汤即成。

用法：空腹服食，每日1次。

适应症：功效补虚益气，温中暖下。用于虚劳羸瘦，不思饮食，消渴，盗汗，尿频等症患者。

狗肉炖肉桂

配方：狗肉1000克，肉桂20克，盐等作料各适量。

制法：将狗肉洗净、切块与肉桂（布包）置入陶制容器内煮至肉烂为止。将煮熟的狗肉放铁锅内用素油炒，加盐和其他佐料，再将原汁倒入煮开即可。

用法：分次食饮，连食数日。

适应症：功效温肾补中。用于夜尿过频患者。

狗肉煮黑豆

配方：狗肉250克，黑豆50克，盐、姜、五香粉及少量糖。

制法：将狗肉洗净、切块，黑豆洗净，加水适量，加盐、姜、五香粉共煮汤，加糖即可。

用法：佐餐食，隔日1次。

适应症：功效温补脾肾，活血解毒。用于肾虚遗尿，小便频数患者。

狗肉粥

配方：黄狗肉200克，粟米400～500克，盐少许。

制法：将狗肉洗净、切片，粟米淘净，加水适量共煮粥，放入盐、豆豉少许，待米熟、肉烂后即可。

用法：佐餐食饮。

适应症：功效温补脾胃，补益肾气。用于脾胃虚寒所致的脘腹疼痛，纳少，肢冷的治疗。亦用于老年人尿多、频数，体弱的补养和治疗。

炖狗肉

配方：黄狗肉500～1000克，八角、小茴香、桂皮、黄果、生姜、盐各适量。

制法：将黄狗肉洗净、切块加入调料，将狗肉放锅内加水适量炖熟即可。

用法：佐餐食。分次服食。

适应症：功效温肾助阳，补中益气。用于脾胃阳虚所致的脘腹胀，腰冷痛，小便多频，阳痿等病症的治疗。亦用于老年阳虚体弱者的补益。

狗脊金樱子狗肉

配方：狗脊15克，金樱子15克，狗肉250克。

制法：将狗肉洗净、切块，狗脊切片，入金樱子，加水适量共炖，加调味品，待狗肉熟烂即可。

用法：佐餐食，亦可单餐。

适应症：功效补肾止遗。用于治疗肾阳虚的遗精、尿频、尿多患者。

乌龟肉汤

配方：乌龟肉259克，食盐适量。

制法：将龟肉洗净、切块加水适量，入食盐煮烂即可。

用法：佐餐食饮，亦可单餐。

适应症：功效益阳补血。用于尿频患者。

壮阳狗肉汤

配方：（10份）狗肉2000克，菟丝子30克，附片15克，食盐5克，味精2克，葱20克，姜20克。

制法：

1. 将狗肉整理干净、整块下入锅内焯透、捞入凉水内，洗净血沫，沥净水，切成3厘米长，2厘米宽的块，姜、葱洗净，姜切成片，葱切段。

2. 锅置火上，下入狗肉，姜片煸炒，烹入绍酒炝锅，然后一起倒入大锅内，加清汤，食盐、味精、葱，武火烧沸，撇去浮沫，盖好盖，用文火炖约2小时，待狗肉熟烂，挑出姜、葱，调味装入汤碗内即可。

用法：佐餐食饮。

适应症：功效暖脾胃，温肾阳，祛寒止痛，温脾暖肾。用于脾肾阳虚的畏寒肢冷，尿频，或脘腹冷痛，大便溏泻，或寒湿偏盛的肢节酸痛等症。

补骨脂鱼鳔汤

配方：补骨脂12~15克，鱼鳔15~20克。

制法：两味加水适量共煮汤，汤沸50分钟后即可。

用法：饮汤食鱼鳔，汤内亦可加适量调味品。

适应症：功效补肾益精气。用于肾虚遗尿、遗精，夜尿多频等。

金樱子酒

配方：金樱子250克，何首乌100克，黄芪100克，党参100克，巴戟天100克，杜仲50克，黄精50克，菟丝子50克，蛤蚧1对，鹿筋50克，枸杞子50克，白酒3千毫升。

制法：将上述药物切成小块，用纱布袋盛装与白酒共置于酒坛内，密封浸泡15日后即可饮用。

用法：每次10~20毫升，每日2次。

适应症：功效益肾固精，补肾止遗。用于肾元虚亏所致之体质虚弱，头晕耳鸣，神疲乏力，腰膝痠软、遗精、早泄、尿频，遗尿等症。

按语：本方源于《常用养身中药》；方中主药金樱子性味酸涩、平，为益肾固精之要药，常可用于治疗遗精、早泄、崩漏带下，尿频、尿急、虚汗，泻泄等症，配以党参、黄芪、黄精可大补元气；配以何首乌、巴戟天、杜仲、菟丝子、蛤蚧、鹿筋、枸杞子以益肾养肝，壮阳补精，强筋健骨。

菟丝子枸杞麻雀汤

配方：麻雀2只，菟丝子15克，枸杞子15克。

制法：将麻雀去毛、内脏及爪，将菟丝子、枸杞子混合后放入麻雀腹内，线缝，放于砂锅内加清水煮之，待煮沸1小时后，取出麻雀即可食饮。

用法：饮汤食麻雀，每日1次，连服3日。

适应症：功效缩小便，补肝肾。用于肾气虚所致之阳痿、早泄、遗精、尿频、夜尿多，头晕等病症。

海马壮阳汤

配方：海马3~6克，九香虫9克，菟丝子12克，熟地15克。

制法：将上四味加水适量共煎汤，水沸60分钟后，取汤温服。

用法：每日1剂，连服3日。

适应症：功效散结消肿，补肾益精，滋阴理气。用于肾阳虚的阳痿，尿频腰痛。

沙苑子炖猪腰

配方：沙苑子30克，猪腰子1只。

制法：将猪腰子洗净，一切两半加水适量，炖熟即可。

用法：每日1剂，连服1周。饮汤食猪腰子。

适应症：功效补肾固精。用于肾虚腰痛，尿频、遗精、早泄。

沙苑子莲子汤

配方：沙苑子12克，莲子肉12克。

制法：将上二味加水适量共煎汤即可。

用法：饮汤食莲肉，每日1~2次，至病愈。阳强易举者忌服。

适应症：功效补肾固精，涩肠。用于肾虚遗精、早泄、白带、目昏，头晕，尿频余沥等症。

芡实茯苓粉

配方：芡实、山药、茯苓、白术、莲肉、苡仁、扁豆各30克，人参8克，米粉1斤。

制法：将以上诸料研粉与米粉合匀即可。

用法：每次6克，开水调服，加糖调味。每日2~3次。亦可作糕食用。

适应症：功效健脾止泻，化湿。用于脾虚食少，乏力、便溏、消瘦、遗尿、尿频、泄泻等症。

芡实红枣酒

配方：芡实30克，红枣15克，黄酒15克。

制法：将上二味（芡实炒黄），兑入黄酒备用。

用法：睡前服用。每日1次。

适应症：功效固肾缩尿。用于老年人夜间多尿或小便失禁。

芡实粉粥

配方：芡实粉30~60克，粳米100克。

制法：将芡实煮熟，去壳，研成细粉，备用，粳米淘洗干净，放入锅内，加入芡实粉，加水适量，同煮成粥即可。

用法：佐餐食饮。

适应症：功效益肾固精，健肾止泻。用于慢性腹泻，小便频数，遗尿等症。

禁忌：在慢性便秘，食不运化、感冒、发热期间等均不宜服用。

按语：方见《本草纲目》。芡实别名很多如鸡头，乌头卵菱，水流黄等。本品以颗粒饱满均匀，粉性足，色洁白者为佳。

据近代研究证实，芡实含有丰富的营养，如除含有碳水化合物、蛋白质、脂肪等外，还含有钙、磷、铁等矿物质和微量元素以及维生素C、维生素B_1、B_2等多种维生素。

加味滑石粥

配方：滑石20~30克，小蓟10克，粳米100克。

制法：先将滑石用布包扎，每小蓟同入砂锅煎汁，去渣，煎液与粳米共煮为粥即可。

适应症：功效清热利湿，凉血止血。用于泌尿系感，尿频、尿急、尿痛、血尿等症。

猪肚饭

配方：猪肚500克，谷芽50克，麦芽50克，粳米500克，料酒适量，淮山药适量。

制法：将猪肚洗净、切成丝，加入料酒拌匀，备用；谷芽、麦芽先煎成浓汁备用；粳米洗净，放入锅内，再加猪肚、淮山药和谷芽煎汁，加水适量，拌合匀后用文火煮成饭。

用法：主餐食。

适应症：功效健脾益气、消食。用于脾胃虚弱，食欲不振，消化不良，小便频数等。

按语：猪肚能补虚损，健脾胃。《本草经疏》记载："猪肚为补脾胃之要药，主治虚弱、泄泻、下痢、消渴、小便频数，小儿疳积"。淮山药性平不燥，作用和缓，为一味平补脾胃的药品，临床治食少倦怠，或脾虚泻泄。配谷芽、麦芽以助消化。本药饭健脾消食效佳。

鸡肠饼

配方：公鸡肠 1 具，面粉 250 克。

制法：将鸡肠剪开、洗净、焙干，用擀面仗擀碎成粉状；鸡肠粉与面粉混匀，加水适量，合成面团，可稍加油、盐佐料，如常法烙成薄饼即可。

用法：主餐食。

适应症：功效缩尿止遗。用于小儿遗尿，老人尿频、多尿等症。

莲子鸡丁

配方：净鸡肉 250 克，火腿 20 克，蛋清 1 只，莲肉 100 克，香菇 20 克，水发玉兰片 20 克，精盐、料酒、味精等各适量。

制法：将鸡肉洗净后、切成丁，用蛋清拌匀；香菇、玉兰片、火腿等洗净后、切成小块；莲肉先煮熟，鸡丁用热油滑至七成熟，再加上述原料和调料，炒熟即可。

用法：佐餐食。

适应症：功效补肾健脾，养心强身。用于食欲不振，消化不良，肢软无力，失眠、心烦不安，遗精、遗尿、尿频等症。

按语：莲子性味甘、涩、平。入心、脾、肾三经。有养心安神之功。用于心虚或心肾不交所致的心悸、失眠等。也有健脾补肾作用，用于脾虚泻泄，食欲不振及肾虚所致的遗精，尿频患者。现配鸡肉以补脾肾，加强莲子之功效。

鸡肠散

配方：雄鸡肠1具，桑螵蛸适量。

制法：鸡肠用醋或盐内、外洗净，焙干研成细末即可。

用法：每日1剂，用桑螵蛸煎的水送下，亦可温酒送服。

适应症：功效补肾气，固膀胱，补肾固小便，温经。用于肾阳气虚所致的小便频数，量多。

鸡肠山药散

配方：鸡肠1具，淮山药15克。

制法：将鸡肠用醋或盐内、外洗净，焙干，研末；淮山药炒，研末。然后将鸡肠末和淮山药末混合均匀备用。

用法：每日早、晚空腹服用，每日1剂，连服1周。

适应症：功效补肾固下焦，健脾益气。用于肾虚所致的小便频数、遗精、白浊等。

鸡蛋蒸白胡椒

配方：鸡蛋1只，白胡椒5粒。

制法：将鸡蛋一头敲破一小孔，装入白胡椒蒸熟即可。

用法：五岁以上儿童每晚吃2个，五岁以下儿童每晚吃1个。成年人吃2个。

适应症：功效滋阴润燥，温中止吐。用于儿童遗尿，成人尿频患者。

麻雀大米粥

配方：麻雀5~10只，粳米100克，白酒少许，葱白3根。

制法：先将麻雀用水淹死，去毛、内脏，洗净后、切小块，炒熟，然后放入少量白酒，稍煮，加入洗净的粳米及适量水同煮，待粥快熟时，加入葱白、继续熬煮成粥即可。

用法：佐餐食。

适应症：功效壮阳暖肾、益精。用于阳虚羸弱、阳痿、肾虚尿频，腰痠怕冷等。

雉肉冬虫夏草

配方：雉鸡肉洗净、切成块，与冬虫夏草加水适量煮熟即可。

用法：饮汤吃雉肉，每天1次，连吃1周。

适应症：功效补肝肾。用于小便频数，气短乏力。

海参羊肉汤

配方：海参（浸透），羊肉各适量。

制法：将海参洗净、切片；羊肉洗净、切片，加水适量共煮，加盐、姜等调味即可。

用法：佐餐食饮，每日1次。

适应症：功效补肾益气，补虚暖下。用于精血亏损，身体虚弱，消瘦乏力，阳痿，遗精，小便频数，肠燥便难等症。

按语：脾虚腹泻，痰多者忌食。

海参粥

配方：海参15克，粳米100克，调味品适量，葱、姜、食盐等。

制法：将海参用温水泡发、洗净，切成小块备用；把粳米淘净，放入锅内，加海参，葱、姜、食盐，加水适量，用武火烧沸，再用文火熬煮成粥即可。

用法：佐餐食。

适应症：功效补肾益精，养血润燥。用于精血亏损，形体瘦弱，皮肤枯燥，低热盗汗，干咳久咳，阳痿、梦遗、小便频数，肠燥便坚等症。

按语：方见《饮食思辨录》。海参为常用之滋补食品，其有刺者名刺参，无刺者为白光参，其性温补，可与人参媲美，故名海参。海参含有多种营养成份。如脂肪，碳水化合物，丰富的蛋白质以及钙、磷、铁等，并且含有碘较多，每千克海参含碘6000微克，故缺碘的病人尤为适用。对脾弱不适，痰多便滑者不宜食用。

熟白果

配方：生白果适量。

制法：将生白果煨熟，备用。

用法：每日嚼食数个，临睡时嚼食为佳。

适应症：功效缩小便。《品汇精要》谓："煨熟食之，止小便频数"这种"缩小便"的功效，早就被古时参加科举考试的众多秀才们所利用。他们常常带些炒熟的白果在临考前吃几粒，以免尿频在考场上失事。

银杏鸡丁

配方：银杏100克，嫩鸡肉（无骨）250克，蛋清2个，食盐3克，白砂糖3克，绍酒3克，味精1克，干淀粉10克，芝麻油3克，葱段15克，猪油500克（实耗50克），汤50毫升。

制法：

1. 将白果剥去硬壳，下油锅炸至六成熟时捞出剥去薄衣，洗净待用。

2. 将鸡肉洗净、切成约1.2厘米见方的丁，放在碗内，加入蛋清，食盐、淀粉5克拌合上浆。

3. 炒锅烧热，放入猪油，将油烧至六成热时，将鸡丁下锅用勺划散，放入白果炒匀至熟后连油倒入漏勺内沥去油。

4. 原锅加猪油25克，投入葱段煸炒，随即烹入绍酒、汤、食盐、味精，倒入鸡丁和白果，颠翻几下，用湿淀粉着薄芡，推匀后淋入芝麻油，再颠翻几次，起锅装盘即可。

用法：佐餐食。

适应症：功效补气养血，平喘，止带。用于老年体虚湿重之久咳，痰多、气喘，小便频数及妇女脾肾亏虚浊湿下注之带下量多，质稀等症，确有良效。身体虚弱或无病食之，亦可营养健体。本方可作老年性慢性气管炎、肺心病、肺气肿及带下患者之膳食。

白果金樱子芡实汤

配方：白果 10 克，金樱子 10 克，芡实 10 克。

制法：白果炒熟后，去壳与金樱子、芡实共水适量煎汤即可。

用法：每日 1 ~2 次，服至病愈。

适应症：功效益肾固涩。用于夜间多尿患者。

甘蔗白藕汁

配方：鲜甘蔗 500 克，白藕 500 克。

制法：将甘蔗洗净、去皮，切碎，用洁净纱布绞汁取液；再把白藕洗净、去节，切碎，以甘蔗汁腌浸半日，用洁净纱布绞取汁液。

用法：1 日内分 3 次饮完。每日 1 剂。

适应症：功效清热生津，凉血行瘀。用于泌尿系感染、尿急、尿频、血尿等。

法制黑豆

配方：黑豆（或黄豆）500 克，熟地黄、山萸肉、茯苓、补骨脂、菟丝子、旱莲草、黑芝麻、当归、桑椹、五味子、枸杞子、地骨皮各 10 克，食盐 100 克。

制法：将以上诸料全部放入铝锅内，加水适量，煎煮，每半小时取煎汁 1 次，加水再煎，共取煎液汁 4 次，合并煎液，放在大锅中，加入黑豆和食盐 100 克，以小火煨炖至液干，停火。将黑豆爆晒至干，装入罐中贮藏，备用。

用法：每日不拘时嚼食。

适应症：功效补肾益精，强筋壮骨。可配合治疗精神衰弱，身体消瘦，尿频、遗精、腰痠腿痛，筋骨无力等症。

香菇炖红枣

配方：香菇、红枣、冰糖各适量。

制法：香菇洗净、切成条状；红枣洗净，一切两半。加水适量，共炖熟后加入冰糖炖片刻即可。

用法：每日早、晚各吃1次，连吃1周为1疗程。

适应症：功效补脾益气。用于夜尿过频患者。

墨鱼或兔肉汤

配方：墨鱼或兔肉适量。

制法：将墨鱼杀后、洗净，加水适量炖汤即可。

用法：佐餐食饮，常食有效。

适应症：功效补中益气，凉血解毒。用于夜尿过频患者。

巴戟鸡肠部

配方：巴戟15克，鸡肠2副，盐适量。

制法：将鸡肠剪开，内、外洗净，加清水2碗与巴戟同煎至1碗，食盐调味即可。

用法：饮汤吃鸡肠，每日1~2次。

适应症：功效补肾止遗，祛风湿。用于夜尿过频患者。

生大红枣

配方：大红枣3~5枚。

制法：将大红枣洗净、晾干备用。

用法：晚八点，生吃，九点准时睡觉，食后口渴不喝水。服药期间忌食辛辣刺激性食物，连服1月。

适应症：功效补脾和胃，益气生津。用于夜尿过频患者，效果好。

生白果蒸鸡蛋

配方：生白果仁2~3粒，鸡蛋1只。

制法：将生白果仁研末，鸡蛋一头打一小孔，将生白果末塞入鸡蛋内，以纸糊封，蒸熟即可。

用法：每日1~2次。

适应症：功效缩小便。用于尿频患者。

棉花籽鸡蛋汤

配方：棉花籽 10 克，鸡蛋 2 只，白糖适量。

制法：将棉花籽洗净与鸡蛋加水适量同煎煮，蛋熟后去壳再煮片刻，加入白糖即可。

用法：佐餐饮，每日 1~2 次。

适应症：功效消疮除癣，温肾补益，止血。用于尿频患者。

韭菜炒鸡蛋

配方：韭菜适量，鸡蛋 2 只。

制法：将韭菜拣洗干净、切段，与鸡蛋打匀后共炒即可。

用法：佐餐食。

适应症：功效温阳补虚，滋阴润燥。用于尿频患者。

鸡蛋枸杞子大枣汤

配方：鸡蛋 2 只，枸杞子 15~30 克，大红枣 6~8 枚。

制法：将大红枣、枸杞子分别洗净与鸡蛋共煮，蛋熟后去壳再煮片刻即可。

用法：佐餐食。每日 1~2 次，一般 3~5 次可见效。

适应症：功效益气生津，补肝滋阴。用于多尿、夜尿频数患者。

生栗子

配方：生栗子适量。

制法：栗子风干后，去硬壳，生嚼食。

用法：每日早、晚各食 1 次，每次 2 个，持续 1~2 周。

适应症：功效养胃健脾，补肾强筋。用于肾虚所致的腰膝酸痛，腰腿不遂，小便过多和脾胃虚寒所引起的慢性腹泻等症，亦治老年脚弱、跌打损伤、衄血，反胃等症。

按语：栗子的生与熟，与治病大相径庭，不可不慎！生食，可治老年腰腿软弱，小便频数；熟食，栗子煮红糖，睡前服用，功用健脾补肾。栗子功效养胃健脾、补肾、壮腰、强筋、活血、止血、消肿等。

中医把栗子列为药用上品，认为它能益气厚胃，补肾活血，可与人参、黄芪、当归媲美，尤其对肾虚有良好的效果。故，又称“肾之果”。久服可增强体质，祛病延年。

食栗补肾方

配方：生栗子 250 克，猪肾 1 个，粳米 250 克，陈皮 6 克，花椒 10 粒，食盐 2 克。

制法：

1. 鲜栗子放在阴凉通风处阴干。待用。

2. 猪肾洗净后撕去筋膜，一剖两半，片去腰臊后、切成约 0. 8 厘米见方的块；陈皮洗净、待用。

3. 粳米淘洗干净，同猪肾、陈皮、花椒一起下入锅内，加水约 250 毫升，置火上徐徐煨熬成粥。煮熟后挑出陈皮，下入食盐调味即可。

用法：每次取生栗子十余枚，剥壳食肉，细嚼，连液吞咽，然后再食一碗猪肾粥。以上配方量制作 1 次，可分 2 次食用。

适应症：功效补肾强筋，活血止血。用于肾虚痛、脚软、小便频数等症，有较好疗效。本方亦宜于老年肾虚体弱者膳食。

按语：板栗性温，含蛋白质、脂肪、糖、维生素等多种营养成份，又能补肾、养胃、强身，板栗生吃、配以猪肾粥，共奏补肾健骨，补脾强身之功效。

熟胡桃仁

配方：胡桃仁 2～3 个。

制法：将胡桃仁（即核桃仁）煨熟，备用。

用法：晚临睡前细嚼，温酒送服。

适应症：功效补肾固摄。用于老年肾虚夜尿频数患者。

附子粳米粥

配方：附子 9 克，粳米 50 克。

制法：将粳米淘净与附子同入砂锅内，加水 500 毫升，慢火熬煮成粥即可。

用法：湿热服，每日 1～2 次。

适应症：功效温补脾肾。用于脾肾虚寒体形畏寒，脘腹冷痛，腰痛腿弱，大便稀溏，小便频数，夜尿增多。

附子桂枝鹿肉汤

配方：鹿肉 90 克，制附子 9 克，桂枝 9 克，益智仁 12 克，红枣少许。

制法：将鹿肉洗净、切块，附子、桂枝、益智仁、红枣（去核）洗净；把全部用料一齐放入锅内，加清水适量，武水煮沸后，文火煮 3 小时，调味即可。

用法：随量饮用。

适应症：功效回阳救逆，补五脏。用于红斑狼疮属于风寒痹者，症见关节及肌肉酸痛，腰膝尤甚，两颧潮红，其色淡红，状如蝴蝶。夜尿频数而清长。舌淡胖苔白腻，脉沉缓。

鹿茸山药白酒

配方：鹿茸 15 克，干山药 25 克，白酒 500 毫升，生山药适量。

制法：好鹿茸切片，干山药为末，以生山药薄片绢裹，用白酒浸泡七天即成。

用法：适量饮用，每日 1 次。

适应症：功效补肾壮阳。用于肾虚阳事不举，小便频数，不思饮食。

五元补鸡

配方：母鸡 1 只，桂圆肉 30 克，荔枝肉 30 克，黑枣 30 克，莲子肉 30 克，枸杞子 30 克，冰糖 30 克，料酒、精盐、葱、姜等调料适量。

制法：母鸡杀后去毛、内脏及爪，洗净；桂圆肉、荔枝肉、莲子肉、黑枣（去核）、枸杞子洗净，冰糖等一起入鸡腹中，缝好；把鸡放入钵内，加料酒、精盐、葱、姜各适量，蒸 2 小时，熟烂即可。

用法：佐餐食。

适应症：功效补气益精，补血养阴。用于气血虚弱，病后体虚，小便频数等。健康人食后能加补营养，增进食欲，强身体。

按语：本菜色泽淡红，咸甜适口，肉嫩味鲜，为滋补佳肴。《随息居饮食谱》："鸡肉补虚，暖胃强筋骨，续绝伤，活血调经，托病疽，止崩带，小便频数，主娩后羸"。莲子补脾、养心、益肾。荔枝肉生津、益肉、理气。黑枣健脾、益气、和胃。枸杞子补肝肾。桂圆肉益心脾、补气血、安神。上述各味共煮成五圆补鸡，具有补五脏，益气功能，为滋补强身佳肴。

莲子粉粥

配方：莲子粉 20 克，粳米 20 克。

制法：将莲子去心，风干，磨成粉；将粳米（或糯米）淘洗干净，同莲子粉一起入锅内，加水适量，同煮成粥即可。

用法：佐餐食饮。

适应症：功效养心益肾，补脾涩肠。用于老年体弱，心悸、失眠、慢性腹泻、夜尿多频等症。

按语：方见《太平圣惠方》。莲子是一味药食兼用之品。久服可轻身耐老。大便干燥的老人及发热期停服。

一醉不老酒

配方：莲子芯 50 克，生地 50 克，槐子 50 克，五加皮 50 克，没食子 6 个，白酒 2 千毫升。

制法：将上述药物切碎，装入布袋内，放入酒坛内再注入白酒，密封浸泡，隔 30 天后，取酒饮用。

用法：每日2次，每次5~10毫升。

适应症：功效并肾固精，强筋健骨，乌须黑发。用于老年体弱所致之筋骨酸痛，腰膝痠软，白发秃发，尿意频急等。

按语：本方出自《医鉴》，原意须饮用致醉方休，故名为“一醉不老”，这种服法恐为欠妥。原方还将浸酒的渣晒干，再研成粉末作为丹剂服用。故又名“一醉不老丹”。

中医认为肾藏精，精生血，老人精血亏损，失于封藏，则可能未老先衰，须发白或秃、腰膝痠软、齿落、尿频等症，而本方以地黄为君，补益元气，皆有固摄精血，强筋壮骨的功效。从现代药理来看，本药证中的药物均具有不同程度的保护心脑血管，延缓衰老的作用。

芦巴酒

配方：胡芦巴250克，小茴香250克，白酒1500毫升。

制法：将上两味药研成粗末，与白酒共置于酒坛内，密封浸泡15天后，即可饮用。

用法：每日2次，每次10毫升。

适应症：功效温精补肾，散寒除疝。用于阳虚寒盛所致之少腹冷痛，畏寒肢冷，大便清长，疝气，尿频等。

按语：本方源于《药物与方剂》。本药以葫芦巴、小茴香为原料，葫芦巴性味苦、温、功能温中散寒，理气除疝，可用于治疗少腹冷痛，寒疝，尿频等症。两药相互配合则温中散寒，行气疗疝之力有所增强。

杜仲炖猪肚

配方：杜仲30克，猪肚250克。

制法：将猪肚洗净、切成丝与杜仲加水适量共煮去药即可。

用法：佐餐食，每日1次。

适应症：功效补肝肾、强筋骨、安胎，补脾胃。用于治疗肾虚腰痛，阳痿，小便频数等症。

银杏蒸鸡

配方：银杏200克，白鸡1只（约1000克），胡椒2克，绍酒60克，鸡油15克，清汤180克，化猪油500克，生姜、葱、食盐、花椒、味精各适量。

制法：

1. 银杏打破去壳，在开水内煮熟，撕去皮膜，切去两头，通去心，再用开水焯去苦水，在猪油锅内炸至微黄即止捞出。生姜、葱洗净，切成片、节待用。

2. 将鸭案杀后，煺净毛，洗净，宰去头、足、剖去内脏，用食盐、胡椒粉，绍酒将鸭身内、外抹匀放盆中，加入姜、葱、花椒、腌1小时取出，用刀从脊背处宰开，去净全身骨头，铺入碗内，齐碗口修圆，修下的鸭肉切成银杏大小的丁，同银杏合匀，放于鸭脯上，注入清汤，上笼蒸约2小时，至鸭肉熟烂翻入盘内。

3. 沥出碗内汤汁，装于火勺内，烧沸，加余下的绍酒、食盐、味精、胡椒粉、湿淀粉少许勾薄芡、放猪油、桂白汁蘸于鸭肉上即可。

用法：佐餐食。

适应症：功效收敛定喘，除痰湿，缩小便。用于小便频数患者。

按语：银杏有收敛定喘、除痰湿，缩小便和收涩止带作用，与甘凉滋养的白鸭蒸食，对于肺虚或虚劳的咳嗽痰多，带下清稀，小便频多的患者，食之甚宜。又，白鸭、银杏皆富于营养而又具有利水退肿之功。故营养不良性水肿亦宜食用。

红参冬葵子生鱼汤

配方：生鱼1条（约120克），红参9克，冬葵子24克，生黄芪30克，淮山药30克。

制法：将生鱼去鳞、肠杂、洗净；红参切片；冬葵子洗净，用纱布另包；黄芪、淮山药洗净；把全部用料一齐放入锅内，加清水适量，文火煮2小时，调味即可。

用法：佐餐食饮。

适应症：功效温补元气，滋阴清热。用于前列腺术后以致元气大亏者，症见小便频数，滴沥而出，排尿费力，神疲气短，身重体倦，面色苍白，脉沉缓。

黑色二豆汤

配方：野黑豆30克，豇豆（黑色者）30克。

制法：野黑豆、豇豆洗净，加水适量，文火煲汤，加盐少许。

用法：晚上乘热空腹服用。分1～2次服完。

适应症：功效活血解毒，健脾补肾。用于糖尿病并发失明属肝肾亏损者，症见视物模糊，视力下降、头晕耳鸣、腰瘦无力、夜尿频数、形体消瘦、舌淡苔白，脉沉细弱。

锁阳萸肉鹌鹑汤

配方：鹌鹑1只（约90克），锁阳18克，山萸肉30克，制附子9克，茯苓30克。

制法：将鹌鹑剖净，去肠杂、切块，锁阳、山萸肉、附子、茯苓洗净；把全部用料一齐放入锅内，加清水适量，武火煮沸后，文火煮3小时，调味即可。

用法：佐餐食饮，每日1次。

适应症：功效温补肾阳，通调小便。用于老年性前列腺肥大属中肾阳不足者，症见排尿无力，每次小便要分多次排完，排尿终末见有“尿后余沥”的现象，腰瘦肢冷，神疲乏力，夜尿频多，尿清量多，舌淡伴苔白润，脉沉迟。

爆糯米花汤

配方：爆糯米100克，桑白皮100克。

制法：将上二味加水适量共煎汤即可。

用法：当小吃食饮，每日1～2次。

适应症：功效清湿热，利肝胆。用于糖尿病口渴，小便频数。

猪胰止渴汤

配方：猪胰1具，黄芪18克，淮山药粉30克，或加天花粉、葛根12克。

制法：以上诸味加水适量共煎汤即可。

用法：佐餐饮，每日1次。

适应症：功效益肺补脾、润燥。用于治疗消渴证的口渴、饮多、尿多，气短乏力等症。

全龟炖鸡

配方：全龟1只（约250克），小公鸡肉250克。

制法：龟宰杀后，洗净，小公鸡肉洗净，切块，加水适量共炖熟，加食盐调味即可。

用法：佐餐食。亦可单餐。

适应症：功效滋阴补血、补精添髓，用于治疗老年肾虚多尿。

猪肚山药粥

配方：猪肚1个，山药、大米各适量。

制法：将猪肚洗净、切成丝，山药洗净、切成块，大米淘净，加水适量煮成粥即可。

用法：佐餐食饮。加盐、生姜调味。

适应症：功效补虚损，健脾胃，补气消炎。用于脾胃虚弱腹泻，小便频数。

枳壳砂仁炖猪肚

配方：猪肚1个，炒枳壳12克，砂仁3克。

制法：将炒枳壳、砂仁装入洗净的猪肚内，扎好口后，加水适量，炖熟即可。

用法：佐餐食。亦可单食。

适应症：功效化湿止泻，补虚损，补脾胃。用于脾胃气虚之腹胀满，疲乏无力，气短消瘦，小便频数等症。

韭菜籽蒸猪肚

配方：猪肚1个，韭菜子适量。

制法：将猪肚洗净，韭菜子洗净装猪肚内，上笼蒸烂熟后即可。

用法：佐餐食。

适应症：功效壮阳固精，补脾胃。用于治疗慢性胃炎，小便频数。

鲜藕山药鹌鹑煲

配方：鲜藕500克，山药30克，鹌鹑4只，料酒10克，盐5克，味精3克，姜5克，葱5克，胡椒粉3克，棒骨汤3000毫升。

制法：

1. 将山药用清水浸泡24小时，切薄片；藕洗净、切成0.2厘米的段；鹌鹑宰杀后，去毛、内脏及爪，剁成4厘米见方的块状；姜拍松，葱切段。

2. 将山药、藕、鹌鹑、料酒、盐、味精、鸡精、胡椒粉、棒骨汤，放入煲内，盖上盖。

3. 将煲上桌，置炉上煮熟即可。

用法：佐餐食。

适应症：功效健脾、补益固肾，益精。用于脾虚泄泻，久痢，虚劳，咳嗽，消渴，遗精，带下，小便频数等症。

山药鱿鱼乌鸡煲

配方：山药220克，鲜鱿鱼200克，乌鸡1只，红枣20克，枸杞子10克，竹笋20克，香菇适量，姜20克，葱10克，盐10克，薏苡仁适量，棒骨汤2500毫升。

制法：

1. 将淮山药润透、切片，鱿鱼洗净、切片；乌鸡宰杀后去毛、内脏及爪；红枣、枸杞子、苡仁洗净后去杂质；香菇洗净，一切两半；竹笋洗净，姜切片，葱切段。

2. 将淮山药、鱿鱼，乌鸡、红枣、枸杞子、香菇、竹笋、姜、葱、盐同放高压锅内，加入棒骨汤，置武火上烧沸，用高压蒸20分钟，停火、晾凉，倒入煲内。

3. 将煲置武火上烧沸，煮熟。调好味，上桌，即可带火烫食，也可直接佐餐食用。

用法：佐餐食。

适应症：功效健脾，除湿益肺，固肾。用于脾虚泄泻，久痢虚劳，咳嗽，消渴，遗精，带下，小便频数等。

白果苡仁乳鸽煲

配方：白果仁30克，苡仁30克，乳鸽200克，料酒10克，盐5克，味精3克，姜5克，葱10克，胡椒粉3克，鸡油25克，棒骨汤2500毫升。

制法：

1. 将白果去壳、留仁，苡仁淘洗干净，浸泡24小时，沥干水；乳鸽宰杀后，去毛、内脏及爪，剁成5厘米见方的块；姜拍松，葱切段。

2. 将白果仁、苡仁、乳鸽、料酒、盐、味精、姜、葱、胡椒粉、鸡油、棒骨汤放入高压锅内，置武火上烧沸，盖上压阀，蒸15分钟，停火，冷却，倒入煲内。

3. 将煲置武火上，武火烧沸即可。

用法：佐餐食。

适应症：功效敛肺气，定喘咳，止带浊，缩小便。用于哮喘，痰饮，白带，白浊，遗精，淋病，小便频数等症。

山药芝麻兔肉煲

配方：山药30克，黑芝麻30克，兔1只，料酒10克，姜5克，葱10克，盐5克，味精3克，胡椒粉3克，棒骨汤3000毫升。

制法：

1. 将山药用水浸泡24小时，切成4厘米的长片；黑芝麻淘洗干净，沥干水分；兔宰杀后，去皮、内脏及脚爪，剁成5厘米长，3厘米宽的块状；姜拍松，葱切段。

2. 将淮山药、黑芝麻、兔肉、料酒、盐、味精、姜、葱、胡椒粉、棒骨汤同放高压锅内，置武火上烧沸；盖上压阀，蒸20分钟，停火，冷却后，倒入煲内。

3. 将煲上桌，置炉上烧沸即可。

用法：佐餐食。

适应症：功效健脾、补肺固肾，益精。用于脾虚泄泻，久痢，虚劳咳嗽，消渴，遗精，带下，小便频数等症。

仙茅牛鞭煲

配方：仙茅15克，枸杞子20克，菟丝子20克，牛鞭100克，鸡肉150克，料酒10克，盐5克，味精3克，姜5克，葱10克，胡椒粉3克，棒骨汤3000毫升。

制法：

1. 将仙茅浸泡24小时、切薄片；菟丝子炒香；枸杞子除去果柄、杂质及黑子、洗净，沥干水分；牛鞭剁成3厘米的段，用油炒黄，洗净；鸡肉洗净、切成4厘米见方的块状；姜拍松、葱切段。

2. 将仙茅、菟丝子、枸杞子、牛鞭、鸡肉、姜、葱、盐、料酒、胡椒粉、味精，棒骨汤同放入高压锅内，置武火上烧沸，盖上压阀，蒸45分钟后，停火，冷却，倒入煲内。

3. 将煲上桌，置炉上武火烧沸即可。

用法：佐餐食。

适应症：功效补肾阳，温脾胃，强筋骨，祛寒湿。用于腰膝冷痛，尿频、遗尿、泻泄、阳痿、四肢麻痹症。

银杏乌鸡煲

配方：白果50克，杏仁15克，乌鸡1只，香菇15克，竹笋30克，玉兰片30克，味精10克，鸡精10克，葱10克，姜10克，盐10克，棒骨汤2500毫升。

制法：

1. 将白果去皮、取心；乌鸡宰杀后，去毛、内脏及爪；香菇，玉兰片、切片；竹笋洗净，姜切片，葱切段；杏仁去皮。

2. 将白果、乌鸡、杏仁、香菇、竹笋、姜、葱、玉兰片、盐放高压锅内，加入棒骨汤，蒸25分钟，停火、晾凉、倒入煲内。

3. 将煲置武火上烧沸，煮熟，调味，上桌，可以带火烫其它菜食用。

用法：佐餐食。

适应症：功效敛肺气，定喘咳，止带浊，缩小便。用于哮喘、痰嗽、白带、遗精、淋病，小便频数等症。

沙苑子童子鸡煲

配方：沙苑子20克，菟丝子20克，枸杞子20克，子公鸡1只，料酒10克，盐5克，味精3克，姜5克，葱10克，胡椒粉3克，棒骨汤3000毫升。

制法：

1. 将菟丝子、沙苑子炒香；枸杞子去果柄，杂质、黑子洗净；鸡宰杀后，去毛、内脏及爪；姜拍松，葱切段。

2. 将沙苑子、菟丝子、鸡、料酒、盐、味精、姜、葱、胡椒粉，棒骨汤同放高压锅内，置武火上烧沸，盖上压阀，蒸30分钟后，停火，冷却，倒入煲内。

3. 将煲上桌，置炉上武火烧沸即可。

用法：佐餐食。

适应症：功效补肾固精，养肝明目。用于遗精、早泄、白带、目昏、头晕、腰膝痠软，尿频余沥等症。

蒲公英粥

配方：蒲公英 30 克，粳米 100 克。

制法：将蒲公英洗净切碎，水煎去渣取汁，同粳米共入锅中，煮成粥即可。

用法：佐餐食饮。每日 1 剂，连服 5 ~ 7 日为 1 疗程。

适应症：功效清热解毒。用于急性尿路感染，见发热、尿频、尿急、尿痛属膀胱湿热者。

清明柳叶速溶饮

配方：清明时节嫩柳叶 1000 克，白糖粉 500 克。

制法：将柳叶洗净，加水适量煎煮 1 小时，去渣，再以小火继续加热浓缩到将要干锅时，停火，待凉，拌入干燥的白糖粉把药液吸收净，混匀、晒干、压碎、装瓶，备用。

用法：不拘时间，每次 10 克，以沸水冲化，代茶频饮。

适应症：功效清热利尿，解毒，透疹。用于泌尿系感染，尿急，尿频，小便混浊等症。

葱姜冬瓜绿豆汤

配方：冬瓜 1000 克，绿豆 300 克，鲜汤 500 克，生姜 10 克，葱白 30 克，精盐 2 克。

制法：①将铝锅洗净置旺火上，倒入鲜汤烧沸，捞净泡沫；②将姜洗净拍松放入锅内，葱去根洗净切成段入锅，绿豆淘洗干净，去掉浮于水面上的豆皮，然后入汤锅炖；③将冬瓜去皮、去瓤洗净，切块，待绿豆炖烂后，投入汤锅中，炖至软而不烂，加入精盐少许即可。

用法：每日 2 次，佐餐或单食皆可。

适应症：功效清热解暑，利尿通淋。用于夏季泌尿系感染，尿道灼热疼痛，小便频数，色黄而少、口渴心烦、水肿等症。属膀胱湿型者。

龟肉鱼鳔汤

配方：龟肉100~150克，鱼鳔15~30克。

制法：将龟肉洗净、切块，与鱼鳔共煮，少加盐调味，煮熟即可。

用法：随意食饮。

适应症：功效补肾阴、益肾气。用于肾气不足的遗尿，以及老年人夜尿频多，慢性肾炎病人亦可应用。

巴戟益智仁汤

配方：巴戟10克，益智仁9克，覆盆子9克。

制法：将三药加水适量，共煎汤即可。

用法：一日1剂，分两次煎，早、晚空腹服用。

适应症：功效温肾固摄。用于肾阳虚的尿频，夜尿多，遗精等症。

蜜饯白果

配方：白果1000克，白沙糖500克。

制法：

1. 鲜白果砸去硬壳，用清水淘洗干净，用沸水稍焯，捞出后撕去外膜，抠去心，漂洗后再放入锅内，置火上煮沸后约40分钟，再捞出沥净水分，待用。

2. 将白果放在方盘内放凉，撒入白糖合匀，装入洁净的小坛内、封口，蜜渍24小时即可。

用法：不拘时服食。但不能多食。

适应症：功效敛肺气，定喘嗽，止带浊，缩小便。用于脾虚湿盛之腹泻，带下及痰多咳喘，小便频数，失禁，遗尿等症，确有一定疗效。本方亦可供慢性气管炎，肺气肿等患者食用。

韭籽茶

配方：韭菜籽适量。

制法：将韭菜籽研粉备用。或取20粒，以盐煎汤者亦可。

用法：每取10克，开水冲服。一日2次。用盐煎汤者，代茶饮。

适应症：功效散寒散结，补肾阳，补肝及命门。用于肾阳虚衰所致的腰膝瘘软，尿频，遗尿，阳痿不举，遗精，女子阴冷，带下清稀等症。

按语：方中仅韭籽一味，是植物韭的种子（韭的叶即蔬菜中的韭菜）。韭籽味辛咸，性温，则可补阳助阴。如《滇南本草》指出："（韭籽）补肝肾，暖腰膝……，治阳痿"，《本草纲目》则说："补肝及命门。治小便频数，遗尿，女子白淫白带"。《现代实用中药》记载："（韭籽）能治疝痛"。本方即取韭籽的温肾、助阳，固精之功。

黄狗肾（外肾）

配方：黄狗肾6克，羊肉10克。

制法：将色黄带红筋、条粗壮带睾丸，无残肉、脂肪的外肾洗净、羊肉洗净、切块，加水适量共炖熟，加盐即可。

用法：不拘时食用。

适应症：功效补肾壮阳。用于肾虚，腰酸、尿频等症。

芡实莲子肉

配方：芡实30克，莲子肉15克。白糖适量。

制法：将上二味加水适量煎汤，加白糖适量即可。

用法：每日2次，连服1个月。

适应症：功效健脾、益肾、固涩。用于遗精、滑精、白带，小便频数等。

豇豆汤

配方：豇豆30克。

制法：将豇豆洗净，锅内加水适量与豇豆煎汤即可。

用法：佐餐食饮。

适应症：功效健脾、开胃、补肾益精。用于脾胃虚弱，食少便溏，带下、水肿及肾虚梦遗精，小便频数等症。

肉桂粳米砂糖

配方：肉桂3克，粳米100克，砂糖适量。

制法：先将粳米、砂糖入砂锅内，加水适量煮为稀粥，然后取肉桂调入粥中，改用文火，再煮沸，待粥稠、停火即可。

用法：每日早、晚餐时，空服温食。

适应症：功效温中补阳，暖脾健胃，散寒止痛。用于肾阳不足，下焦虚冷，畏寒肢冷，遗尿、尿频、脾阳不振，脘腹冷痛，食少溏泄及寒疝，痛经，宫冷不孕等。

茴香腰片汤

配方：茴香苗50克，猪腰子150克，麻油20克，葱、酒、盐、胡椒粉各适量。

制法：

1. 猪腰子剖开，去腰臊，切成2毫米厚的薄片，洗净后用清水浸泡。

2. 锅内放麻油，加茴香苗、葱花炒一下，加清水烧开。

3. 将猪腰片捞起，用黄酒拌一样，然后倒入锅内氽熟、加精盐、胡椒粉调味即可。

用法：佐餐食饮。

适应症：功效助阳益肾、补腰和胃。用于肾虚腰痛，畏寒胀痛，阳痿、尿频、头晕耳鸣等症。

按语：本品中之茴香苗性味甘温，功能温、散寒、理气解毒。《医学入门》中述茴香“专主腰痛”。《本草蒙筌》述它能“主肾劳疝气”。而中医视猪腰“以脏补脏”的理论来说，也是益肾补腰之佳品。故本食疗尤适用于肾虚腰痛，阳痿，尿频等症。

胡桃酒

配方：胡桃仁 100 克，小茴香 25 克，补骨脂 50 克，杜仲 50 克，白酒 2 千毫升。

制法：将上述药物切成小块，放入纱布袋内，与白酒一起放入酒坛内，密封浸泡 15 天后即可饮用。

用法：每日 2 次，每次 10～20 毫升。

适应症：功效益肾壮阳，补腰固本。用于肾阳虚亏所致之畏寒肢冷，尿频等症。

按语：本方源于《寿世清编》。方中胡桃酒命名，主要原料为胡桃。胡桃自古以来被认为是一味具有益肾补肺、固精平喘的滋补保健品，民间经常将其作为冬令进补的食疗佳品，用于肺、肾两虚、肝肾不足所致的腰酸足软，神疲乏力，气短，头晕耳鸣等症。正如《医学衷中参西录》所述"胡桃，为滋补肝肾、强健筋骨之要药，故，善治腰痛、腿疼……故能固齿牙、乌须发、治虚劳喘咳，气不归元，下焦虚寒，小便频数，女子崩带诸证"。现代营养学认为胡桃中含有大量的不饱和脂肪酸，有利于降血脂，保护老年人的心脏血管。再配以小茴香、补骨脂、杜仲以加强本方的益肾温阳之功效。

天麻杜仲茶

配方：杜仲 200 克，天麻 100 克。

制法：将杜仲、天麻切成小片，或研成粗末后混和即可，备用。

用法：每次取 10 克，用沸水冲泡，或加水适量煎煮后，代茶饮。

适应症：功效平肝潜阳，益肾补肝。用于肝肾阴虚，肝阳上亢所致之头胀头痛，升火目糊，腰痠背痛，四肢麻木，腰膝乏力及高血压等症，亦用于小便频数。

按语：本品由天麻、杜仲组成，杜仲性味甘、温，功能补肝肾，强筋骨，可用于肝肾不足，腰膝痠痛乏力、眩晕、阳痿，小便频数等症，《神农本草经》述杜仲可"主腰背痛，补中，益精气，坚筋骨，强志，除阴下痒湿，小便余沥”。现代药理学证实杜仲煎剂有良好的降低血压的作用。天麻性味甘，微温，功效平肝熄风，通络止痛，可用于头晕目眩，热病动风，惊痫抽搐、头痛、痹痛、肢体麻木等症，《开宝本草》曾述天麻可“主诸风湿痹，四肢拘挛，小儿风痫惊气”。现代药理学也证实天麻与杜仲相互配合辅助治疗老年骨质增生及高血压等病症所引起的头痛、头晕、四肢麻木，腰背酸痛等病症。

杜仲腰花

处方来源：《本草权度》

配方：杜仲 12 克，猪肾 250 克，绍酒 25 克，葱 50 克，味精 1 克，酱油 40 克，醋 2 克，干淀粉 20 克，大蒜 10 克，生姜 10 克，食盐 5 克，白沙糖 3 克，花椒 1 克，混合油 100 克。

制法：

1. 杜仲加清水适量熬成浓汁约 50 毫升（加淀粉、绍酒、味精、酱油、食盐、白砂糖，兑成芡汁分成三分，待用）。

2. 猪腰子一剖两半，去腰臊筋膜，切成腰花；姜花洗去泥沙，姜切成指甲片，葱切成 2 厘米节，待用。

3. 炒锅放武火上烧热，倒入混合油热至八成熟，放入花椒，投入腰花、葱、姜、蒜、快速炒散，即沿锅倾下另一份芡汁和醋，翻炒均匀，起锅即可。

用法：佐餐食。

适应症：功效补肝肾，壮筋骨，降血压，理肾气，补骨健骨之功。用于肾虚腰痛、腿软，阳痿，遗精、眩晕、尿频、夜尿多等症，有较好疗效。本方可作肾炎，高血压、性功能低下患者之膳食。无病食之，亦可强筋健骨。

红杞乌参鸽蛋

处方来源：（成都惠安堂滋补餐厅方）

配方：枸杞子 15 克，乌参 2 只，鸽蛋 2 个，食盐 5 克，绍酒 30

克，胡椒面3克，味精1克，酱油15克，猪油100克，花生油500克（实耗75克），鸡汤、普通汤、生姜、葱、淀粉各适量。

制法：

1. 枸杞子择洗干净；海参在盆内用凉水浸泡胀发后，将内壁膜抠去干净，用普通汤焯两遍，冲洗干净，用刀尖在腹部切成菱形花刀，注意不要切透。姜、葱洗净拍破，待用。

2. 鸽蛋凉水时下锅，用文火煮熟，捞出放入凉水内，逐个剥壳放在碗内。另烧热锅注入花生油烧沸、将鸽蛋滚满干淀粉，放油锅中炸成金黄色，待用。

3. 炒锅烧热，注入猪油50克，待油温八成熟时下葱、姜煸炒，随后倒入鸡汤，煮二三分钟捞出葱、姜不用。再加入酱油、绍酒、胡椒面和海参、烧沸后撤去浮沫，移文火上煨40分钟，加入鸽蛋、枸杞子，再煨10分钟，取出海参摆入盘内（背朝上），鸽蛋放在周围；汁内加入味精，用湿淀粉着芡，再淋50克热猪油，最后把汁浇在海参和鸽蛋上即可。

用法：佐餐食。

适应症：功效滋阴补肾，益精明目。用于肾虚之阳痿遗精，腰痠腿软，尿频，耳鸣，肝肾精亏之头昏眼花，视力下降，记忆力减退以及身体瘦弱或病后体虚等症，均有一定疗效。

茅根虾干黄瓜汤

配方：黄瓜100克，鲜白茅根50克，虾干50克，酱油10毫升，细盐1克，味精1.5克，姜汁1毫升，姜片少许，高汤250毫升。

制法：

1. 虾干用开水浸泡后洗净，放入碗中加清水与姜片上笼蒸10分钟。

2. 将黄瓜洗净，切成4厘米长，1.5厘米宽、0.5厘米厚的片，白茅根洗净、切长段，用布包好，同黄瓜一同放入汤锅中，汤置火上，放入高汤。

3. 将虾干碗内水去3/4，余下的水和虾干一起放汤锅中，加入酱油、味精、姜汁，待汤开后，除去浮沫，捞起茅根包，起锅盛盘内即可。

用法：每日1次，佐餐或单食。

适应症：功效清热解毒，利尿除湿。用于泌尿系感染之尿频、尿急、尿痛、口干、咽肿等症。

玉竹乌梅茶

配方：玉竹、沙参、麦冬、石斛各9克，乌梅5枚，冰糖适量。

制法：上药共制粗末，水煎汤饮。

用法：代茶频饮。

适应症：功效益胃、生津、止渴。用于阴虚肺胃燥热所致的消渴证及热病后期阴液损伤引起的烦渴证，如口渴引饮，消谷善饥，小便频数、量多，尿色混黄，形体逐渐消瘦，舌红苔少，脉滑数，或低热，烦渴，心中憺憺大动，虚烦不眠、口干口渴、饥不食味，舌干红或有裂纹，苔少或无苔，脉细数无力的治疗（本方属于糖尿病多尿）。

枸杞桃仁鸡丁

处方来源：（成都惠安堂滋补餐厅方）

配方：核桃仁150克，枸杞子90克，嫩鸡肉600克，鸡蛋3个，食盐20克，味精2克，白沙糖20克，胡椒粉4克，鸡汤150克，芝麻油20克，干淀粉15克，绍酒20克，猪油200克，葱、姜、蒜各20克。

制法：

1. 枸杞子择后、洗净，核桃仁用开水泡后去皮，待用。

2. 鸡肉洗净、切成1厘米见方的丁，用食盐、味精、白沙糖、胡椒粉、鸡汤、芝麻油，湿淀粉兑成滋汁，待用。

3. 将去皮后的核桃仁用温油炒透，兑入枸杞即起锅沥油。

4. 锅烧热注入猪油，待油五成熟时，投入鸡丁块速滑透，倒入漏勺内沥油；锅再置火上，放50克热油、下入姜、葱、蒜先稍炒再投入鸡丁，接着倒入滋汁、速滑炒，随即投入核桃仁和枸杞炒匀即可。

用法：佐餐食。

适应症：功效补肾壮阳，明目健身。用于肾阳不足之阳痿、尿频、咳嗽、气喘，精血亏少眩晕，便秘，神疲乏力，面色无华等症，有较好疗效。本方可作为性功能低下，老年性慢性支气管炎，老年便秘，贫血及营养不良患者之膳食。体弱无病常食，亦能健身益寿。

核桃仁炒韭菜

处方来源：《方脉正宗》

配方：（单份）

胡桃肉60克，韭菜白250克，麻油30克，食盐1.5克。

制法：

1. 胡桃肉先用沸水焯约2分钟，捞出后撕去表皮，冲洗干净，沥干水气，装于碗内，韭菜择洗后，切成3厘米的长段，待用。

2. 炒锅置中火上烧热后，倒入麻油，待油温六成热时，下入胡桃仁翻炒至黄色，再下入韭菜白一起翻炒至熟，起锅时放入食盐，炒匀后装盘即可。

用法：佐餐食。

适应症：功效滋阴强阳，阴阳相生。用于肾阳不足之阳痿，乏力，腰腰冷痛，肾气不固之遗精，带下，小便频数等症，均有一定疗效。便秘患者，亦可食用。

虾仁韭菜

处方来源：《民间食谱》

配方：虾仁30克，韭菜250克，鸡蛋1个，食盐、酱油、菜油、淀粉、芝麻油各适量。

制法：

1. 将虾仁洗净后用水发胀，约20分钟即可捞出沥干水分，待用；韭菜择洗净、切成约3厘米长的段、待用。

2. 鸡蛋打破盛于碗内，搅匀后加入淀粉和麻油调成蛋糊，然后把沥干的虾仁倒入拌匀、待用。

3. 炒锅热后倒入菜油，待油热冒烟时倒入虾仁翻炒，糊凝后放入韭菜同炒，待韭菜熟时放入食盐，淋入酱油起锅装盘即可。

用法：佐餐食。

适应症：功效补肾阳，固精气，通乳汁。用于肾阳不足之阳痿，腰痛，遗精，遗尿，小便频数，带多质稀，产后乳胀，乳汁不畅等症，有一定疗效。本方亦可作习惯性便秘患者之膳食。

高粱粥

处方来源：《民间验方》

配方：高粱米100克，桑螵蛸20克。

制法：

1. 先将桑螵蛸用清水煮煎三次，共收滤液500毫升。

2. 将高粱米洗净，放入锅内掺入桑螵蛸药汁，置火上煮成粥，至高粱米烂时即可。

用法：作粥便食。

适应症：功效缩尿健脾，补脾益肾，收敛固涩。用于小儿体虚遗尿，多尿，面色无华等症。成人肾虚阳痿，尿频，遗尿等可食用。

白糖豆芽汁

配方：绿豆芽50克，白糖适量。

制法：将绿豆芽捣烂、用洁净的布绞汁，加入白糖即可服用。

用法：随意饮用。

适应症：功效解酒毒、热毒、利三焦。用于小便疼痛，尿频。脾胃虚寒之人，不宜久服。

鲃鱼汤

配方：鲃鱼1条，黄芪适量。

制法：将鲃鱼去鳃、内脏与鱼鳔，洗净，同黄芪共水适量煎煮，调味即可。

用法：佐餐食。

适应症：功效壮阳，温中补虚。用于肾阳气不足所致之遗尿，小便频数等症。

白酒鹿茸

配方：白酒200毫升，鹿茸30克。

制法：将鹿茸切片，浸泡于200毫升酒中，密封15天后即可饮用。

用法：每日1次，每次5毫升。

适应症：功效益肾壮阳。用于阳痿，不育，尿频，腰痠等症。

羊肉虾羹

配方：羊肉100~200克，大蒜40~50克，虾米30克。

制法：将羊肉洗净、切薄片。先水煮虾米、大蒜、加葱，待虾米熟后下羊肉片，肉熟即可。

用法：佐餐食饮。

适应症：功效温补肾阳。用于肾阳虚所致之阳痿，腰冷痛，畏寒，夜尿多频等病症。

益气养阴止渴饮

配方：人参6克，黄芪24克，淮山药30克，玄参5克，花粉15克，知母12~15克。

制法：将六味药共水适量煎，水沸1小时以后取汤，放温后饮用。

用法：不拘时饮服。

适应症：功效益气养阴，止渴缩尿。用于气阴虚有热所致的口渴思饮，尿多，气短乏力。亦治糖尿病（消渴病）具有气阴之证者。

仙茅金樱子炖鸡肉

配方：仙茅 10～12 克，金樱子 15 克，鸡肉 200～300 克（仙茅用炮制好的药品）。

制法：将鸡肉洗净、切块，按煮肉常法放砂锅中炖煮，然后放入仙茅、金樱子，共炖，鸡肉熟烂后，取汤饮之，食肉。炖肉时，盐不要多放。炖时，不要用铁锅。

用法：不拘时饮食。

适应症：功效补肾壮阳、敛精止遗。用于肾阳虚之阳痿，滑精，尿频，尿多等症。

仙茅益智仁酒

配方：仙茅 30 克，益智仁 20 克，淮山药 30 克，好白酒或好米酒 1000 毫升。

制法：将仙茅、益智仁切小，淮山药切片，共浸于酒中，封盖 10 日后即可取酒饮用。

用法：每日早、晚各 1 次，每次 1 小杯。

适应症：功效温肾固摄。用于肾气虚所致之遗尿，亦治老人尿多频之症。

三、注意事项

根据尿频产生原因的不同，其饮食原则也有较大的差异，因此，对于尿频患者，首先必须明确病因，诊断疾病。尿频者临床上最多见的是尿路感染和糖尿病。前者每次尿量少，有时伴有疼痛，属于中医的淋证，应多食清利小便的食物，有利于清洁尿道；后者往往尿量较多，或伴口干欲饮，消谷善饥等症状，宜养阴清热为主，要适当控制饮食，控制热量的摄入，尤其少吃高糖、高淀粉的饮食。关于糖尿病的食疗，尚可参考糖尿病有关文献。尿频症状严重时，可取饥饿或半饥饿疗法（即不吃不喝）有缓解症状的作用。

第三节　小便困难（不利）食疗方

一、饮食原则

1. 在排尿困难时期，禁忌饮食过饱，饱食会使前列腺充血、肿大，压迫尿道。

2. 忌食热饭、烫饭，宜放凉、温后再食用。

3. 忌食辛、辣刺激性食物和生食。

4. 宜食偏凉性食物，如甘蔗、田螺、茶叶、茯苓、芦笋、白菜、苜蓿、豆芽、赤小豆、冬瓜，萝卜等等。

5. 忌烟、酒。

二、食疗选方

绿豆芽汤

配方：绿豆芽适量，白糖适量。

制法：将绿豆芽洗净，加水适量煮汤即可。亦可常法炒菜食。

用法：不拘时食饮。

适应症：功效清热解毒。用于小便不利，湿热下注尿痛、疮疖等症。

鲜菠萝膏

配方：鲜菠萝适量。蜂蜜适量。

制法：将鲜菠萝去皮榨汁，文火煎汁，加蜂蜜内、拌匀即为菠萝膏。

用法：挑适量菠萝膏于温开水内服用，随意饮用。

适应症：功效清热、消肿、祛湿。用于脾气虚、消渴、小便不利等症。临床常用于消化不良、泄泻、低血压、水肿、糖尿病等。

荸荠白茅根汤

配方：荸荠250克，白茅根30克。

制法：将荸荠洗净，不去皮，切开与白茅根加水适量共煎汤即可。

用法：每日1剂，湿热分服。

适应症：功效清热化痰，消积。用于小便不利，黄疸湿热，清热利尿。

苜蓿车前汤

配方：苜蓿草头50克，车前草50克。

制法：将苜蓿草头洗净、切段与洗净的车前草和水适量共煎汤即可。

用法：每日1次，饮汤食苜蓿，连服半月。

适应症：功效清热利湿，利大小便。用于黄疸、目赤、便秘、浮肿、小便不利等。

炒苜蓿

配方：苜蓿草头250克、酒和调味品各适量。

制法：将苜蓿草头择洗净后，炒熟加酒适量，调味后即可食。

用法：佐餐食，连服1周。

适应症：功效健脾利湿。用于胃口不开，小便不利。

葱白人乳汤

配方：葱白5克，人乳150毫升。

制法：将葱白洗净、切碎，二味共煎煮即可饮。

用法：每日1剂，分4次服。

适应症：功效温通小便。用于婴儿小便不利，成人亦适宜。

炒葱白

配方：葱白100克，食盐200克。

制法：将葱白洗净、切碎，用盐炒熟即可用。

用法：将炒熟的葱白、以布包，熨脐部及膀胱处，冷后再炒，复熨，每日1次。

适应症：功效温通小便。用于小儿小便不通。成人亦可用。

炒大白菜

配方：大白菜250克。

制法：将大白菜洗净、切块或丝状，常法炒熟即可食。

用法：佐餐食，每日1~2次，常食。

适应症：功效清热利水。用于小便不利，水肿患者。

炒茼蒿

配方：鲜茼蒿250克。

制法：将鲜茼蒿择洗净、切小常法炒熟即可。佐料宜清淡。

用法：佐餐食，每日1~2次。

适应症：功效温脾利水、养胃、化痰、利气。用于脾虚、镇咳化痰，小便不利等。

熟苤蓝

配方：苤蓝100克。

制法：将苤蓝清理干净后，蒸熟食。亦可生食。

用法：当小吃，每日1~2次，连服1周。

适应症：功效利水化痰，解毒祛风。用于小便不利，浊淋。

胡葱汤

配方：胡葱适量，车前草30克。

制法：将胡葱洗净、切段；车前草洗净、切碎，二味加水适量共煎汤即可。

用法：佐餐饮，每日1~2次。

适应症：功效解毒消肿、祛风解表。用于浮肿、腹胀、小便不利、气喘、消谷能食，利五脏。

甘蔗荸荠茅根汤

配方：甘蔗500克，荸荠200克，茅根50克。

制法：将荸荠洗净、不去皮、切开，甘蔗切成小块，同茅根加水适量共煎汤即可。

用法：代茶频饮，见效停服。

适应症：功效清热、生津、降气利尿，利咽。用于急、慢性咽喉炎、咽痛音嘶，暑热伤津，虚热咳嗽、小便不利，便秘及妊娠呕吐，水肿等。

芦笋车前汤

配方：芦笋50克，车前草30克。

制法：将芦笋洗净、切段，车前草洗净、切小段，两味加水适量共煎汤即可。

用法：佐餐饮，每日1~2次。

适应症：功效清热生津，利水。用于发热泄泻，小便不利，解鱼、蟹之毒。通淋湿。

炒田螺

配方：田螺适量，米酒适量。

制法：将田螺盆装用清水养1~3天，去螺顶，用花生油炒田螺，熟后加米酒适量炒匀即可。

用法：用针物挑螺肉食之，可常食至病愈。

适应症：功效清热利水，清暑解渴，滋阴养肝。用于治疗膀胱湿热、热淋白浊，小便不利等。

车前子龙须菜汤

配方：龙须菜15克，车前草15克。

制法：将龙须菜、车前草分别洗理净后，加水适量，共煎汤即可。

用法：佐餐食饮，每日早、晚各服1次。

适应症：功效助消化，解积腻、清胃汤，止血降压。用于小便不利。

茶叶车前竹笋汤

配方：茶叶25克，车前草25克，竹笋根50克。

制法：将以上三味分别洗理干净，加水适量，共煎汤即可。

用法：代茶饮。

适应症：功效利水退肿。用于各种水肿。临床常可用茶叶治内热口渴，消化不良，小便不利，神疲乏力，大便溏薄等。

茯苓粳米粥

配方：茯苓20克，粳米50克。

制法：将茯苓研为细末与淘净的粳米同入砂锅内，加水500毫升，煮成稀薄粥即可。

用法：佐与食饮，每日早、晚各服1次。

适应症：功效利水渗湿，健脾。用于老年浮肿，小便不利，脾虚泄泻及肥胖症。消肿、痰饮咳嗽，妇女带下、心悸、失眠等。

五加皮酒

配方：五加皮30克，好酒500毫升。

制法：将五加皮浸泡酒中，密封10余日后即可饮用。

用法：每次10毫升，每日2次。

适应症：功效祛风湿、强筋骨，利水消肿，补肝肾，填精髓。用于风湿性关节痛及肝肾不足，腰膝痠软，小便不利。临床常用于风湿痹痛，四肢拘挛，小儿行迟、水肿等。

赤小豆鸡

配方：母鸡1只，赤小豆100克，料酒、葱、姜、精盐、味精等各适量。

制法：鸡宰杀后，去毛、内脏及爪，洗净，赤小豆洗净，放入鸡腹内，把鸡放入钵内，加清水适量，加料酒，精盐、葱、姜、味精，炖熟烂即可。

用法：佐餐食。

适应症：功效补中益气，利水消肿。用于水肿，小便不利患者。

按语：赤小豆性味甘、酸、平。有利水除湿、和血、排脓、消肿、解毒等功效。《本草经疏》："凡水肿、胀满、泄泻，皆湿气伤脾所致，赤小豆健脾燥湿，故主下水肿胀满，止泄利小便也"。故赤小豆善于下行而通利水道，使水湿下渗而消肿。配鸡肉还能补中益气健脾培土以制水，故对水肿、脚气，小便不利有良好效果。

冬瓜皮赤小豆

配方：赤小豆 90 克，冬瓜皮 20 克，玉米须 15 克，西瓜皮、白茅根各 20 克。

制法：赤小豆洗净，冬瓜皮洗净、切小片，西瓜皮洗净、切小片，加水适量同玉米须，白茅根共煎汤即可。

用法：佐餐食饮，每日 2 次。

适应症：功效利水退肿，清热止渴。用于湿热壅结或水湿化热的水肿证，诸如头面与双足浮肿、甚至遍体浮肿，纳呆腹胀，烦热口渴，小便赤涩，苔白或黄，脉滑或数的治疗。另外也可用于暑热烦渴，尿少及肥胖症的治疗。

按语：本方主治下焦湿热所致的水肿证。另外，也可用于暑热烦渴，小便短少及形体肥胖的治疗或辅助治疗。由于肾合膀胱，同属下焦。因此，下焦感受湿热，或下焦蓄水化热，湿遏热郁，肾与膀胱开合失职，气化失常，水湿泛滥，就会出现头面、双足，甚至全身浮肿；纳呆腹胀，烦热口渴，小便赤涩，苔黄脉数又为湿热阻滞之证。治宜利尿退肿，清热止渴。方中主药冬瓜皮即是利尿消肿良药，又是夏、秋、冬的佳蔬，其味甘淡，具渗利小便之功，其性寒凉，有清热消暑的作用却不伤正气，临床可用于水肿淋浊，暑热烦渴等证的治疗。正因为冬瓜皮淡渗利尿，所以又可用于形体肥胖，"肥胖症"的辅助治疗。方中冬瓜皮并赤小豆、玉米须三者重在利尿消肿，如

《本草经疏》指出："凡水肿、胀满……，皆湿气伤脾所致，赤小豆健脾燥湿，故主下水肿胀满……，利小便也"，《现代实用中药》记载："（玉米须）为利尿药，对肾脏病，浮肿性疾患……等有效"。西瓜皮清热祛暑，利尿退肿；白茅根清热利尿，凉血止血，二者偏于清热利湿。诸药合用，共奏利尿退肿，清热化湿，消暑止渴之功。临床可用于急性肾炎，轻型慢性肾炎及肝硬化腹水等症所致的水肿、小便不利的治疗。

本方附方有三：（1）赤小豆茶（《日常食物药用》）：赤小豆、冬瓜肉适量，煮汤代茶饮。此方功效同上方，但比较而言健脾益胃作用较强，而清热之力不足，临床除用于肾炎水肿，肝硬化腹水的治疗外，也用于营养不良性水肿的治疗。（2）三豆饮（《百病饮食自疗》）：赤小豆、黑豆、绿豆各 100 克，以上三味水煎煮烂，食服。但健脾、补肾之力较强，清热作用也不差，因此，临床可用于脾、肾双损，湿热所致之水肿，小便不利的治疗，尤以妇女妊娠期水肿，夏季水肿病症最为适宜。（3）玉米须赤小豆饮（《百病饮食自疗》）：玉米须、赤小豆各 30 克（玉米须新鲜者 100 克）。玉米须洗净，用纱布包好后，与赤小豆加水适量同煮至豆烂熟，食豆饮汤，一日 3 次。此方功用均同上方，惟药力稍弱。

脚爪黄花菜汤

配方：黄花菜 30 克，猪脚爪 2 只，盐、酱油各适量，鸡蛋 2 只。

制法：将黄花菜洗净、猪脚爪洗净、去毛；锅内加水 1000 毫升，煮沸，投入猪脚爪，烧煮至熟烂，然后加入黄花菜和已打散的鸡蛋浆，再煮沸，加入盐，酱油即可。

用法：佐餐食饮。

适应症：功效补肺润燥，止咳化痰。用于产后缺乳，体质虚弱，小便不利等。

按语：黄花菜，又名"金针菜"、"萱草"，"忘忧草"。黄花菜性味甘、平、功能清热止血、利尿消肿、解毒消痛。《云南中草药选》述黄花菜具有“镇静、利尿、消肿，治头昏心悸、小便不利、水肿，尿路感染，乳汁分泌不足，关节肿痛”等功能。而且金针菜的营养价值很高，特别是胡萝卜素的含量很多，对人体健康，尤其是胎儿、产妇很重要，因此有的地方把它作为孕妇、产妇的必备食品。而猪脚爪也为民间传统的催乳食品，因此两者相配不但对产后缺乳，而且对体虚之产妇有补气养血、滋补身体的功效。

炸黄花菜

配方：黄花菜 200 克，蛋清 2 只，精盐、味精、料酒、花椒盐、淀粉、麻油，豆油等各适量。

制法：

1. 蛋清、淀粉、精盐、味精、料酒放入碗中调糊、备用；黄花菜放温水中泡软，去梗、洗净，放入糊浆中拌匀。

2. 炒锅放油，烧至六成热时，将伴好浆的黄花菜依次投入油中炸，炸至黄花菜外面的糊熟时，捞出堆放在盘中，加花椒油、麻油即可。

用法：佐餐食。

适应症：功效清热利湿，舒肝利胆。用于胸闷胃胀，黄疸呕吐、小便不利，短赤等。

按语：黄花菜为中国的特色蔬菜，又名“金针菜”，为“忘忧草”（萱草）的花。黄花菜色如黄金，清香浓郁，嫩滑爽口，为蔬菜中之珍品，其性味甘、平，功能清热止血，利尿消肿，解毒消疸。《云南中草药选》述黄花菜能“治头晕心悸，小便不利，水肿，尿路感染，乳汁分泌不足，关节肿痛”。而且现代营养学研究发现黄花菜中含有大量的维生素 A。本品以黄花菜为主要原料，为一种药膳佳品。

三豆饭

配方：白扁豆 100 克，赤小豆 100 克，黑豆 100 克，粳米 500

克，调味品适量。

制法：先将白扁豆、赤小豆、黑大豆洗净，加水适量后煮至将烂时加入洗净的粳米，调水量，煮成饭即可。

用法：主餐食。

适应症：功效益气健脾，利水消肿。用于脾虚湿阻，便溏、水肿、小便不利等。

按语：赤小豆能清热利水；黑大豆能活血利水；白扁豆能健脾化湿；粳米能健脾益气。四味相合，有较好的利水消肿作用。如甜食者加少量白糖调味，喜咸者加少许精盐调味。

苦瓜茶

配方：苦瓜1个，绿茶适量。

制法：将苦瓜上端切开，挖去瓤，装入绿茶，把瓜挂于阴凉通风之处阴干，再取下洗净，连同茶叶切碎，混均即可，贮藏备用。

用法：每取10克，放入杯中，以沸水冲泡闷半小时后，代茶饮。每日2次。

适应症：功效清热解毒，止渴除烦。用于中暑发热，口渴烦热，小便不利等。

按语：本方源于《偏方大全》，方中以苦瓜为主要原料，苦瓜性寒味苦，入心、脾、胃三经。功能清暑泻火，用于痢疾，痈肿，丹毒等症。苦瓜配绿茶叶则指在加强清暑利湿，清心除烦，生津止渴之力，南方人尤其是广东人非常爱好用苦瓜。

玉米须茶

配方：玉米须250克。

制法：将玉米须洗净、晒干，切碎备用。

用法：每次20克左右，用沸水冲泡后代茶饮。也可加水适量煎煮后饮用。

适应症：功效清热利水。用于水肿、小便不利，黄疸及高血压、糖尿病、肝炎、胆道结石、慢性肾炎、哮喘等。

按语：本品由一味玉米须为原料，玉米须为禾本科植物玉蜀黍的花柱及柱头，其性味甘、平、功能利水消肿，可用于小便不利，水肿等症，近年来在临床应用上有所发展，常用于糖尿病、高血压、肝炎、哮喘等病症。现代药理学也证实玉米须有利尿、降血压，促进胆汁分泌等功效。

车前子茶

配方：车前子 100 克。

制法：将车前子拣去杂质，研制成粗末，贮存、备用。

用法：每次 10 克，用纱布袋包好后，以沸水冲泡饮用。或加水适量煎煮后，代茶饮。

适应症：功效清热利尿。用于水肿，小便不利，尿赤及腹泻等。

按语：本方源于《常见病验方选编》，本方仅一味车前子，车前子性味甘、寒。功能利水，通淋、止泻、明目、祛痰止咳，可用于小便不利、水肿、泄泻，以及痰多等症。《神农本草经》述车前草“主气癃、止痛、利水通小便，除湿痹”，《本草纲目》也述车前子“导小肠热，止暑湿泻利”。现代药理学认为车前子有显著的利尿，止咳和降血压作用。车前草的作用近似车前子。故也可用车前草代车前子制茶。

豆沙包

配方：面粉 500 克，赤小豆 1000 克，白糖 250 克。

制法：将赤小豆煮烂，加白砂糖拌匀成豆砂馅；面粉发酵、和成面团，再分成小面团，分别包入豆砂馅，上笼蒸熟即可。

用法：主餐食。

适应症：功效健脾胃，利小便，消水肿。用于小便不利，手足浮肿等。

按语：赤小豆善于下行而通利水道，使水湿下渗而消肿，与面粉同做成包，不仅利水消肿，而且可以健脾胃，培土制水，故对水肿脚气，小便不利有一定疗效。

粟米鸡茸羹

配方：粟米100克，鸡肉100克，冬菇4个，马蹄粉少量。

制法：将粟米洗净，冬菇洗净、切细粒，鸡肉洗净、切粒状；把粟米放入锅内，加清水适量，武火煮熟，放入冬菇煮烂，鸡肉烂后调味，拌入马蹄粉水，煮成稀糊状即可。

用法：佐餐食。

适应症：功效益肾健脾，泄热利尿。用于肾病属于脾肾两虚者。症见面色苍白，食少乏力，肢体疲倦，腰膝痠软，小便不利，时有浮肿，或烦热渴饮等。

赤豆鲤鱼汤

配方：鲤鱼1条（约1000克），赤小豆100克，陈皮7.5克，花椒7.5克，草果7.5克。

制法：先将鲤鱼打去鳞、抠去鳃和肚腹，洗净后，待用。将赤小豆、陈皮、花椒、草果洗净后，塞入鱼肚中，再将鱼放入盘中，另加适量姜、葱、胡椒、食盐、灌入鸡汤，上笼蒸制。蒸约1~1.5小时，待鱼熟后即可，另加葱丝或其他绿叶鲜菜，用汤略烫，浸入汤中即可。

用法：佐餐食饮。

适应症：功效利水消肿，醒脾化湿。用于营养不良性水肿，脚气浮肿，小便不利，以及脾虚食少，消化不良等。

芪蒸鹌鹑

配方：黄芪10克，鹌鹑2只，生姜2片，葱白1段，胡椒粉1克，食盐1克，清汤250毫升。

制法：

1. 将鹌鹑宰杀后，沥尽血，在75度左右的烫水中浸湿后煺尽毛、洗净，由背部剖开，抠去内脏、斩去爪，冲洗干净，再入沸水焯约1分钟左右捞出待用。

2. 黄芪用湿布擦干、切成薄片、分两份夹鹌鹑腹中，再把鹌鹑放在蒸碗内，注入清汤，用湿棉纸封口，上笼蒸约30分钟即可。

3. 取出鹌鹑，揭去纸，滗出汁，加食盐，胡椒粉，调好味，再将鹌鹑翻在汤碗内，灌入原汁即可。

用法：佐餐食。

适应症：功效补脾调肺，益气行水。用于气虚脾弱，水肿，小便不利，泄泻，以及体虚，中气下陷的子宫脱垂等，经常服用，有辅助治疗功效。

茯苓包子

配方：茯苓50克，面粉1000克，鲜猪肉500克，生姜15克，胡椒粉5克，麻油10克，绍酒10克，食盐15克，酱油100克，大葱25克，骨头汤250毫升。

制法：

1. 将茯苓去净皮，用水润透、蒸软、切片，用煎煮法取汁，每次分别加水400毫升，加热煮提三次，每次煮提1小时，三次药汁合并滤净，再浓缩成500毫升药汁待用。

2. 面粉加入发面300克左右，温茯苓水500毫升，合成面团发酵。

3. 将猪肉剁成馅茸，倒入盆内加酱油拌匀，再将姜末、食盐、麻油、绍酒、葱花、胡椒、骨头汤等倒入盆中搅拌成馅。

4. 待面粉发成后，加碱水适量，揉匀碱液，试剂子酸碱度合适（不黄不酸），然后搓成3~4厘米粗长条，按量揪成20块剂子，把剂压成圆皮面，右手打馅，逐个包成生坯。

5. 将包子生坯摆入蒸笼内，沸水上笼用武火蒸约15分钟即可。

用法：主餐食。

适应症：功效健脾宁心，利水渗湿。用于脾虚湿盛而见腹胀、食少、便溏、小便不利，或心悸失眠的患者，常食有益。

芪烧活鱼

配方：活鲤鱼1条（约750克），黄芪10克，党参6克，绍酒15克，食盐1.2克，酱油15克，水发香菇15克，冬笋片15克，白糖15克，葱丝6克，蒜6克，味精2克，湿淀粉50克，生姜汁9克，花生油1000克，清汤500克，猪油20克。

制法：

1. 党参、黄芪洗润后，切成0.2厘米厚的片，待用。

2. 将鲤鱼去鳃、鳞、鳍后，剖腹除去内脏，冲洗干净，在鱼身两边斜刀切成十字花刀；香菇一切两半，姜、葱、蒜按要求洗净后切成姜米、蒜片、葱节待用。

3. 炒锅置旺火上，放入花生油，烧六成熟，下入鲤鱼炸成金黄色，捞出沥去油。

4. 再把炒锅重置火上，放入猪油，白糖，炒成枣红色时，加入清汤，下入炸好的鲤鱼，党参、黄芪、烧沸后移文火上煨，待汤汁已浓，鱼已煨透入味时，将鱼捞在鱼盘内，择去参、芪片，再把笋片、香菇放入汤勺内，调入味精，烧沸后，撇去油沫，用湿淀粉勾芡，淋上猪油，浇在鱼上即可。

用法：佐餐食。

适应症：功效补虚下气，健脾行水。用于体虚水胀满，小便不利或咳逆上气的病人食用。

砂仁鲫鱼

配方：大鲫鱼4条（1000克），胡椒3克，辣椒6克，陈皮6克，小茴香6克，砂仁6克，荜茇6克，葱50克，生姜20克，盐10克，大蒜2块，花生油500克。

制法：

1. 将胡椒略碎，同辣椒、陈皮、砂仁、荜茇、小茴香、葱段、姜片、蒜片，用盐合匀待用。

2. 鲫鱼去鳞、鳃、内脏，洗净，沥干水，将拌好的药物和调料装鱼腹中。

3. 烧热锅，放入花生油，七成热时，将鲫鱼下油中煎，待鱼色黄至熟，即可捞出沥油。

4. 另起热锅加熟油少许，煸姜、葱、注入清汤，调好味后，将已炸熟的鲫鱼下汤内略煮，将汤沸后即可。

用法：佐餐食。

适应症：功效补虚健脾，行气利水。用于脾胃虚弱，食少腹胀，或脾胃虚寒，腹痛泄泻等症；对体虚而水湿停滞，小便不利的病人，亦宜食用。

昆布羹

配方：昆布1斤，米甘汁适量，葱白数根。

制法：将昆布在淘米水中浸一宿，去咸味，洗净，用水煮半熟、切小块，加葱白，再煮至昆布极烂，下盐、醋、豉、调和，作成羹分食。

用法：佐餐食。

适应症：功效软坚化痰，利水泄热。用于小腹痛，小便不利等症及睾丸肿痛。

白茅根赤豆汤

配方：白茅根50克，赤小豆100克。

制法：白茅根加水适量，煎汤取汁液，再将料小豆下入汁液内煮成粥即可。

用法：佐餐饮。每日1次。

适应症：功效清热凉血，解毒。用于水肿，小便不利。

鲜拌莴苣

配方：新鲜莴苣250克，盐、黄酒各适量。

制法：将新鲜莴苣洗净、去皮、切成丝，以食盐、黄酒调拌后即可。

用法：当小菜吃。

适应症：功效利五脏，通经脉。用于乳汁不通，小便不利。

萝卜饴糖汁

配方：白萝卜适量，饴糖适量。

制法：将红皮白肉萝卜洗净后，带皮切碎放于碗内，上放2~3汤匙饴糖，置一夜后，以溶成的萝卜糖汁服用。

用法：每日1次，常可服饮。

适应症：功效消积滞，解毒，生津润燥。用于小便不利，痰热咳嗽。

鸡蛋田基黄（地耳草）汤

配方：鸡蛋2只，田基黄60克。

制法：将田基黄择洗净后，加水适量与鸡蛋同煮，蛋熟后去壳再煮片刻，不加佐料。

用法：饮汤吃蛋，每日1次。

适应症：功效滋阴润燥，清热解毒。用于小便不畅（癃闭）。

鸡蛋杞枣汤

配方：鸡蛋2只，枸杞子15~30克，枣子6~8枚。

制法：枸杞子、枣子洗净，加水适量与鸡蛋共煮，蛋熟后去壳再煮片刻即可。

用法：佐餐食饮，每日1次。

适应症：功效滋阴养血，益气生津。用于小便不畅（癃闭），尿后反滴。

车前发菜汤

配方：车前子10克，发菜10克，冰糖适量。

制法：将车前子用布包好，发菜洗净，同放锅内，加水适量，煎煮半小时，出锅前捞出纱布包，加冰糖即可。

用法：佐餐食饮。每日 1~2 次。

适应症：功效利尿通淋。用于小便不利，浮肿症。

西瓜速溶粉

配方：西瓜瓤（去子）适量，白糖适量。

制法：以洁净的纱布绞取西瓜汁液。先以大火，后以小火煎煮西瓜汁成膏状，停火，待冷却后，加入白糖粉将汁膏吸干，混匀，晒干，再压碎，装瓶备用。

用法：每次 15 克速溶粉，以沸水冲化，饮用，每日 3 次。

适应症：功效清热解暑，除烦止渴，利小便，健脾生津。用于水肿，小便不利，热病或糖尿病消渴，以及目赤肿痛等症。

芡实茯苓粥

配方：芡实 15 克，茯苓 10 克，大米适量。

制法：将芡实、茯苓同放锅内，加水适量，煎至软烂时，再加入淘净的大米，继续煮烂成粥即可。

用法：佐餐饮。每日 2 次。

适应症：功效利水渗湿，固肾涩精。用于肾虚气弱，小便不利，尿液混浊等症。

黑豆鲤鱼汤

配方：鲤鱼 1 条，黑豆 50 克。

制法：先将鲤鱼去鳞、鳃、内脏、洗净后，将黑豆放入鱼肚中缝合，加水适量，用武火煮沸，再转文火炖熬至鱼烂豆熟，使成浓汁即可。

用法：佐餐食。

适应症：功效利尿消肿。用于妊娠肿胀，小便不利，畏寒喜暖等症。

羊肉瓠子汤

配方：羊肉 500 克，草果 5 个，瓠子 6 个，白面 10 克，生姜、葱、盐、醋各适量。

制法：先将羊肉洗净、煮熟；草果熬成汤，滤净，瓠子去瓤，皮并发片；熟羊肉切片，与瓠子片合拌；再将白面加工成面条，用肉汤煮熟后，放入姜、葱、盐、醋与瓠子、熟羊肉合调即可。

用法：佐餐食饮。每日 1 剂，分食。

适应症：功效补虚益气，利尿。用于消渴利尿，妊娠水肿以及因水饮停蓄，津液不能上润而引起口渴，小便不利等症。

海金沙茶

配方：海金沙全草 60~90 克。

制法：将上味洗净，加水适量煎汤，去渣取汁即可。

用法：代茶饮。

适应症：功效清热解毒，利水通淋。用于小便不利，尿路感染，尿路结石，肾炎水肿等病症。

乌柏根茶

配方：乌柏根皮 15 克。

制法：将乌柏根皮洗净，加水适量煎汤，去渣取汁即可。

用法：代茶频饮。

适应症：功效解毒杀虫，利尿通便。用于小便不利。

炒嫩蚕豆

配方：嫩蚕豆或老蚕豆适量。

制法：将未成熟的嫩蚕豆洗净、当蔬菜炒食，味道鲜美，但不能久放。稍老些的青蚕豆吃时剥皮，剥皮后制成豆瓣泥食用。

用法：佐餐食。炒食或煮食。每日 1 次。

适应症：功效利尿退肿。用于脾胃不健，饮食不下，水肿，小便不利，吐血，胎漏等。

按语：蚕豆不可生吃。其性壅滞，多吃令人腹胀。有少数人吃蚕豆后会得一种叫“蚕豆病”的，能引起急性溶血性贫血，症状为疲倦、头晕、恶心、畏寒、发热，全身酸痛，肝脾肿大。检查血液会发现红血球明显减少，黄疸指数升高。蚕豆病患者有明显遗传倾向，约41%的患者均有家族史可查。蚕豆病的原因是由于体内缺乏葡萄糖－6－磷酸脱氢酶。缺乏此酶的红血球易受溶血反应。缺乏葡萄糖－6－磷酸脱氢酶的人并非少数，地中海居民约有35%，美国黑人约有15%患者有此病，我国四川、两广、贵州等地多见，近年来，在江浙一带亦有所见。患者绝大多数是9岁以下的男孩。据估算全世界可能有一亿人缺乏这种酶，但是这些人平时不发病，只是在使用了伯氨喹啉、非那西丁、阿司匹林，磺胺药，呋喃坦丁之类药物时，或是吃了蚕豆后，才会突发此病。

幼儿应慎食蚕豆。

人参药酒

配方：人参（去芦）500克，黄芪1000克，黄精（制）1250克，鹿角胶85克，淫羊藿、肉桂各100克，高良姜500克，公丁香65克，苍术（炒）、白术（炒）各200克，陈皮750克，莱菔子（炒）200克，红花65克，五味子200克，白糖19克，白酒（50°）250毫升。

制法：本方以热浸法制成。

用法：每次10～15毫升，一日2～3次。

适应症：功效温中去寒、补脾益胃。用于脾胃虚寒所致脘腹冷痛，呕吐泄泻，清稀，小便不种，浮肿等而伴有畏寒、肢冷，舌淡苔白、脉滑、沉迟无力的治疗。

按语：本方所治病证属虚寒证，非补则虚证不去，非温则寒湿不除，因此以温——温中祛寒。补——补脾益胃立法。方用人参及黄芪、黄精为主药，甘温入脾，以补中益气，强壮脾胃；因虚致寒，虚则补之，寒者热之，鹿角胶、淫羊藿、肉桂及良姜，丁香温阳散寒，行气止痛，是为辅药；脾虚则生湿，故以甘苦性温之，苍、白术为佐，燥湿健脾。三组药物，一补一温一燥，配合合理，再用陈皮、莱菔子行气除胀，以免补药太多壅中呆胃，兼并以消食气病则血亦病，故以红花和血散瘀；本方以温药、燥药为多，且为酒剂（实为醴剂），所以又以五味子、白糖酸甘养阴，或甘寒滋阴，以防温燥太过伤阴耗液，以上共为使药。全方共奏温中祛寒，补气健脾，主治中焦虚寒所致的各种病症；脘腹痛甚，可加木香、香附；反胃呕吐，去二术，加生姜、半夏、或加豆蔻；下痢甚者，白术加大用量，用土炒或米炒，加扁豆、山药；水肿，小便不利，加茯苓、泽泻；上消化道出血、黑便，或妇女子宫出血属虚证者，可加干姜、艾叶、或三七等。

本方附方有二：（1）党参酒（《药酒验方选》）：老条党参1只，拍出裂缝、置于净瓶中，用500克白酒浸泡一周后开取。一次服1小小盅，早、晚各1次。此方功用同上方，但药力不足，而因配伍简单，制作方便，药力持久，故对于老人脾胃虚寒所致的泄泻清稀，畏寒肢冷者可长饮用。（2）灵脾肉桂酒（《普济方》）：仙灵脾100克，连皮大腹槟榔3枚，生姜3片，葱白3根。上药均研碎，用布袋盛装，以1000毫升黄酒浸泡，然后用煻灰火（热灰土）外煨一昼夜，取出候冷即可饮用。此方功用基本同上方，但兼温肾作用，行气除胀之力也稍强，临床可用于脾肾阳虚五更泄泻，腹胀腹痛，畏寒肢冷的治疗。

大蒜白糖酒

配方：大蒜200克，白酒60毫升，白糖200克。浓缩果汁适量。

制法：取大蒜，除蒜衣，放入高压锅内蒸20分钟，然后浸泡于60毫升的白酒中，加冰糖或白糖，浸泡1个月即可。

用法：取大蒜酒5毫升，加浓缩果汁30毫升，凉开水200毫升搅匀饮用。每日1~2次。

适应症：功效：大蒜有四大功效：（1）对中枢神经过度兴奋具

有镇静作用；（2）能强化人体维生素 B_1 的吸收、强精壮体，消除疲劳；（3）大蒜含有大量精油，是很好的抗菌、除虫剂，夏令饮用，具有清洁胃肠道，清热利尿，帮助体内排除废物；（4）能刺激人的食欲，改善夏天睡眠不好的状况，消除失眠的烦恼。用于小便不利患者。

萝卜鲫鱼汤

配方：鲫鱼 1 条（约 250 克），萝卜 200 克，调料适量。

制法：鲫鱼去鳞及内脏、洗净；萝卜洗净、切成小块。起油锅下鱼待鲫鱼炸透，加料酒、清水、葱、姜、盐，并加入萝卜同煮，最后加味精少许即可。

用法：佐餐食。

适应症：功效消食健脾，清热解毒。用于肺结核病人咳嗽、痰中带血，利尿。

按语：萝卜有消食醒酒，顺气除胀，化痰、止咳、解表、散瘀、利尿、生津等作用。元代有诗句赞：“熟食甘似芋，生啖脆如梨。老年消凝滞，奇功值品题”。鲫鱼《医林纂要》记载：鲫鱼性和缓，能行水而不燥，能补脾而不滞。以鲫鱼之补脾胃，培土生津，配以化痰止咳之萝卜，且有较好的行水作用，故萝卜鲫鱼汤对肺结核患者食之有益。

翠皮鲤鱼汤

配方：鲤鱼 1 条（约 500 克左右），西瓜皮 250 克，茯苓 50 克，料酒、葱、姜、精盐、味精等调料各适量。

制法：将鲤鱼去鳞、鳃及内脏，洗净；西瓜皮洗净、切片，茯苓皮洗净；起油锅，放入鲤鱼稍炸，加料酒、葱、姜、盐、味精，同时加入西瓜皮、茯苓皮及清水适量，用文火煮烂即可。

用法：佐餐食。

适应症：功效补脾除湿，清热利尿、消肿。用于小便不利、水肿，湿热，黄疸等病症。

按语：鲤鱼性味甘、平，利水消肿，下气通乳。如《本草纲目》记载：鲤鱼，其功长于利小便，故能治肿胀、黄疸、脚气，喘咳，湿热之病。翠皮，即西瓜皮，性味甘凉。有清热解暑，止渴利小便之功。能治暑热烦渴，小便短少，水肿，口舌生疮，故本药膳鲤鱼配西瓜皮，有很好的利尿消肿作用。

白术蒸鲈汤

配方：鲈鱼1条（约250~500克），白术15克，生姜15克，猪腿肉15克，香菇15克，冬笋肉（或春笋）15克，胡椒粉少许。

制法：将活鲈鱼杀后，洗净放入汤盆内；将白术片及生姜、生葱、猪肉、香菇、冬瓜和酱油、黄酒、白糖、精盐、味精、生油、胡椒粉一起拌和，放在鲈鱼身上；汤盆放在蒸笼里，用旺火蒸15分钟，出笼后，淋上麻油即可。

用法：佐餐食。

适应症：功效益气健脾，利湿行水。用于心肝、肾脏病人属脾虚水肿者的小便不利。

按语：白术具有健脾燥湿，利水助运之功能，再配以益气补元的鲈鱼，则可加强补气健脾的功效。对于因脾虚不能利水所致的水肿病具有良好的辅助治疗功效。现代药理学证实：白术有明显而持久的利尿作用。有轻度降低血糖作用，还有保护肝脏的功效。

芹菜拌肚丝

配方：猪肚1只，芹菜500克，酒、盐、姜、味精、麻油、葱、各少许，蒜汁适量。

制法：

1. 猪肚翻洗干净，砂锅内放水1200毫升左右，放入猪肚，加酒、葱节、姜片等，用旺火烧开后，再用文火焖酥，取出冷却。

2. 将芹菜去根、叶，洗净，切成3厘米长的段，放开水内烫至八成熟即取出，再加精盐、味精、麻油拌和；猪肚切丝，放入芹菜中拌和，再加适量蒜汁，调味即可。

用法：佐餐食。

适应症：功效健脾和胃，清热消食。用于脾胃虚弱所致的消化不良，大便不畅，利尿等。

按语：芹菜性味甘、微寒，为凉性蔬菜的代表。《随息居饮食谱》认为芹菜“甘凉清胃，涤热祛风”，具有清热健胃，平肝降压，利尿调经等功能。适用于高血压，动脉硬化，目赤胃热等病症。本品配以肚丝，则能增强芹菜清胃热，消食积的功能。

三色珍珠米

配方：嫩玉米 300 克，红、绿柿椒 50 克，精盐、味精、白糖、生油各适量。

制法：嫩玉米粒洗净，红、绿柿椒去蒂，籽，洗净后，切成小丁；炒锅放油，烧至七八成热，放入嫩玉米，煸炒后，加精盐、辣椒丁，再加水适量烧透，放白糖、味精，出锅装盘即成。

用法：佐餐食。

适应症：功效化湿利尿，除湿利尿，和中降脂。用于消化不良，面目浮肿，高血脂、糖尿病。

按语：玉米虽是粗粮，但当前又成为人们喜爱的食品。玉米性味为甘、平。《本草纲目》说它“调中开胃”，功能补中健胃、除湿利尿。现代营养学家也认为它的营养丰富，所含的脂肪为精米、精面的 4～5 倍，含有丰富的亚油酸、维生素 E 等物质，能降低血清蛋固醇，有利于防治高血压，冠心病，心肌梗塞等病症，并且有保护脑血管，延缓衰老的功效。

芹菜肉丝饭

配方：鲜芹菜 500 克，猪瘦肉 250 克，粳米 500 克，料酒、精盐、味精各适量。

制法：将芹菜洗净后，去叶及根须，把根和茎切成细段；猪肉洗净后，切成肉丝，加料酒，入油锅煸炒；粳米洗净，放入锅内，加清水适量，并加入芹菜和肉丝，以及精盐适量，煮成饭；饭熟后，再加味精和熟素油适量，拌匀即可。

用法：佐餐食。

适应症：功效平肝清热、利尿。用于高血压、血管硬化，小便不利等。

按语：《随息居饮食谱》记载：芹菜有“甘凉清胃、涤热祛风、利口齿、咽喉、明目”的作用。芹菜有较强的芳香味，具有良好的平肝利尿作用。久服对高血压、头晕、失眠等症有一定的疗效。民间常用芹菜来治疗高血压。芹菜与粳米、猪瘦肉相配，使本药饭又有健脾胃作用。

蚕豆粥

配方：蚕豆30克，粳米100克，红糖少许。

制法：将蚕豆洗净，去皮，炒香磨粉；将粳米淘洗干净，同蚕豆粉一起放入锅内，加水适量，先用武火烧沸，再用文火熬煮成粥，加入红糖少许即可。

用法：佐餐食饮。

适应症：功效健脾、利尿、止血。用于膈食、水肿、便血、利尿等症。

按语：方见《山居清供》。蚕豆为常用食品，又称沸豆、胡豆等，煮粥取嫩者、去皮，因皮味涩。蚕豆对绝大部分人，食之无妨。对极少数人（男小孩较多）在食用蚕豆后，可以发生急性溶血性贫血（蚕豆黄）者，禁用。中气虚者食之，令人腹胀，故亦不宜服用。

竹叶酒

配方：鲜竹叶1000克，糯米2000克，酒釉适量。

制法：先加水将竹叶煎煮，滤取药汁，再将糯米加水蒸制成饭，待稍冷后，与药汁混匀，拌入酒釉，装入酒坛内，等其发酵成酒酿后即可食用。

用法：每次20毫升，每日2次。

适应症：功效清心降火。用于上火所致之口渴舌干，声音嘶哑，心悸烦热，利小便。

按语：本方源于《本草纲目》。本方由一味竹叶制成，竹叶又名淡竹叶，其性味甘淡，功能清热除烦，清心利尿。《本草纲目》述其“竹叶去烦热利小便、清心”，故以本品制成的药酒可减轻酒之辛温助火之弊，饮之具有一定的清心降火之功效。

健美减肥茶

配方：茶叶、山楂、麦芽、陈皮、茯苓、泽泻、六神曲、夏枯草、炒黑白丑、赤小豆、莱菔子、草决明，藿香各等量。

制法：将以上药物共研为细末，放入瓷罐内，封贮备用。

用法：每次10克，以沸水冲泡10分钟后，代茶饮，每日1~2次。

适应症：功效减肥降脂，降压利尿。用于高脂血症，肥胖症，高血压等病症。

按语：本方源于《福建成药》，本方所用之中药，均具有清热利水，健脾消食等功能。以现代科学来说具有降脂、降压、利尿、减肥的功效，故长期服用本品，则能起到一定的减肥效果。

五汁饮

配方：梨汁30克，荸荠汁20克，藕汁（或莲汁）20克，麦冬汁10克，鲜芦根汁25克。

制法：将梨汁等五种汁液一同放入铝锅内，加水适量，将铝锅放武火上烧沸，用文火熬煮30分钟，稍凉，装入罐中备用。

用法：随意饮用。

适应症：功效生津止泻，清热利尿。用于因高热灼伤津液而引起的口干口渴，小便短赤等症。

按语：本品用新鲜果品，药品取汁后相互配伍加工而成。这五味“汁饮”不论是果品，药品都具有清热生津，止渴的功效，生梨具有养阴清热、润肺止咳的作用；荸荠具有清热生津、化痰消积的功效；麦冬具有清热养阴、养心生津的作用；而鲜芦根则是一味清热生津的良药。五者相配则适用于高热后阴津亏损所引起的口干且渴、咽痛、小便短赤等症。

甘蔗马蹄饮

配方：红皮甘蔗500克，马蹄250克。

制法：将甘蔗去皮，压榨取汁1杯，马蹄（荸荠）洗净，压榨取汁。将马蹄汁倒入红皮甘蔗汁中，装入瓶中即可。

用法：随意饮用。

适应症：功效清热利尿，生津止渴。用于口干舌燥，渴欲饮水，小便短赤，烦热等。

按语：马蹄又名荸荠，性味甘寒，具有清热利水、化痰消积的功效；甘蔗的性味亦为甘寒，具有清热止咳、生津止渴的功效，两者相配制成饮料，则可用于发热之后，热邪末净，患者感口干且渴，咽干舌燥，小便短赤，五心烦热等症。

白果冬瓜子汤

配方：白果10个，冬瓜子30克，莲子肉15克，白糖少许。

制法：将白果去壳、冬瓜子洗净，莲子肉去心，一同放入铝锅内，加水适量；将铝锅置武火上烧沸，用文火煮熬30～40分钟，滤去渣，加入白糖，搅匀，装罐中即可。

用法：佐餐食。

适应症：功效清热利尿，通淋利浊。用于白带淋浊，尿频尿急，余沥不尽，小便短赤等症。

按语：本品为一味甜羹，其中白果为一味益胃补肺、治带缩尿之佳品。《本草便读》认为白果能“上敛肺，除咳逆，下行湿浊，化痰延”。冬瓜子具有清热化痰，利尿化湿之功效，再配以莲子肉健脾益胃，扶正涩精，故本品能清能补，即能利尿通淋，又能固精疗带。

茭白车前汤

配方：茭白50克，车前子30克。

制法：将上二味，加水适量煎汤即可。

用法：每次20毫升，每日1~2次。

适应症：功效解毒，利二便。用于黄疸，小便不利。

乌豆苡米汤

配方：乌豆100~250克，苡米30克。

制法：将二味洗净，放入砂锅内，加清水适量煎煮，水沸50~60分钟后即可。

用法：佐餐食。

适应症：功效活血解毒，补肾滋阴，健脾利湿。用于肾虚水肿，营养不良性水肿，利尿消肿。

治新酒水肿酒

配方：大豆1000毫升，薄酒800毫升。

制法：大豆用1000毫升清水煎煮至800毫升，去豆，入薄酒再煎，煎至800毫升即可。

用法：随量饮用。

适应症：功效健脾益气，利尿渗湿。用于脾虚水肿，全身浮肿，小便短少，身体困重，胸闷腹胀，纳呆呕恶，苔白腻，脉沉濡的治疗。

按语：本方所治水肿由脾胃气虚，运化失健，气化不行所致。因此，治疗当立健脾益气，利尿渗湿之法。方中大豆即黄大豆，黄豆、味甘、性平，即可补益，又能疏利，如炒熟食之，可补益脾胃，健脑宁心，对久病体虚，羸瘦乏力，心悸健忘等均可治之；水煎、酒煮、或作酒剂，又能利水消胀；生豆浸捣，外涂患处能治诸痛、痒、疮；发成豆芽，与鲫鱼同煮，食鱼饮汤，可治妇人产后虚损，乳汁不下。本方用大豆、水煎，酒煎，即取大豆补中、利尿、渗湿的作用；而酒辛散行气、温可散寒，又能助脾化湿，消散阴凝之邪。全方共奏健脾益气，利尿渗湿之功，所以主治脾虚水肿证。

本方附方有：范汪蒲黄酒方（《外台秘要》）：蒲黄20克，赤小豆、大豆各200克，上三味以清酒2000毫升煮取600毫升，去渣取汁，随意饮用。此方健脾利湿作用强于上方，且有行血化瘀的功效（蒲黄即能活血，又可利尿），所以，适用于脾虚水肿兼有瘀血阻滞病证的治疗。

鲫鱼赤小豆商陆汤

配方：鲫鱼240克，赤小豆120克，商陆3克。

制法：先将鲫鱼去鳞，鳃及肠肚，再与赤小豆，商陆同煮，至豆熟鱼烂即可。

用法：佐餐食。

适应症：功效健脾益气，利水消肿。用于水湿浸渍所致小便短少，全身水肿，按之没指，身重神疲，胸闷纳呆，泛恶欲吐，苔白腻，脉沉缓等症的治疗。

按语：本方实为《圣济总录》的“商陆豆方”，其所治水肿乃水湿内停，三焦决渎失司，膀胱气化失常引起。而湿为阴邪，易伤脾阳，故又见身重神疲，胸闷纳呆，泛恶欲吐与苔白腻，脉沉缓等脾为湿困，治宜健脾益气促其运化，使清者自升，浊者自降，三焦气机，膀胱气化则能恢复，水道通调，小便自利，水肿即可消退，这是治本之法：对以上病证，除扶正健脾之外，尚需利水消肿，以治其标。方中鲫鱼为主药，有健脾益气，利水消肿的作用。如《中药大辞典》记载：“其脾利湿，治脾胃弱，纳少无力，……水肿，淋病……”，同时性质和缓，有“行水不燥”，“补肾而不濡”的特点。赤小豆具健脾胃利水之功效，王好古认为：“赤小豆（乃）消水通气而健脾胃……之药也”，因此在方中其与鲫鱼有协同作用。商陆据现代研究证实能刺激血管运动中枢，使肾区血流量增大，故有明显的利尿消肿作用，但该药有毒，大量内服有刺激胃肠，增加肠蠕动的作用，并能刺激延脑运动中枢而使四肢抽搐，甚至可以导致中枢神经麻痹死亡。虽说商陆有毒性作用，但至中毒时会引起泻下反应，故商陆及其制剂对脾虚水肿，便溏及孕妇均应忌用。本方用商陆是取其利尿作用，同时用量也不大（一般用量为 3~9 克），同时又有鲫鱼、赤小豆健脾扶正以保驾，因此，一般不会出现不良反应。全方攻补兼施，共奏健脾益气，利水消肿之功；临床可用于体质不衰的慢性肾炎、肾病综合征及肝硬化腹水等病症所致的腹水，四肢肿胀，甚至全身浮肿的治疗或辅助治疗。

①蚕豆冬瓜皮饮（《湖南药物志》）：蚕豆、冬瓜皮各 60 克，水煎代茶饮。②蚕豆壳、冬瓜皮、茶（民间验方）：蚕豆壳 20 克，冬瓜皮 50 克，红茶 20 克。上三味加水三碗，煎至一碗，去渣取汁，代茶饮服。此二方功用均同上方，但作用较为轻缓，相比而言，方一因有健脾咋水的蚕豆，故其健脾补中作用强于二方；方中用了健脾暖胃、助阳散寒、利尿消肿的红茶、蚕豆壳、冬瓜皮又都侧重于利尿渗湿。

注：商陆有毒，不宜多用，更不宜久服。脾虚水肿，便溏者及孕妇均应忌用上方。

绿豆南瓜汤

配方：干绿豆 50 克，老南瓜 500 克，食盐少许。

制法：

1. 干绿豆用清水淘洗净后，滤去水，趁水未干时加入食盐少许（约 3 克）拌合均匀，略腌 3 分钟，用清水冲洗干净。老南瓜去皮，抠去瓜瓤，用清水冲洗干净，切成约 2 厘米见方的块状待用。

2. 锅内注入清水约 500 毫升，置武火上烧沸后，先下绿豆煮沸 2 分钟，加入少许凉水，再沸，即将南瓜块下入锅内，盖上盖，用文火煮沸约30分钟，至绿豆开花即可。

用法：佐餐食饮。吃时可加食盐少许调味。

适应症：功效清热、利尿、解毒。用于小便不利。

按语：绿豆汤，是民间夏季解毒的常用饮料。暑易伤津耗气，故配南瓜生津益气。服药期间不可用此方。

葡萄藕地汁

配方：葡萄汁、藕汁、生地汁各30毫升，蜂蜜250克。

制法：将三汁混合煎沸即可。

用法：饭前服120毫升。每日3次。

适应症：功效补气血，强筋骨，利小便。用于气血虚弱，肺虚咳嗽，心悸盗汗，风湿痹痛，淋病，浮肿，少便涩少或疼痛带血。

桃子脯

配方：任何品种的桃子适量，白糖500克，亚硫酸氢纳1克，柠檬酸0.3克。

制法：

1. 取鲜桃1公斤，去皮，一切两半，去核后，将桃肉浸泡在1克亚硫酸氢纳溶于500毫升冷水溶液内，浸泡半小时，随后用清水漂净。

2. 锅内放冷水250毫升，白糖300克和柠檬酸0.3克，在火上煮沸10分钟后，随将桃下锅，煮10分钟，然后加入白糖100克和50毫升冷水，再煮5分钟。最后加入白糖100克，约煮20~30分钟，待糖液收缩离火。

3. 将煮好的桃和糖液一起浸泡4小时。将桃捞出沥干糖液后，晒干，即为质地柔软、甜中带酸，美味爽口的桃脯了。

用法：不拘时，食桃脯。也可生食。

适应症：功效生津润肠，活血消积。常用于虚劳咳嗽，暑热烦渴，肠燥便秘，闭经，跌打损伤等。中医认为桃能生津、润肠、活血、消积等功能，可治疗暑热、便秘、闭经、消化不良等病有很好疗效。

桃子中含铁量高于其它水果，对儿童和妇女缺铁性贫血有辅助治疗作用；桃子含钾量大于钠，有利于利尿消肿。

炒洋葱

配方：洋葱适量，佐料适量。

制法：将洋葱择洗干净、切丝，锅内油热后，下入葱丝和佐料，炒熟即可。亦可生食。

用法：生或熟食，每日 1~2 次。常服食。

适应症：功效清热化痰，解毒杀虫。用于利尿祛痰之症。洋葱是目前所知唯一含前列腺 A 的蔬菜，是一种较强的血管扩张剂，能降低外周血管阻力，降低血液粘稠度，使血压下降。增强肾血流量，使钠和钾排出体外。

草莓汁饮

配方：新鲜草莓 100 克。

制法：将新鲜的草莓洗净、晾干水分，在洁净的钵内捣烂，加适量冷开水（1 杯），滤汁即可饮。

用法：随意饮用。连服 1 周或至病愈。

适应症：功效清热利尿。用于小便赤涩。

莲子甘草末

配方：莲子 150 克（连皮、心），甘草 20 克。

制法：莲子和甘草分别研成细末，再混均匀即可。

用法：每次 3~6 克，开水送服，每日 1~2 次。

适应症：功效益肾利尿。用于淋浊、小便不利。

番茄冬瓜汤

配方：番茄 100 克，冬瓜适量。

制法：番茄洗净、切碎；冬瓜洗净、去皮、切片。锅内加水适量，入番茄、冬瓜共煮成汤，略加佐料即可。也可生食番茄。

用法：佐餐食饮。每日1~2次。

适应症：功效生津止渴，健胃消食，止血利尿。用于通利小便，食欲不振，口渴，消化不良，降压及维生素缺少等。

黄花菜车前汤

配方：黄花菜30克，车前草30克。

制法：将黄花菜洗净，车前草洗净、切小。二味加水适量共煎汤即可。

用法：佐餐食饮。每日1~2次。

适应症：功效清热利尿，渗湿清肝。用于小便不利，消肿。头晕、耳鸣、心悸、吐血、衄血、咽痛、乳痛等。

鲫鱼灯心粥

配方：鲫鱼1~2条，灯心花5~8扎，白米30克。

制法：鲫鱼去鳞、鳃及内脏，洗净、切块加水适量，与淘净的白米共煮成粥。

用法：佐餐食饮。

适应症：功效温中下气，和胃实肠，利尿通淋。用于身体虚弱引起的浮肿和肠风下血，呕吐等。

桂花赤豆糕

配方：糯米1000克，粳米500克，白糖800克，咸桂花50克，赤豆1000克，薏苡仁50克。

制法：

1. 将糯米、粳米掺和洗净、沥干，隔2小时左右洒些水，让米粒再吸些水，当能用手指捻碎时，即可磨成糕粉；赤豆洗净，入锅煮酥，捞出沥干。薏苡仁洗净后稍浸泡。咸桂花洗净，挤干。

2. 在糕粉内加入大部分白糖，加入煮酥的赤豆、米仁、拌匀后倒入蒸桶；蒸至糕粉熟时，在上面撒些桂花及白糖少许。将蒸熟的糕切成小块即可。

用法：当点心吃。

适应症：功效健脾利湿，消肿。用于脾虚水湿停滞、水肿、便溏等。

按语：薏苡仁甘、淡、微寒。善入脾、肾、肺三经。具有健脾补胃之力，即能渗脾之所恶又能补脾之所喜，性寒而不伤胃，补脾而不滋腻，渗湿而不峻利，药性缓和，是清补淡渗之剂。赤小豆具有利尿、消肿、健脾和胃功效。善于下行而通利水道，使水湿下渗而消肿。配粳米不仅利水消肿、而且健脾以渗湿，培土以制水。故桂花赤豆糕米仁配赤豆有较好的健脾利尿之功效。

西瓜酪

配方：红瓤西瓜 1500 克　琼脂 50 克，白糖浆 100 克。

制法：

1. 将西瓜洗净、切开后挖出瓤，去掉籽、切碎，挤压取汁。将琼脂洗净，用凉水泡软，入锅中溶化，加入白糖浆 50 克，调匀后离火略凉，加入西瓜汁拌匀，凉透后凝结成西瓜酪。

2. 余 50 克糖浆加清水，煮成汁。将西瓜酪切成小块，装盘中，倒入凉透的糖水内即可。

用法：当点心吃。

适应症：功效清热解暑，除烦止渴，利小便。用于高热患者或夏天解暑食用。

按语：西瓜为盛夏季节的清暑佳品，不仅营养丰富，而且有一定的防病治病作用。正如《本经逢原》中记载：“西瓜能引心包之热从小肠、膀胱下泄，能解太阳，阳明中渴。”故有“天然白虎汤”之称。“疰夏”的人常吃西瓜还有开胃、助消化，增进食欲，促进代谢，滋补身体等功能。但西瓜性凉寒，凡脾胃虚寒，大便滑泄者应少食。

西瓜番茄汁

配方：西瓜1000克，番茄250克。

制法：将西瓜洗净、去皮、籽，取瓤，番茄洗净，用沸水冲烫片刻后，去皮、籽，将西瓜瓤和番茄肉分别绞取汁水，将西瓜汁和番茄汁混和后即可饮用。

用法：当饮料用。

适应症：功效清热消暑，生津止渴。用于夏季感冒发热，咽干口渴，小便短赤等。

按语：本品以西瓜、番茄为主要原料，两者均为夏令时鲜瓜果，均有清热解暑、生津止渴，行水利尿之功效，为夏季清热消暑的佳品。

咖啡饮

配方：阿拉伯咖啡或粗状咖啡适量（阿拉伯咖啡的原产地是埃塞俄比亚，这种咖啡有清淡的香味，其咖啡因含量仅为粗状咖啡的一半；粗状咖啡原产非洲的扎伊尔，有较强的抗病害的能力，咖啡的香味浓郁，适合加工成速溶咖啡）。

制法：从咖啡里中取出咖啡豆有干燥法和湿取法两种。用湿取法可以筛选出更为成熟的咖啡豆。咖啡的加工首先要经过焙烤。在230度的温度下使咖啡豆焙炒至颜色变深，并飘出香味。历时只有5分钟的焙烤是咖啡质量的关键，各国焙烤咖啡的方法是不相同的，使咖啡具有不同的品味。在国际市场上，咖啡的品味是由有经验的品味员通过品尝试验来决定的。一般取市售的咖啡饮用。

用法：在市场上的咖啡有多种形成出售：磨碎的咖啡是常见的形式，可以获得理想的19%的提取的咖啡。磨碎的程度应该选择与使用的壶相匹配。一般地说细的粉碎咖啡，须配真空的加压壶。滴水流出的粉碎咖啡须配滴壶。而常规的粉碎咖啡或渗滤物须配咖啡渗滤壶。在饮用提取的咖啡时，可根据个人的不同爱好加入牛奶和糖。因此有：白咖啡，黑咖啡，苦咖啡之说法。

适应症：功效提神兴奋，强心利尿。用于精神疲乏，嗜睡，酒醉不醒，利尿等。

按语：每天饮咖啡 7～8 杯，可能引起紧张、失眠和心律不齐。咖啡碱的剂量达到 10 克能够造成死亡。

如果是由于喝咖啡过量而引起低血糖的话，最好是减少或不喝咖啡。

咖啡兴奋神经中枢，可以加重失眠症，尤其在临睡前，失眠症者忌饮咖啡。

小儿、孕妇忌饮咖啡，运动员、老年人缺钙严重的忌饮咖啡。

咖啡有强心利尿作用，多饮久饮浓咖啡可以诱发心脏病和使尿液增多。

咖啡与下列药物合用，就会产生协同或拮抗作用，使药效改变，不可不慎：与异烟肼、甲丙氨酯、解热镇痛药同用，使药效增强；与氯丙嗪，氟哌啶醇、异丙嗪，奎丁二盐酸盐、四环素等药合用，使药效降低；与避孕药同用，使避孕药失效。

丰都豌豆汤

配方：豌豆、糯米、粉条、鸡肉、猪肚各适量。

制法：豌豆洗净，加水适量煮烂；糯米淘净煮熟；粉条发好，鸡肉和猪肚煮熟。吃时，先后将糯饭、粉条、豌豆、肉料盛入碗内，浇上鲜汤和调味料即可。

用法：佐餐食。

适应症：功效健脾和胃、生津止渴，利尿。用于脾胃虚弱，恶心呕吐，腹痛，腹泻，产后体虚，乳汁不下以及胃热烦渴，口干等症均有较好的食疗作用。

豌豆黄

配方：豌豆、白糖、石膏、山楂金糕各适量。

制法：将豌豆洗净，加水适量焖成烂泥，放入白糖熬制，加石膏凝固即可，上面放一片山楂金糕。豌豆黄吃在口里，入口即化，清凉爽口，味道清香，豌豆黄过去为清宫御点。

用法：当点心吃。

适应症：功效健脾和胃，利尿。用于恶心，呕吐，胃热烦渴，口干等。

按语：豌豆性凉，难以消化，故不宜多吃、常吃。

天目笋尖汤

配方：笋干适量，豆片、鲜鸡蛋适量。

制法：将笋干洗净，切成1厘米左右长，投入开水中，再加少量豆片和鲜鸡蛋打匀后下锅烧汤即可。

用法：佐餐食饮。

适应症：功效清热化痰，和中润肠。用于热痰咳嗽，胸膈不利，心胃有热，烦热口渴，小便不利，大便不畅。

按语：竹笋一定煮熟了再吃，生吃必损人。竹笋是清寒之品，脾虚肠滑者忌食。因竹笋含较多草酸钙，故肾炎、尿路结石者不宜食用。儿童不宜多吃竹笋，因其妨碍对钙和锌的吸收。

葫芦丝瓜汤

配方：嫩葫芦、丝瓜各适量。

制法：将嫩丝瓜洗净、切成粗丝与嫩葫芦切片，加水适量煮成汤即可。轻加佐料。

用法：佐餐食饮。

适应症：功效清热凉血，化痰。用于解除夏季的痱子和疮疖。主治水肿、腹胀、黄疸，淋病。对水道不利诸症均有疗效。亦可润肺。

按语：脾胃虚寒者，不宜用葫芦。据有关报道指出，葫芦有毒，是由于葫芦素B。葫芦素B对兔最小致死量为0.5毫克/公斤，动物的死亡皆由于急性肺水肿。某些变种的葫芦有致泻作用。

空心菜汤

配方：空心菜适量，肉适量，佐料适量。

制法：将空心菜洗净、切小，猪肉洗净、切丝，加水适量，煮成汤，加佐料即可。

用法：佐餐食饮。

适应症：功效清热凉血，解毒，利尿。用于血热引起的鼻子出血、咳血、吐血、便血，或热淋，小便不利以及疮肿，湿疹，毒蛇咬伤，痔疮等症。还可解野葛（胡蔓）毒，解砒石毒，解食狗肉中毒。内服解饮中毒，外用治一切胎毒。

按语：空心菜性凉，故体质虚寒的人若食之过多，可致小腿抽筋。

虾子烧茭白

配方：茭白、虾子各适量。

制法：茭白洗净、切成二分厚的长条，在油锅中炸至变色后捞出；再起油锅，将葱、姜煸后，放入虾子、酱油、料酒、糖等佐料后，再放入过油的茭白，焖2~3分钟后，勾芡出锅即可。

用法：佐餐食。

适应症：功效解热毒，除烦，利二便。用于高血压，糖尿病，湿热黄疸，目赤等症。常吃茭白，能通利大小便。

按语：脾胃虚冷，滑精、便泻者勿食。孟诜谓："茭白性滑，发冷气，令人下焦寒，伤阳道；禁蜜食，发痼疾；服巴豆的不可食"。

茭白性寒，食用时宜加辛温佐料如姜等。茭白中含有草酸和难溶的草酸钙，患肾脏疾病、尿路结石或尿中草酸盐类结晶较多者，不宜多食。小儿亦不宜多食。

脾胃虚寒，大便溏泻和阳痿滑精者不宜多食。

百合椒盐八宝鸡

配方：母鸡1只（约3斤重），百合、苡仁、芡实、香菇、干贝、糯米、莲子、熟火腿各适量。姜末、料酒、香油、盐、胡椒粉、熟猪油、糖、醋各适量。

制法：将鸡宰杀后，除去毛、内脏及爪、洗净，将上药混合后填入鸡腹内、缝合。入盆。先将鸡蒸2小时后，再沥干后用油炸成金黄色即可。

用法：佐餐食。

适应症：功效润肺止咳，清心安神。用于肺痨久咳，咳唾痰血，热病后余热未清，虚烦惊悸，神志恍惚，脚气浮肿等。《神农本草经》谓："百合、味苦平、主邪气腹胀心痛，利大小便，补中益气"鸡肉补精、添髓、消渴、水肿。

按语：百合性偏凉，风寒痰嗽，中寒便滑者忌食。初咳者不宜食。

蕹菜荸荠汤

配方：蕹菜500克，荸荠500克。

制法：将上二味理净后，加水适量共煎汤即可。

用法：佐餐食饮。

适应症：功效清热利尿。用于中暑、夏季口干口渴，尿黄短涩等。

芒果茶

配方：芒果1~2只。

制法：将芒果洗净、切碎，加水适量、煎汤即可。

用法：代茶饮。

适应症：功效清热止渴，利尿止晕。用于晕舟船，小便不利，慢性咽喉炎等。

紫菜汤

配方：紫菜适量，酱油、味精、香油各适量。

制法：锅内加水适量，水沸后，将以上诸料放入锅内，搅匀即可。

用法：佐餐饮。

适应症：功效软坚化痰，清热利尿。用于化痰，软坚、清热利尿，小便不利等。

按语：紫菜性凉寒，凡有脾胃虚寒，脘腹冷者，不宜食用。

紫菜要防止伪劣品掺杂。某些与紫菜为邻的藻类，如蓝紫菜、双鞭甲藻类等，会分泌出环状多肽，岩藻毒素等有毒物质。紫菜受其污染后会使色泽改变为蓝紫色。这些毒素性稳定，高温也难使其破坏分解，因而要防止误食。在购买时多加注意。紫菜在贮存时间长后变为蓝紫色，也应弃之勿食。

锁阳萸肉鹌鹑汤

配方：鹌鹑1只（约90克），锁阳18克，山萸肉30克，制附子9克，茯苓30克。

制法：将鹌鹑剖后，去肠杂、切块；锁阳、山萸肉、附子、茯苓洗净；把全部用料一齐放入锅内，加清水适量，武火煮沸后，文火煮3小时，调味即可。

用法：佐餐食饮。

适应症：功效温补肾阳，通调小便。用于老年性前列腺肥大属于肾阳不足者，症见排尿无力，每次小便要分多次排完，排尿终末见有“尿后余沥”的现象，腰酸肢冷，神疲乏力，夜尿频数，尿清量少，舌淡胖苔白润，脉沉迟。

鹿角牛膝猪肾汤

配方：猪肾2个（约90克），鹿角12克，淮牛膝15克，菟丝子24克，车前子15克。

制法：

1. 将猪肾去油脂，先用清水浸以去尿味、洗净、切片；淮牛膝洗净；菟丝子、车前子洗净，用纱布另包。

2. 把全部用料（猪腰除外）放入锅内，加清水适量，文火煮2

小时，加入猪腰，再煮半小时，调味即可。

用法：随量饮用。

适应症：功效温补肾阳，通调小便。用于老年性前列腺肥大属于肾阳不足者，症见尿后余沥，点滴不断，间有小便失禁，腰膝无力，头晕耳鸣，神气怯弱，舌淡胖苔白润，脉沉细。

荠菜淡菜汤

配方：荠菜 60 克，淡菜 30 克。

制法：将鲜荠菜去根、杂质、洗净；淡菜用清水浸发，并用开水拖过；把全部用料一齐放入锅内，加清水适量，武火煮沸后，文火煮 1～2 小时，调味即可。

用法：佐餐饮。

适应症：功效滋阴、清热、明目。用于高血压，高脂血症属阴虚阳亢者，症见头晕眩晕，视力减退，目赤涩痛，手心烦热，小便不利等。

地龙茶

配方：鲜蚯蚓 10 条。

制法：将鲜蚯蚓洗净后，捣汁。

用法：加糖调味服，开水冲。每日 1～2 次。

适应症：功效清热降火，祛风安神。用于中风，夏季高热，尿闭等。

熟番木瓜

配方：生番木瓜、熟木瓜各适量。

制法：

1. 将未成熟的番木瓜、洗净、切小，常法炒菜食。

2. 将成熟后的番木瓜，当水果吃。

用法：佐餐食，或当小吃。每日 1～2 次。

适应症：功效清热祛风，消食。用于胃痛、痢疾，二便不畅，风痹，烂脚等病症。《现代实用中药》谓："未熟果液，治胃消化不良，并为营养品，又为发奶剂。熟果可利大小便，也可治红、白痢疾"。

按语：番木瓜的浆液的种子中有收缩子宫和坠胎作用，孕妇忌食；有人对番木瓜有过敏反应，注意慎服。

椰子汁

配方：椰子 1 只。

制法：将椰子外皮去掉，在其木质部分钻或打个孔，不要使椰果内质液污染。饮用。

用法：饮其椰汁。每只椰子产椰汁 2 杯，立刻喝掉，不可储存。因椰汁离开椰壳后很快就变味道。

适应症：功效生津利尿、杀虫。用于暑热烦渴，吐泻伤津、浮肿少尿、寄生虫病以及疮疾、皮炎等。椰子是常见的食疗佳品。常饮椰汁能强心、利尿、驱虫、治吐泻，水肿和充血性心力衰竭。

茶叶水

配方：花茶、绿茶、乌龙茶、红茶各适量。

制法：开水冲泡片刻，即可饮用。

用法：春天用花茶冲泡饮用。夏天用绿茶冲泡饮用。秋天用乌龙茶冲泡饮用。冬天用红茶冲泡饮用。

适应症：功效健身、降火、清热、消食、祛暑、利尿、强心、提神、治痢、解毒。茶叶味苦、寒。能降火……火为百病，火降则清矣。用于兴奋精神、消除疲劳，减轻血清胆固醇，糖尿病，防蛀牙，醒酒，急性胃肠炎，助消化，解渴，除口臭等。常用绿茶药用。

按语：茶叶有很多好处，但也有坏处：

1. 早晨起来饮茶宜淡宜少。因为早晨空腹，若大量饮茶，茶性会直入脏腑，引起脾胃受凉，产生头晕心悸，情绪紧张，四肢无力，全身出汗，手足微颤等所谓"茶醉"现象。清晨饮淡茶用以补充因夜间排尿出汗等丢失的水分，冲淡血液浓度，增加血容量，改变血液循环且使人神清气爽。若大量饮浓茶，则茶叶中的活性成份在体内引起不必要的反应。浓茶内咖啡因含量高，会刺激中枢神经引起过度兴奋而影响睡眠，并且还可明显遏制吸收和加速排泄的双重途径，会导致体内缺钙，产生骨质疏松，增加老年人发生骨折危险。

2. 孕妇不能大量饮浓茶，摄入的咖啡因对胎儿的神经系统会产生持久的刺激作用。

3. 喂哺乳期妇女忌饮大量浓茶，因浓茶可以减少乳汁分泌。

4. 对有心动过速的冠心病人，大量饮茶会引起心跳加快而致室性早博。

5. 对已有早博和房颤的冠心病人，大量饮茶有诱发和加重心律失常的危险。

6. 茶中的茶碱、鞣酸对胃肠道有刺激作用，多饮茶或空腹饮茶，可引起胃部不适、胃痛，诱发和加重胃和十二指肠溃疡。

7. 鞣酸有收敛作用，可引起便秘。

8. 对体弱虚寒及慢性疾病的人来说，喝茶太多则弊多利水。如神经衰弱者，失眠者，甲状腺机能亢进者以及结核病患者等病人，其体质基础代谢率高，容易激动兴奋，如果再频喝浓茶，好比“火上加油”，增加病情。

9. 服某些药物的人不宜饮茶，如中药小蓟，元胡，黄连等和西药麻黄素、阿托品、颠茄等，这些植物和提取物中的生物碱可与茶叶中的鞣质发生沉淀，影响药效。还有与茶发生拮抗作用的中药，如知母、贝母、酸枣仁、人参、党参、威灵仙和土茯苓等，服用后发生沉淀，妨碍铁的吸收。因此，服这类药物时要忌茶。

10. 忌解酒醉用茶：许多人认为浓茶可以解酒醉，这是错误的。因为酒精对心血管的刺激性很大，浓茶也具有兴奋心脏的作用，两者双管齐下，更加重了心脏的负担。

11. 隔夜茶也不宜饮，因为茶水搁置过久，病源菌比在白开水中更易繁殖，产生有害物质。

12. 茶叶清热利水，多饮浓茶可以损伤肾功能，使肾气虚损，尿液失禁或致尿闭肾衰，或加重遗尿病症。

13. 失眠症者忌多饮浓茶，尤其在睡觉以前不要多饮，因为浓茶可以兴奋神经系统，加重失眠。

赤小豆兔肉煲

配方：赤小豆50克，兔肉500克，料酒15克，姜10克，葱15克，盐5克，味精3克，胡椒粉3克，棒骨汤2500毫升。

制法：

1. 将兔肉洗净、切成4厘米见方的块；赤小豆洗净、去泥沙；姜拍松，葱切节。

2. 将赤小豆放入煲内，加入姜、葱、料酒，棒骨汤，置武火上烧沸，再用文火煲30分钟，然后加入兔肉，再煲20分钟，加入盐、味精、胡椒粉即可。

用法：佐餐食。

适应症：功效利水消肿，补中益气。用于小便不利，水肿、胃热，呕吐等症。

冬瓜杏仁乌鸡煲

配方：天冬20克，麦冬20克，冬瓜50克，乌鸡1只，绍酒5克，味精5克，鸡精5克，姜5克，葱5克，盐5克，棒骨汤2500毫升。

制法：

1. 将鸡宰杀后，去毛、内脏及爪，沸水汆去血水；天冬、麦冬洗净；冬瓜洗净、切成4厘米见方的块，姜切片，葱切段。

2. 将乌鸡、食物、药物、调料同放高压锅内，加入棒骨汤，置武火上烧沸，盖上压阀，蒸20分钟，停火，晾凉，倒入煲内。

3. 将煲置武火上浇沸，煮熟，调味，上桌烫其它菜食用或佐餐食。

用法：佐餐食。

适应症：功效养阴生津，滋补气血。用于咳嗽，气血虚弱，小便不利等。

五仁乌鸡煲

配方：莲米50克，核桃仁30克，苡仁20克，松子仁20克，杏仁30克，西瓜皮50克，乌鸡1只，绍酒5克，味精5克，鸡精5克，姜5克，葱5克，盐5克，棒骨汤2500毫升。

制法：

1. 将西瓜皮洗净、切成4厘米长，3厘米宽的块；莲米洗净、去皮、心；杏仁用沸水焯后，去皮；苡仁、松子仁、核桃仁去杂质，洗净。

2. 将乌鸡宰杀后，去毛、内脏及爪，放入高压锅内，盖上压阀，蒸20分钟，停火，晾凉，倒入煲内。

3. 将煲置武火上烧沸，煮熟，调味，上桌，可烫其它菜食用。

用法：佐餐食。

适应症：功效清热解暑。用于心烦热渴，小便不利，喉痹，口疮等症。

荷叶乌鸡煲

配方：鲜荷叶1张，乌鸡1只，火腿50克，香菇50克，味精5克，鸡精5克，鸡油20克，绍酒3克，胡椒粉3克，姜5克，葱5克，盐5克，棒骨汤2500毫升。

制法：

1. 将乌鸡宰杀后，去毛、内脏及爪，焯去血水；荷叶洗净、切成圆块，火腿切片，香菇一切两半。

2. 将鸡、荷叶、调料放入高压锅内，加入棒骨汤，置武火上烧沸，盖上压阀，蒸15分钟，晾凉，倒入煲内。

3. 将煲置武火上烧沸，取出荷叶，上桌即可烫其它菜食。

用法：佐餐食。

适应症：功效清热解暑。用于心烦热口渴，小便不利，大便燥结等。

荸荠苦瓜排骨煲

配方：荸荠250克，苦瓜250克，猪排骨500克，料酒15克，姜10克，葱15克，盐5克，味精3克，胡椒粉3克，棒骨汤2500毫升。

制法：

1. 将荸荠去皮，洗净，一切两半；苦瓜洗净，切成4厘米长，2厘米宽的块；猪排骨洗净，剁成3厘米长的节。

2. 将荸荠、苦瓜、排骨、料酒、姜、葱同放煲内，加入棒骨汤，置武火上烧沸，再用文火煲40分钟，加入盐，味精，胡椒粉即可。

用法：佐餐食。

适应症：功效清心明目。用于心烦，口渴，小便不利等症。

百合螺肉煲

配方：百合30克，螺肉250克，香菇30克，玉兰片50克，火腿肉50克，味精5克，鸡精5克，葱5克，姜5克，盐5克，棒骨汤2500毫升。

制法：

1. 将百合去杂质、洗净；螺肉洗净、切片；玉兰片发透、切薄片；火腿、姜切片，葱切节。

2. 将百合、螺肉、香菇、玉兰片，火腿肉，调料放入煲内，加入棒骨汤，置武火上烧沸，再用文火煲30分钟即可上桌，可烫其它菜食用。

用法：佐餐食。

适应症：功效清热解毒，利尿消肿。用于暑热烦渴，热结，小便不利，石淋，白带等症。

五素煲

配方：胡萝卜100克，白萝卜100克，荸荠100克，藕100克，莴苣100克，盐5克，味精3克，姜5克，葱10克，鸡油30克，棒骨汤2500毫升。

制法：

1. 将胡萝卜、白萝卜、荸荠、藕、莴苣去皮，洗净；胡萝卜、白萝卜切成4厘米见方的块；姜拍松，葱切段。

2. 将胡萝卜、白萝卜、荸荠、莴苣、藕、姜、葱、盐、味精，棒骨汤同放高压锅内。武火烧开，盖上压阀，蒸10分钟后，停火，冷却后，倒入煲内，加入鸡油。

3. 将煲上桌，置武火上烧沸即可。

用法：佐餐食。

适应症：功效清热解毒，生津止渴。用于烦渴，口干，小便不利等症。

白术党参乌鸡煲

配方：白术15克，党参20克，乌鸡1只，红枣8枚，枸杞子20克，料酒10克，盐5克，姜5克，鸡油30克，味精3克，棒骨汤3000毫升。

制法：

1. 将白术浸24小时、切片，用麦麸炒黄；党参洗净、切3厘米长的段；红枣洗净，去核；乌鸡宰杀后，去毛，内脏及爪，剁成4厘米见方的块；姜柏松，葱切段。

2. 将白术、红枣、枸杞子、乌鸡肉、料酒、盐、味精、姜、葱、胡椒粉、鸡油、棒骨汤同入高压锅内，置武火上烧沸，盖上压阀，蒸7分钟，停火，冷却，倒入煲内。

3. 将煲上桌，置炉上烧沸即可。

用法：佐餐食。

适应症：功效健脾益气，燥湿利水，滋补气血。用于脾胃虚弱，不思饮食，倦怠，气弱，水肿，泄泻、自汗，胎气不安，小便不利等症。

竹笋苡仁海螺煲

配方：苡仁30克，枸杞子20克，竹笋50克，海螺肉50克，绍酒10克，鸡油30克，葱10克，姜10克，盐10克，棒骨汤2500毫升。

制法：

1. 将苡仁、枸杞子去杂质，洗净发透；海螺肉洗净、切片；姜拍松，葱切段。

2. 将苡仁、枸杞子、海螺肉、竹笋、姜、葱、盐同放煲内，加入棒骨汤。

3. 将煲置武火上烧沸，煲15分钟，加入味精、鸡精、鸡油、拌匀即可。

用法：佐餐食。

适应症：功能补肾益中，清热解毒，润肺止咳。用于视物不清、眼花疼痛、心痛、胃痛、咳嗽、吐酸水、眼睛红肿，小便不利等症。

贝母银杏子鸭煲

配方：川贝母15克，银杏200克，杏仁20克，子鸭1只，绍酒5克，鸡精5克，味精5克，姜5克，葱5克，盐5克，棒骨汤2500毫升。

制法：

1. 将银杏捶破去壳，在沸水内煮熟，去皮膜，去心，再用开水焯去苦水；川贝母去杂质，洗净，贝母用沸水焯后、去皮；鸭宰杀后去毛、内脏及爪。

2. 将鸭、药物、调料同放高压锅内，蒸15~20分钟，停火、晾凉、倒入煲内。

3. 将煲置武火上烧沸，煮熟，调味，上桌即可烫其它菜食用。

用法：佐餐食。

适应症：功效敛肺气，止咳嗽，祛带浊，缩小便。用于白带、白浊、遗精、淋病、咳嗽、小便不畅、痰嗽等症。

鹌鹑冬瓜煲

配方：鹌鹑4只，冬瓜500克，料酒10克，盐5克，味精3克，姜5克，葱10克，胡椒粉5克，油30克，棒骨汤3000毫升。

制法：

1. 将冬瓜去皮，洗净，切成6厘米长、2厘米厚的块；鹌鹑宰杀后，去毛，内脏及爪，剁成4厘米见方的块，姜拍松，葱切段。

2. 将冬瓜、鹌鹑、料酒、盐、味精、姜、葱、胡椒粉、鸡油、棒骨汤同放煲内，盖上盖。

3. 将煲上桌，置炉上武火煮熟即可。

用法：佐餐食。

适应症：功效清热解毒，利尿化痰。用于慢性胃炎，肾炎，小便不利，中暑高热，昏迷等症。

核桃荸荠子鸭煲

配方：子鸭1只，核桃仁100克，荸荠1500克，香菇50克，绍酒5克，味精5克，鸡精5克，姜5克，葱5克，盐5克，棒骨汤2500毫升。

制法：

1. 将鸭宰杀后，去毛，内脏及爪；核桃仁洗净；荸荠洗净，去皮；香菇洗净，一切两半，姜切片，葱切段。

2. 将鸭、核桃仁、荸荠同放高压锅内，再放入姜、葱、调料，加入棒骨汤，置武火上烧沸，用高压蒸，蒸20分钟，停火，晾凉，倒入煲内。

3. 将煲置武火上烧沸，煮熟，调味，上桌，即可烫其它菜食。

用法：佐餐食。

适应症：功效补肾、益肺、润燥。用于肾亏腰痛，腿脚软弱无力，肺虚久咳，气短喘足，慢性便秘，小便不爽，尿路结石等症。

三豆甘草汤

配方：赤小豆20克，黑豆20克，绿豆30克，甘草4克。

制法：将三豆洗净共入砂锅中加甘草、水适量煎煮，至豆熟烂离火即可。

用法：每日分2次服食，连服5日为1疗程。

适应症：功效清热解毒，利尿消肿。用于急性泌尿系感染，水肿，小便不利，口苦口干等症。

羊肉葵菜羹

配方：羊肉500克，葵菜500克，白面500克，羊肚、羊肺各1具，草果5个，良姜6克，蘑菇250克，胡椒15克，葱、精盐、醋各适量。

制法：先将羊肉洗净，与草果、姜姜一同熬成汤，再将另炖熟的羊肚、羊肺、蘑菇切细放入汤中，加胡椒粉及葵菜、葱、盐、醋。

另将白面做成面条、煮熟、蘸此羹食用。

用法：不拘时食用或主餐食。

适应症：功效益气补虚，温中暖下，理恶疮，散血。用于产后尿闭或者足肿，以及水湿阻遏，三焦气化失调而引起的小腹胀满，小便不利等症。

青鸭羹

配方：青头鸭1只，草果5个，赤小豆50克，葱白、精盐各适量。

制法：将青头鸭宰杀后，去毛，内脏及肠杂，洗净后往鸭腹中放入赤小豆、草果，缝合煮熟，再加葱白、精盐，稍煮即可。

用法：空腹饮汤吃鸭肉。

适应症：功效滋阴养胃，利水消肿，除湿，和血排脓，解毒。用于妊娠水肿，水湿内蓄，久而蕴热而引起的水肿，小便不利等症。

狗肉麦仁粥

配方：狗肉500克，小麦仁100克。

制法：先将狗肉洗净，切成小块，与小麦仁入砂煲内，加水适量，煮成粥，以烂为度。

用法：空腹适量服食。

适应症：补中益气，温肾助阳。用于肾病综合征，见形寒肢冷，腰膝痠软，小便不利。

绿豆海带粥

配方：海带30~60克，绿豆30克，大米50克。

制法：海带洗净，水泡半小时切碎，绿豆、大米淘洗干净，三物均放沸水中，煮成粥即可。

用法：佐餐食。连服半个月。

适应症：功效清热解毒，软坚利水，降脂降压。用于肾脏疾病引起的水肿，小便不利。

萱草根茶

配方：萱草根20克。

制法：将上味洗净，制成粗末，加水适量，煎汤，去渣取汁即可。

用法：代茶频饮。

适应症：功效利水，清热凉血。用于利尿，月经不调，小便不利，浮肿，流行性腮腺炎，膀胱炎，便血等。

双花汤

配方：银花10克，菊花5克，冰糖30克。

制法：

1. 将银花、菊花洗净，去杂质，放入锅内加水适量，冰糖打碎放入锅内。

2. 将锅置武火上烧沸，再用文火煮15分钟，用纱布过滤药渣即可。

用法：代茶饮。

适应症：功效清热解毒，利水消肿。用于急性肾炎、泌尿系感染之发热、口渴、小便不利或尿频、尿急之风水泛滥之风热证。

通草酿酒

配方：通草250克，灯芯30克，白酒适量，米适量。

制法：将上药加水适量，共煎汤，取汁同糊，米如常法酿酒。

用法：不拘时，随量饮用，以愈为度。

适应症：功效泻肺、利小便，下乳汁。清心降火用于湿热淋证，如小便不利，尿急，尿频，尿痛，或伴心烦口渴，泻下黄糜臭秽，肛门灼热等症。

按语：方中通草、灯芯皆有清热化湿，利尿通淋的功效，二者有协同作用。而通草治乳汁不行，如《本草纲目》记载："通草……气寒，味淡……，引热下降而利便，通气上达而下乳汁；其气寒，降下，其味淡，升也"，《医学启源》指出："除水肿癃闭，治五淋。灯芯尚能清心泻火，治小便黄赤、灼痛，或是血尿"，象《本草经疏》就说："灯芯草……能通利小肠热气，下行从小便出，小肠为心之腑，故亦除心经热也"。两者合用，加上酒的辛散温通，全方即有清热化湿，利尿通淋病之外，亦用于血淋实证，肝郁肝热型缺乳的治疗。

西瓜羹

配方：红瓤西瓜200克，冰糖、香蕉精、湿淀粉适量。

制法：

1. 将西瓜切开，取一块除净瓜子，将瓜瓤切成方丁块。

2. 锅内放入清水，烧沸和冰糖，溶化后撇净浮沫，放入西瓜丁，用湿淀粉勾芡，加入少许香蕉精即可食用。

用法：随量饮食。

适应症：功效清热消暑，化湿利尿。用于夏季发热，心烦口渴，咽痛口苦，小便热赤及黄疸肝炎，肾炎水肿等。

按语：本品是以西瓜为原料的甜点，《食疗本草》曾说：西瓜可“止渴、益气、除烦热，利小便，通三焦壅气”。说明历代医家一直将西瓜作为一味疗效食品对待，它有清热、解暑、止渴、生津、和胃、利尿、利胆、消肿等功效。因此，西瓜羹对患有肝、肾病患者尤为适宜。

黄芪粥

配方：生黄芪 30～60 克，粳米 100 克，红糖少量，陈皮末 1 克左右。

制法：

1. 将生黄芪切成薄片，放入锅内，加水适量，煎浓汁去渣，取汁备用。

2. 把粳米淘洗干净，连同黄芪汁，红糖一起放入锅内，加水适量，置武火上烧沸，再改文火熬煮，待粥将成时，调入陈皮末，稍沸即可。

用法：佐餐食。

适应症：功效补益元气，健脾养胃，利水消肿。用于劳倦内伤，慢性腹泻，体虚自汗，老年性浮肿，慢性肝炎，慢性肾炎，疮疡久溃不收口，利尿等。

按语：方见《冷庐医话》。黄芪色黄，为补气药之长，故名。近代医学对黄芪研究颇多，发现其功效是多方面的。它对心脏有增强收缩的作用，经常服用黄芪，对改善心肺功能有一定的帮助。黄芪有利尿作用。对浮肿病人起到补虚消肿的效果。无论在实验上或临床上，黄芪对慢性肾炎有治疗作用。黄芪制剂对体液免疫及细胞免疫功能的增强，均有一定的促进作用，故服用后，可增强病人的抵抗力。中药方剂“玉屏风散”以黄芪为主药，对气虚病人易患感冒者可起到一定的预防作用。此外，黄芪有强壮作用和加强性腺激素作用。故历代都称“黄芪能补五脏诸虚”，如强心，护肝，健脾，补肺，益肾。对实证及阴虚阳亢者忌服。

石花菜汤

配方：石花菜100克，冰糖适量。

制法：将石花菜理净，加水适量煎汤，加入冰糖即可。

用法：喝汤食菜。每日1~2次。

适应症：功效通利小便。用于肾盂肾炎，小便不利。

钱草玉米茶

配方：金钱草30~60克，玉米须30~60克，绿茶5克。

制法：将上三味研成粗末，置茶壶或茶杯内，沸水冲泡20分钟；或上味，加水适量煎煮10~15分钟即可饮用。

用法：代茶频频饮用。每日1剂。

适应症：功效清热化湿，利尿排石。用于肾结石，尿道结石，或胆结石的治疗或辅助治疗。

按语：本方所治肾结石，尿道结石等即中医所说的“石淋”证。因其湿热下注，化火灼阴，煎熬成液，结为砂石，瘀结水道引起，故治宜清热化湿，利尿排石。方中主药金钱草味苦性凉，归肾、膀胱及肝、胆诸经，有良好的清解湿热，利尿通淋，消石排石的作用，临床常以本品单用或与其他药、食合用治疗各种结石。金钱草配绿茶，意在加强方中清热利湿、利尿的作用；合玉米须，旨在加强利尿，利胆排石的功效，如现代研究证实，金钱草与玉米须均有利尿作用，而且还有促进胆汁分泌，胆囊内压增高，胆道括约肌松弛及降低胆汁粘度，减少胆色素含量，亦即利胆、消除胆结石的作用。以上三味合用，即有清热化湿，利尿排石的作用。临床可用于肾结石，尿道结石等而中医辨证属石淋实证的治疗。

本方附方有二：（1）金钱草茶《上海中医药杂志》：金钱草30克，制成粗末，沸水冲泡，代茶频饮。此方功用均同上方，惟药力稍逊。（2）石韦车前茶《全国中草药汇编》：石韦，车前草各30~60克，栀子30克，甘草9~15克。上药共研粗末，水煎代茶饮，一日1剂。此方利尿通淋，排石止血的石韦，清热利尿，通淋退肿的车前草为主组成，故其功能与上方相同，但石韦，车前草主要适用于泌尿系统疾病。所以此方应用范围较窄，只宜于泌尿系结石的治疗。

葡萄煎

配方：葡萄汁、藕汁、生地汁各300毫升，蜂蜜250克。

制法：将以上诸味共煎沸即可。

用法：每次饭前服120毫升。

适应症：功效补气血，强筋骨，利小便，清热凉血，散瘀。用于热淋、小便涩少或疼痛带血。

茅根赤豆西瓜皮汤

配方：西瓜皮、赤小豆、白茅根、冬瓜皮各50克。

制法：一将西瓜皮洗净、切成块，白茅根洗净、切成同样小块，将赤小豆淘洗净；二将以上4物同入锅中加水适量煎汤，文火煮2小时即可。

用法：吃豆饮汤，每日2次，1周为1疗程。

适应症：功效清热利湿，凉血生津。用于膀胱湿热下注所致小便淋漓不利，血尿水肿。

二根汤

配方：白茅根200克，芦根400克，粳米100克。

制法：将白茅根洗净去节切段，放锅内，加水300毫升，煎至200毫升再加水250毫升常法煮成粥即可。

用法：每日2~3次，温服。

适应症：功效清热凉血、利水消肿，用于急性泌尿系感染，见小便不利、血尿、水肿。

荸荠梗茶

配方：荸荠梗50克。

制法：荸荠梗洗净，加水适量煎汤即可。

用法：代茶饮。

适应症：功效清热、化痰、消积、利尿。用于肾炎水肿，小便不利，呃逆等症。

三、注意事项

小便不利选用咸味食品多为海产及一些肉类。诸如猪肾味咸、性平，能治肾虚所致腰酸遗精，小便不利等症。梨子味甘、性寒，有生津润肺、清热化痰、利尿通便等作用亦相宜。

第四节　尿痛食疗方

一、饮食原则

1. 尿痛常与火、热邪有关，故忌酸、辣、麻、涩性各种食品。

2. 宜食凉性食物，如葡萄、田螺、绿豆、猕猴桃、芦根、荷叶、猪脬等。

3. 禁食生、冷之物，如生菜、生梨等。

二、食疗选方

葡萄藕蜜膏

配方：生地200克，葡萄汁、鲜藕汁各250克。

制法：

1. 将生地加水适量浸泡发透，再加热煎煮，每20分钟取煎液一次，加水再煎，共取3次煎液，合并煎液，再以小火加热煎熬浓缩至较稠时加入葡萄汁和藕汁，再继续煎熬至膏状，加入蜂蜜一倍，至沸停火。

2. 待冷后装瓶备用。

用法：每次1汤匙，以沸水冲化饮服，每日2次。

适应症：功效补气血，利小便，凉血行瘀。用于泌尿系感染，尿急，尿痛，小便赤热，以及尿血等症。

田螺鸡骨草汤

配方：田螺400~500克，鸡骨草50~60克。

制法：将田螺清水养1~2天，去除螺肉污物，将田螺顶硬壳去掉；然后将田螺与鸡骨草共煮汤即可。

用法：饮汤食螺肉，每日1次，连服1周或至病愈。

适应症：功效清热利湿。用于黄胆型肝炎，早期肝硬化及膀胱湿热型所致的小便刺痛等病症。

无花果茶

配方：无花果30克，冰糖适量。

制法：将无花果洗净，加水适量煮汤，加冰糖调味即可。

用法：代茶饮。每日2次或至愈。

适应症：功效消肿解毒，健脾润肠。用于会阴部胀痛，小便不畅伴刺痛者。

玉米须西瓜皮香蕉汤

配方：玉米须60克，西瓜皮60克（鲜品用200克），香蕉3只。

制法：将香蕉去皮，加清水4碗同玉米须共煎至1碗半，加冰糖调味即可。

用法：佐餐饮食。

适应症：功效解热，利小便、除湿。用于小便刺痛，尿急不畅。

冬瓜皮蚕豆汤

配方：冬瓜皮 50 克，蚕豆 60 克。

制法：将冬瓜皮洗净、切小片，蚕豆洗净，加 3 碗水，煎至 1 碗即可。

用法：佐餐食饮。每日 1～2 次或至愈（有蚕豆过敏者，不宜服用本方）。

适应症：功效祛风利水，利尿退肿。用于尿频、尿急、小便刺痛灼热者。

大蒜烧茄子

配方：大蒜 25 克，茄子 500 克，食盐 2 克，白糖 5 克，干淀粉 10 克，菜油 50 克，清汤 200 克。

制法：

1. 将茄子摘去蒂把，用清水洗净，剖成两半，在每半的表面上划成 1 厘米宽的十字花刀，然后切成 4 厘米长，2 厘米宽的长方块（深切不断），姜、葱洗净后切成姜米、葱花，大蒜去净皮，洗净，切在两段，待用。

2. 炒锅置武火上烧热后，倒入菜油，烧至油泡散尽冒青烟时离开火口，待油温稍降后，将茄子逐个放入锅中翻炒，再下入姜末，酱油、食盐、蒜瓣及清汤，烧沸后，用文火焖 10 分钟，翻匀，撒入葱花；再用白糖，淀粉加水调成芡，收汁合匀，加入味精起锅装盘即可。

用法：佐餐食。

适应症：功效清血热，散瘀肿，利水湿，止疼痛，暖脾胃，行气滞，消癥积，解邪毒。用于消肿定痛，凉血止血，肠风下血，火毒疮痛，皮肤溃疡等症，有一定疗效。

按语：研究表明，茄子含有丰富的营养成份，尤其是维生素 D 含量很高，能增强血管弹性，防止血管出血。所以本方是化脓性感染，便血、高血压、动脉硬化、咯血、紫斑、尿痛等患者的良好膳食。

豆腐酱（即豆浆）散

配方：豆腐浆1杯，六一散30克。

制法：先将豆浆烧开后，冲入六一散中即可饮用。

用法：佐餐饮。每日2~3次。

适应症：功效利水通淋。用于小便淋沥涩痛。

蒲公英茶

配方：鲜蒲公英20克，鲜芦根30克。

制法：将鲜蒲公英洗净、切小，鲜芦根洗净、切段，加水适量共煎汤即可。

用法：代茶饮。每日2~3次。

适应症：功效清热解毒，利湿。用于急、慢性肝炎，急性肾炎，尿路感染，热毒疮疡，乳蛾肿痛，乳痛，利湿，目赤肿痛及湿热黄疸，小便淋沥涩痛等病症。

三七桃仁粳米粥

配方：三七6克，桃仁10克，粳米50克。

制法：先将三七与桃仁加水适量煎取汁，入粳米，煮成稀粥即可。

用法：佐餐饮食。每日1~2次。

适应症：功效化瘀止痛。用于跌打损伤，瘀阻肿痛，小便涩痛。

按语：《本草纲目》：三七止血、散瘀、定痛。金刃箭伤，跌打枪疮，血出不止者，嚼烂涂，或为末掺之，其血即止。亦主吐血、衄血、下血、血痢、崩中、经水不止、产后恶血不下、血晕、血痛、目赤、痈肿、虎咬，蛇伤诸病。

《玉楸药解》：和营止血，通脉行瘀，行瘀血而敛新血。凡产后、经期、跌打、痈肿，一切瘀血皆破，止血、止痛、尿痛之效，即能治各部位出血之症，使血止而不留瘀；又治跌打损伤，心腹之痛，有一定疗效。民间将其与肉、鸡等同炖服食，认为有补益之功。

凡出血而见阴虚口干者，须配滋阴凉血药同用。

芦根茶

配方：芦根30克。

制法：将芦根洗净，加水适量煎汤即可。

用法：代茶饮。每日2~3次。

适应症：功效清除烦，生津止渴。用于烦热口渴，呃逆呕吐，口臭，牙龈出血，肺痈咳吐脓痰及小便短赤、热淋涩痛等。

钱草蒸猪腰

配方：大叶金钱草30克，猪腰1个。

制法：将大叶金钱草洗净，切碎加水适量与猪腰同蒸熟即可。

用法：饮汤食猪腰。每日1次。

适应症：功效利尿通淋。用于泌尿系结石，小便淋沥涩痛。

青头鸭汤

配方：青头鸭1只，萝卜250克，冬瓜250克。葱白50克，姜、料酒、精盐、味精、调料各适量。

制法：

1. 将鸭宰杀后，去毛、内脏及爪，洗净、切块；萝卜、冬瓜洗净、切成小块，放入锅内加水适量煮熟，捞出；葱切段，姜拍松。

2. 原汤煮鸭块，烧至五成熟时，加姜、葱段、料酒，待鸭近烂时，放入煮好的萝卜，冬瓜，略煮后加味精即可。

用法：佐餐食。

适应症：功效滋阴利水。用于小便涩少疼痛等。

按语：鸭肉滋阴补虚，利尿消肿。配有降气、祛痰、消食、行滞作用的萝卜和有利水消肿、清热解毒作用的冬瓜，以及通阳利水作用的葱段，故使本药膳有较好的利水功效。

连柏栀子酒

配方：黄柏 90 克，栀子 30 克，黄连 15 克。

制法：将以上三味药用酒煎数百沸，去渣，候凉备用。

用法：每次空腹饮 20 毫升，不拘时，以愈为度。

适应症：功效清热解毒、凉血止血。用于口腔炎，牙周炎，泌尿系感染等热毒炽盛型的牙痛，齿龈出血，或口腔生疮，小便短赤涩痛等的治疗。

按语：方中黄柏、黄连、栀子皆为清热解毒之常用药品，能止上、中、下三焦之火，栀子尚可凉血止血。火热病证原本禁用温散性质的酒，但本方却是酒剂，用酒一是考虑方中苦寒太重，易于伤阳损胃；二是取酒的行散活血之力。因为方中毕竟以苦寒为主，且通过反复煎煮，散瘀作用仍存，升散弊端已除，所以说方中有酒，方名有酒，不足为怪，不以为虑。全方共奏清热解毒，凉血、散血、止血，临床可用于热证出血的治疗。

葵心水芹汤

配方：向日葵梗心 70 厘米，水芹菜根 60 克。

制法：将上二味洗净、切小加水适量煎汤即可。

用法：佐餐饮。每日 1～2 次。

适应症：功效清热利湿。用于乳靡尿属湿热阻滞下焦者，症见小便混浊如泔，或有滑腻之物，尿道热涩痛等。

西瓜

配方：西瓜（品种不限）适量。

制法：将西瓜洗净、晾去水分，用洁净的刀切开食用。注意洁净卫生。

用法：熟吃。每次 500～1000 克，每日 2～3 次。

适应症：功效清热解毒，除烦止渴。用于热病烦渴，小便不利，大便干燥，尿毒症，尿路感染，尿痛等。

车前子汤

配方：车前子 9～15 克。

制法：将上味洗净，加水适量煎汤即可。

用法：1 次温服。早、晚各 1 次。

适应症：功效利水通淋，渗湿止泻，清肝明目，祛痰止咳。用于小便不利，水肿胀满及高血压，湿热泄泻，目赤肿痛，视物昏暗，咳嗽痰多，小便淋沥涩痛等。

莲子薏仁猪脬汤

配方：猪脬（膀胱）1 个，猪瘦肉 60 克，莲子 36 克，甘草 6 克，薏苡仁 30 克。

制法：

1. 将莲子（去心）、薏苡仁洗净、水浸半小时；甘草拣净，猪脬用粗盐擦洗净，放入开水中煮 2 分钟、捞出用冷水洗净、切丝，猪瘦肉洗净、切片。

2. 把全部用料一齐放入锅内，加清水适量，武火烧开后，文火煮 2 小时，调味即可。

用法：佐餐食饮。每日 1 次，或需时服用。

适应症：功效健脾益气，利湿除烦。用于膀胱癌、肾癌等泌尿系统癌肿属下焦湿热者，症见尿急、尿频、尿痛或不痛，小便赤浊，虚烦失眠等。

荷叶赤小豆汤

配方：荷叶 1 张，赤小豆 15 克。

制法：先将荷叶洗净、切细，放锅内，加 1000 毫升水，煎取荷叶汤，然后放入赤小豆煮熟即可。

用法：佐餐食。

适应症：功效消暑清热，止血解毒。用于因热所致血尿，口渴烦热，小便短涩或淋痛。

花生仁拌水芹

配方：花生仁200克，水芹250克，豆油少许，酱油，精盐、味精、白糖、醋、花椒油等各适量。

制法：

1. 先将花生水泡两个小时，晾干水分，油炸。水芹洗净、切段，用开水焯一下捞出，用凉开水投凉，挤净水分。

2. 将水芹置盘底，花生堆放在中央。将调味品混匀，浇在水芹上即可。

用法：佐餐食。

适应症：功效清热利水。用于小便淋痛，小便出血，糖尿病，高血压等病症的食疗。

柿饼乌豆墨汁茶

配方：柿饼30克，乌豆10克，墨汁适量。

制法：将柿饼、乌豆二味加水适量煎取汁液后，加入墨汁即可。

用法：当茶饮。吃豆和柿饼。

适应症：功效凉血、散瘀、止血。用于血淋证，如尿色红赤，或夹紫黑红块，溲频短急，灼热疼痛，或有小腹胀满急疼痛，舌尖红，苔薄黄，脉数等的治疗。

按语：本方主治血淋证。血淋由膀胱湿热偏盛，热伤血络，血热忘行，血随尿而成。其病机特点热伤阴络，渗入膀胱，脉络阻滞，故治当清心、凉血、止血为主，兼以散瘀，通脉、止痛。方中柿饼甘涩而寒、味涩而能收，故具敛止血之功，性寒而能清，又具清热凉血之力，有方中即能止血以治病标，也能清热以治病本。乌梅有活血祛瘀、化湿利水的作用，如《别录》说其"通瘀血"，《食经》记载可"除五淋"（淋证具体分为包括血淋在内的五种淋证，而凡是淋证都与膀胱湿热密切相关。因乌梅豆具有化湿利水之功，故说其可除五淋）。墨入药以陈旧者为佳，有陈墨，古墨之别称。墨色黑、味辛、性温，故有化瘀止血的功力，而又不至收敛、凉血过度，可防血留瘀之弊。上三味合用，共奏清热化湿、凉血止血、散瘀止痛之功。故治血淋证，如泌尿系感染、尿路结石等有效。

益母茶

配方：益母草子，茶叶各6~9克。

制法：将上二味，用沸水冲泡20分钟或加水稍煎即可。

用法：代茶饮。

适应症：功效清热通淋，凉血止血。用于血淋，如小便赤浊，或夹紫暗血块，溲频短急，灼热疼痛，涩滞不利，尿路感染，甚至尿道满急疼痛，牵及脐腹，舌暗红苔干，脉数等的治疗。

按语：本方适用于血淋实证的治疗。血淋因热伤阴络，渗入膀胱而成。前人有血淋为热淋之甚的说法。因此，热客膀胱，血热伤络，致血与溲下，血淋即由此而产生。如若热甚煎熬，血结成瘀，则溲血成块，血紫而暗；壅塞膀胱，又会表现小腹急满硬痛，涩滞不利。舌暗红苔少，脉数则是血热血瘀之征象。治宜清热通淋，凉血止血。方中主药益母草子，即茺蔚子，味甘辛，性微寒。味甘故能补阴，味辛即行气又活血，性寒则清热。因此具有行气活血，调经止痛、清热利尿之功，另外还有破瘀之中兼以收敛、行气活血的同时伴有补益的特点。临床可用于妇科血证，小便不通，血淋尿血等的治疗。茶叶清热解毒、利尿祛湿。两者合用，共奏清热通淋，凉血止血之功，适用于泌尿系统感染而兼有小便不利，尿血之症，即中医称为“血淋”证的治疗。

尿利清茶

配方：五月艾（根茎）45克，凤尾草、白茅根各15克，蜂蜜10克。

制法：五月艾、凤尾草、白茅根分别理净，研为末，混合加水适量煎汁，调入蜂蜜即可。

用法：代茶饮。每日1剂，2次分服，饭前服用。

适应症：功效清热利湿，利尿通淋。用于热淋证，如小便频数，点滴而下，尿色黄赤，灼热刺痛，急迫不爽，痛引脐中，或伴腹痛拒按，苔黄腻，脉濡数的治疗。亦治膀胱炎。

仙鹤草粥

配方：鲜仙鹤草60克，鲜白茅根50克，好粳米50克。

制法：将二味洗净、切碎，加水3000毫升，煎至200毫升，去渣取汁；将粳米淘净加入药汁内，再加水适量，煮成稀粥即可。

用法：佐餐饮。

适应症：功效止血、补虚、止痢、杀虫。用于肺热咳血，烦热止血，尿血，淋痛等症。

绿豆芽

配方：绿豆芽适量。

制法：市售或自制生芽法。常法炒食或开水烫熟后，凉拌吃法。

用法：佐餐食。每日2次。

适应症：功效解酒毒、热毒，利三焦。用于小便不利，湿热下注型尿痛，疮疖等。

通草酿酒

配方：通草250克，灯芯30克，籼、米适量。

制法：将通草、灯芯加水适量，共煎汤取汁，同籼、米蒸熟如常法酿酒即可。

用法：不拘时候，随量饮用，以愈为度。

适应症：功效清热化湿，利尿通淋。用于湿热淋证，如小便不利、尿急、尿频、尿痛，或伴心烦口渴，泻下黄糜臭秽，肛门灼热等症的治疗。

旱芹汁

配方：鲜芹菜500克。

制法：将芹菜洗净、晾干水分，切小，捣烂取汁即可。

用法：不拘时服用。

适应症：功效清热利湿，平肝凉血。用于高血压，头痛、牙痛、目赤、目痛，妇女月经不调，赤白带下，小便不利，小便出血，乳糜尿及小便淋痛等。

荸荠内金茶

配方：荸荠120克，鸡内金15克。

制法：将上二味加水适量，煎汤、去渣取汁即可。

用法：每日1剂，代茶饮。

适应症：功效清热利湿，消坚涤石。用于尿路结石，症见尿中有时挟有砂石，尿色黄赤混浊；小便艰涩灼痛，时或突然阻塞，尿意窘迫，尿道刺痛，或觉腹痛腰痛难忍，甚至可见尿血等。

连柏栀子酒

配方：黄柏90克，栀子30克，黄连15克，酒500毫升。

制法：将上三味药用糯米酒，煎煮数百沸，去渣取汁，候凉备用。

用法：每次空腹饮20毫升，不拘时候，以愈为度。

适应症：功效清热解毒，凉血止血。用于口腔炎，牙周炎，泌尿系感染等而属热毒炽盛型的牙痛，齿龈出血，或口舌生疮，小便短赤涩痛等的治疗。

甘蔗白藕汁

配方：鲜甘蔗500克，白藕500克。

制法：将鲜甘蔗洗净、去皮、切碎，绞汁；白藕去节、洗净、切碎，用甘蔗汁浸半日，再绞汁即可。

用法：每剂1日分3次服完。

适应症：功效清热生津，下气润燥，凉血、散瘀。用于泌尿系统感染之尿急、尿频、尿痛等症。

车前梧桐茶

配方：车前草 7 棵，梧桐树皮 15 克，冰糖 200 克。

制法：将上二味加水适量煎汤，去渣取汁，加入冰糖令溶即可。

用法：代茶频饮。每日 1 剂。

适应症：功效祛风除湿，活血，止痛，利水清热，明目、祛痰。用于泌尿系统感染，结石，尿痛等。

龙葵蔗糖煎

配方：龙葵 5000 克，蔗糖 90 克。

制法：

1. 将龙葵晒干、切碎，加入 4000 毫升水，沸后 90 分钟过滤取汁，滤渣再煎沸 1 小时取汁去渣。

2. 将两次药液合并过滤，浓缩至 1000 毫升，乘热加入蔗糖溶解，搅匀。

用法：每次服 100 毫升，每日 3 次，至愈为度。

适应症：功效清热解毒，活血消肿，生津，下气，滴燥。用于泌尿系感染，尿频，尿急，尿痛，小便淋沥不尽等。

按语：龙葵系茄科一年生草本植物龙葵，别名甜甜果、黑悠悠、黑星星等。味甘，微寒，有小毒，并有清热解毒利水之功。据现代药理学研究有抗菌消炎作用。药用地上全草。经临床观察，龙葵鲜品及干品效果一致，但鲜品用量要比干品大些，才能取得相同的效果。此外，如有个别病人服上述用量效果不佳时，加大用量 1 倍，往往取效。

西瓜绿皮白茅根茶

配方：西瓜绿皮 50 克，鲜白茅根 30 克。

制法：将西瓜绿皮、鲜白茅根理净，加水适量煎沸 10 分钟，去渣取汁即可。

用法：代茶饮。

适应症：功效清暑解热，止渴，利小便，凉血止血。用于发热尿痛、血尿患儿。成人亦宜。

珠玉玉宝粥

配方：生山药60克，生薏苡仁60克，柿霜饼24克。

制法：将山药、薏米捣成粗粒，放入锅内，加水适量，置灶火上煮至烂熟，再将柿饼切碎，调入煮好的粥内，搅匀溶化即可。

用法：可当饭食用。

适应症：功效健脾祛湿，润肺止咳。用于肾结核合并肺结核，尿频、尿痛，虚劳咳嗽，饮食懒进等症。

马齿苋饮

配方：马齿苋500克，冰糖60克。

制法：将马齿苋洗净，冰糖打碎，备用。把马齿苋，冰糖放入锅内，加水1500毫升。用武火烧沸，文火煎熬40分钟即可。

用法：代茶饮用。

适应症：功效清热解毒，补虚抗痨。用于肾结核、尿频、尿急、尿道灼热疼痛，低热、消瘦乏力等症。

冬瓜大蒜汤

配方：冬瓜500克，大蒜30克，盐5克，葱15克，姜10克。

制法：将大蒜去衣；冬瓜去皮，切5厘米长，3厘米长的块状；葱切段，姜切片备用。将冬瓜，大蒜、葱、姜、盐放入煲内，加上汤500毫升，置中火上煲40分钟即可。

用法：佐餐食用，每日2次。

适应症：功效清热解毒，利水消肿。用于肾结核、尿频、尿急、尿道灼热疼痛、水肿、腰痛等症。

翠衣炒鱼片

配方：西瓜皮200克，鱼肉200克，白糖50克，绍酒50克，醋30克，素油50克。

制法：将西瓜皮洗净、切成丝，用纱布绞取汁液；大鱼肉切成薄片。锅置武火上，放入素油，烧至六成热时，加入葱、鱼肉、西瓜皮汁液、白糖、绍酒、醋、翻炒 2 分钟即可。

用法：佐餐食。每日 2 次。

适应症：功效清热解毒，利尿消肿。用于泌尿系感染，小便淋沥，频急涩痛，尿色黄赤，口干而渴，舌红苔黄等。

冰糖桃胶饮

配方：桃树胶 20 克，冰糖 30 克。

制法：将桃树胶放入炖锅内，加水 200 毫升，冰糖打碎也放入锅内。将锅置火上，炖煮桃胶溶解后即可。

用法：每次 60 毫升，每日 2 次。

适应症：功效排石止痛。用于泌尿系结石，腰腹绞痛，排尿困难，尿道刺痛等症。

油炸核桃仁

配方：核桃仁 125 克，冰糖末 100 克，香油 30 毫升。

制法：将香油入锅，烧至五成熟时，下核桃仁，并不断翻炒，炸酥后装盘，撒上冰糖末即可。

用法：嚼食冰糖核桃，每次 30～60 克，每日 3～4 次。每剂 2～3 天内服完。可连续服至结石排出，症状消失为止。

适应症：功效溶石排石，止痛。用于泌尿系结石，尿痛。

荠菜茅根猪脬汤

配方：新鲜荠菜 150 克，蜜枣 3 个，茅根 30 克，猪脬 1 个。

制法：

1. 将荠菜、蜜枣洗理净，猪脬用粗盐擦洗净，用沸水烫过。

2. 把用料一起放入锅内，加清水适量，武火煮沸后，改文火煮 1 小时，调味即可。

用法：随量饮用。每日 1 剂。

适应症：功效健脾和胃，清热利尿。用于肾结核，泌尿系统感染属于湿毒交结者，见有尿血、淋浊、涩痛、发热心烦，水肿等症。

按语：根据历代医家的论述，荠菜有清热、解毒、凉血止血，健脾利水等功效。适用于肾炎水肿，尿血便血，吐血咯血，肺结核，高血压等症。据报道，肺结核患者，用荠菜作食疗，不但可止痰中带血，还能促进病灶愈合。荠菜中所含荠菜酸为有效止血成份，能缩短凝血时间，对各种出血均有治疗作用。

荠菜狮子头

配方：荸荠250克，肉馅350克，菜油50克，食盐3克，酱油20克，白糖15克，鸡蛋1个，生粉、葱、姜、味精、酒各适量。

制法：

1. 将鲜猪肉剁成肉馅；将荸荠斩成米粒大小，拌进肉馅中，加食盐、鸡蛋、酒、稠湿粉25克，味精、葱、姜、拌和，做成大肉丸4只。

2. 将炒锅加入菜油、烧热，放入肉丸煎至两面黄、烹酒、加酱油、白糖、高汤，用小火焖烧15分钟，将狮子头盛盆（用菜心垫底），把卤汁勾浇于上面即可。

用法：佐餐食。每日1次。

适应症：功效清热解毒，生津止渴，止血。用于急性泌尿系统感染，尿频、尿急、尿痛，发热，口渴喜凉饮，咽喉肿等症。

枸杞洋参茶

配方：枸杞子20克，西洋参10克，冰糖30克。

制法：将西洋参切片，枸杞子洗净去杂质，冰糖打碎待用。将西洋参、枸杞子、冰糖放入炖锅内，加水2000毫升，煎煮20分钟即可。

用法：每次饮用100毫升。每日2次。

适应症：功效滋阴补能。用于慢性泌尿系感染，屡犯尿急、尿热、尿痛、口干、腰酸，舌红少苔，脉细数等症。

冰糖红枣炖龟肉

配方：红枣10枚，龟肉200克，冰糖30克。

制法：将乌龟肉洗净，切成3厘米见方的块，先用油煸炒，加入红枣，冰糖，加水1000毫升。煮沸后，改用中火炖熬20分钟即可。

用法：每次食100克，每日2次。即可佐餐又可单餐。

适应症：功效滋阴补肾，气血双补。用于泌尿系感染，脾肾亏虚，湿热屡犯，见腰酸、乏力，头晕耳鸣，面色萎黄，口干不欲饮水、尿频、尿热，或有尿痛、舌淡、苔薄白、脉沉细等。

麦冬奶

配方：麦冬15克，牛奶200克，白糖30克。

制法：将麦冬洗净，去除杂质、放入锅内，加水1000毫升，用武火烧沸，文火煎熬20分钟，用纱布滤去麦冬不用。另将牛奶烧沸后，同麦冬药汁混匀，加入白糖烧沸即可。

用法：每次100克，每日2次。

适应症：功效滋阴清热，利尿消肿。用于泌尿系感染，尿频、尿急、尿痛、尿热、五心烦热，咽干唇燥等症。

冬瓜鲤鱼盅

配方：冬瓜约500克，鲤鱼1尾（约500克），赤小豆500克，莲米300克，苡仁30克，核桃肉30克，冰糖30克。

制法：将冬瓜洗净，从蒂下刀下为盖，将冬瓜瓤挖出；鲤鱼去鳞、鳃、内脏，均下鱼头及鱼尾；赤小豆、莲米、苡仁、核桃肉洗净，冰糖打碎备用。将鲤鱼、莲米、苡仁、核桃肉、赤小豆、冰糖、同放入冬瓜盅内，加水500毫升，盖上冬瓜盖，放入蒸笼内，用武火蒸80分钟即可。

用法：吃冬瓜、鱼、喝汤，每日2次。佐餐，单餐均可。

适应症：功效清热解毒，利尿消肿。用于泌尿系统感染，尿频、尿急、尿痛等症。

滑石瞿麦粥

配方：滑石20克，瞿麦10克，粳米30~60克。

制法：先将滑石用布包扎，再与瞿麦同入砂锅内煎煮，取汁、去渣，以汁代水，加入粳米，如常法煮为粥即可。

用法：空腹湿热服用。每日1次。

适应症：功效清热渗湿，利水通淋。用于急性泌尿系统感染，证见发热烦渴，小便不利，溲赤淋漓、尿血、尿痛、水肿等症。

二花公英粥

配方：蒲公英60克，金银花30克，粳米50~100克。

制法：先将蒲公英、金银花，加水适量煎汤、去渣、取汁，再加入粳米煮成稀粥即可。

用法：湿热服食。每日2~3次，3~5日为1疗程。

适应症：功效清热解毒。用于急性泌尿系统感染，见尿频、尿急、尿痛，烦热口渴等症。

瞿麦小米粥（见尿频食疗方）。

大麦汁

配方：大麦30~60克。

制法：捣破、煎汤；或研末。

用法：内服，每日2~3次。外用：炒研调敷或煎水洗。

适应症：功效和胃、宽肠、利水。用于食滞泄泻，小便淋痛，水肿，汤火伤。促进化脓性创伤及顽固性溃疡愈合，亦可用于慢性骨髓炎，效果不十分显著。大麦含尿囊素0.03~0.13克，尚可用于胃溃疡的治疗。

葡萄藕地汁（见小便不利食疗方）。

葡萄煎（见小便不利食疗方）。

金针菜冬瓜皮汤（见血尿食疗方）。

海带绿豆甜汤（见血尿食疗方）。
鱼腥草拌莴笋（见尿路感染食疗方）。
竹叶车前茶（见膀胱炎食疗方）。
地黄茅根小蓟汤（见血尿食疗方）。
香椿豆腐（见泌尿系统感染食疗方）。
利尿饮（见泌尿系统感染食疗方）。
玉米汁鲫鱼汤（见泌尿统感染食疗方）。
薏米仁绿豆汤（见泌尿系统感染食疗方）。
荸荠芥冬茶（见泌尿系统结石食疗方）。
内金赤豆粥（见泌尿系统结石食疗方）。
核桃鸭子（见泌尿系统结石食疗方）
荷叶滑石茶（见泌尿系统结石食疗方）。
柿饼灯芯花汤（见膀胱炎食疗方）。
车前竹叶甘草汤（膀胱炎食疗方）。
甘草苋菜汤（见膀胱炎食疗方）。
滑石粥（见膀胱炎食疗方）。
车前苋菜汤（见膀胱炎食疗方）。
马蹄炖水鸭（见膀胱炎食疗方）。
黄瓜冬瓜茅根饮（见膀胱炎食疗方）。
苋菜豆鼓羹（见膀胱炎食疗方）。
荸荠茅根汤（见肾盂肾炎食疗方）。
沙参鱼翅（肾盂肾炎食疗方）。
荸荠饮（见急性前列腺炎食疗方）。
甘蔗汁（见急性前列腺炎食疗方）。
鲜葡萄饮（急性前列腺炎食疗方）。
杨梅饮（见急性前列腺炎食疗方）。
荸荠茅根汤（见肾盂肾炎食疗方）。
加味滑石粥（见尿频食疗方）。

蒲公英粥（见尿频食疗方）。

三、注意事项

尿痛应积极查明原因，有的放矢，针对性食疗。是慢性前列腺炎急性发作引起的尿痛，还是膀胱炎引起的尿痛，或是前列腺引起的尿痛等等，应按相应病症的食疗方吃食，疗效明显。苦瓜亦治尿痛和小便不利。

第五节　血尿食疗方

一、饮食原则

1. 因热所致者，饮食应以清淡素食为主，如白菜、芹菜、藕、荠菜、冬瓜、赤豆等。禁食湿热性食品，如羊肉、狗肉等。

2. 因虚所致者，应以清补为原则，不宜过于滋腻，常用的如蛋类、河鱼、土豆、山药、木耳、大枣、猪脊髓等。

3. 不论何种原因所致尿血，均禁烟酒刺激之物和鱼腥发物。

二、食疗选方

金针菜冬瓜皮汤

配方：金针菜 10 克，冬瓜皮 10 克。

制法：将金针菜洗净后、切段；冬瓜皮洗净后、切片，锅内加清水适量，二味共煎汤即可。

用法：佐餐食。每日 2 次。

适应症：功效凉血止血，清热利水，解毒生津。用于血尿伴小便疼痛不畅者。

鲜蚕豆叶汤

配方：鲜蚕豆叶 50 克，白糖适量。

制法：将鲜蚕豆叶洗净、切小，加水适量煎汤后，去渣取汁、加白糖即可。

用法：不拘时饮用。每次 1 小碗。

适应症：功效止血醒酒。用于血尿而小便不利，下肢浮肿者。

芹菜蚕豆粳米粥

配方：芹菜或荠菜 50 克，蚕豆 25 克，粳米 100 克。

制法：将芹菜洗净、切段，蚕豆洗净、粳米淘净，加水适量共煮成粥即可。

用法：佐餐饮食。每日早、晚各 1 次。

适应症：功效健脾补脾，益胃。用于血色较淡的血尿，纳差腰痠者。

鲜藕汁

配方：鲜藕适量。

制法：将鲜藕洗净、晾干水分，切碎，用洁净纱布包好绞汁即可。

用法：不拘时饮用。

适应症：功效凉血行瘀。用于虚火所致的血尿，口干津少。

百合龙眼肉汤

配方：百合 25 克，龙眼肉 15 克。

制法：将二味分别拣洗净后，放锅内加水适量，煎汤即可。

用法：佐餐食饮。每日 1 ~2 次。

适应症：功效补气血，清心安神。用于小便带血，气短头晕者。

大枣黄芪汤

配方：大枣 10 枚，黄芪 30 克。

制法：将大枣洗净，加水适量与黄芪共煎汤即可。

用法：不拘时饮用。

适应症：功效利水退肿，调营卫，生津液。用于气短血尿，血量较少，神疲乏力者。

荸荠鲜茅根汤

配方：荸荠60克，鲜茅根60克。

制法：将鲜茅根、荸荠分别洗净、二味加水适量，煎汤即可。

用法：代茶饮。每日1剂，分服。

适应症：功效凉血止血，清热止渴，化痰。用于湿热型血尿，小便不利，舌苔黄腻者。

黑鱼枸杞子汤

配方：黑鱼1条，枸杞子30克，生姜、盐、味精各适量。

制法：将黑鱼杀后，去内脏、洗干净，锅内加水适量与洗净的枸杞子和生姜、盐、共煮汤，鱼熟后加味精即可。

用法：佐餐食。

适应症：功效滋阴补血，益精明目，补虚。用于肾虚腰痠，乏力头晕，尿血较淡者。

黄花菜白糖汤

配方：黄花菜50克，白糖25克。

制法：将黄花菜洗净后，加水适量煎汤后，再加白糖即可。

用法：佐餐食饮。每日1~2次。

适应症：功效清热止血。用于各种血尿患者。

黑木耳黑枣汤

配方：黑木耳、白木耳各3克，黑枣5枚，白糖适量。

制法：将黑、白木耳洗净、去梗，黑枣洗净，二味加水适量煎汤后，加入白糖即可。

用法：佐餐食饮。每日1~2次。

适应症：功效凉血止血，补气益肾。用于头晕膝软，尿血腰痠者。

按语：尿血大多发生于泌尿系统的各种疾病之中。中医认为尿血的发生或因热迫血行，或因气不摄血，所以饮食原则也有清热与益气的不同。对于尿血伴有小便疼痛的“血淋”，多为尿路感染或结石所致，可参考淋证的食疗方案，对于其他无痛性血尿患者应引起重视，积极查明原因，这样，即可针对病因进行药物和食物的治疗，又可及时及早发现某些恶性疾病，做到“早发现，早治疗”。另外，正常人因过度疲劳后，有时也会发现血尿，一般经积极休息后可以消除，不必特殊治疗。

鲜柿黑豆汤

配方：鲜柿1只，黑豆30克，食盐少许。

制法：将黑豆洗净，鲜柿洗净，切块，锅内加水适量共煎汤，加食盐即可。

用法：不拘时食饮。

适应症：功效清热止血。用于血尿患者。

鲜荠菜蛋汤

配方：鲜荠菜240克，鸡蛋1个。

制法：将鲜荠菜洗净，置锅中，加3碗水，煎至1碗，打入鸡蛋，煮熟，加食盐即可。

用法：佐餐饮。每日1~2次。

适应症：功效凉肝止血。用于血尿患者。

荠菜粥

配方：鲜荠菜250克（干品菜90克），粳米100克。

制法：将鲜荠菜洗净、切碎；把粳米淘净，放入锅内，置武火上烧沸，再用文火煮成粥即可。

用法：佐餐饮。每日早、晚各1次。

适应症：功效补脾健胃，止血。用于体质虚弱，水肿、便血、尿血等各种出血及慢性肾炎等。

按语：方见《本草纲目》。荠菜是广大群众日常喜爱的药食兼用的一种蔬菜，用以煮粥则味极清香鲜美。荠菜性平、味甘，据近代研究其营养成分及种类比其它蔬菜为多。它含有多量的蛋白质、脂肪、糖、钾、钠、钙、磷、铁、锰、胡萝卜素，及多种维生素，还有10多种氨基酸，故其鲜美。所以，荠菜有很高的营养价值。在临床上，荠菜的提取物用于治疗各种出血病人，有明显的止血效果。经药理研究证实，荠菜中含有荠菜酸，能缩短凝血时间，因此，有良好的止血作用。荠菜含有类似麦角和催产素样作用，能收缩子宫和肠管。荠菜还有降压、利尿、退热等作用。

木耳黄花菜汤

配方：木耳30克，黄花菜120克。

制法：将木耳去梗、洗净；黄花菜洗净。锅内加水5碗，煎至2碗汤后即可。

用法：佐餐食饮。每日2次。

适应症：功效凉血止血，补气益肾。用于血尿者。

酱香茄子

配方：茄子250克，猪肉100克，豆瓣酱50克，白糖、味精、水生粉、花生油、黄酒各适量。

制法：

1. 将茄子削去皮、切成五厘米长的手指条状；猪肉切成丝。将锅烧热，放入花生油，烧至六成熟时，把茄子倒入锅内，炸干水分，茄子连油倒漏勺内，沥去油。

2. 锅内留少量余油，将肉丝下锅炒散后，放豆瓣酱炒至油呈红色时，加入茄子炒匀，烹黄酒、加汤、白糖、味精炒和，略炒片刻，用水生粉勾芡，装盘即可。

用法：佐餐食。

适应症：功效清热降压，止血养血。用于高血压，动脉硬化所致的头痛，头晕及咯血，便血，尿血等。

按语：茄子性味甘凉，具有清热活血，祛风通便的功能，亦有一定的降压作用。因此，以茄子为主要原料的酱香茄子适用于肝阳上亢，肝阴不足之证所致的头痛、头晕、咽痛、便秘，足肿尿少，以及便血、尿血等症患者食用。

丝瓜粥

配方：鲜丝瓜1条，粳米100克，白糖少许。

制法：将丝瓜洗净，去皮、瓤，粳米淘洗干净。将粳米放入锅内，把丝瓜切成小块（约1~2厘米长与厚）放入锅内，加水适量，置武火上烧沸，用文火煮熟成粥，加入白糖即成香美的丝瓜粥。

用法：佐餐食饮。

适应症：功效清热化痰，凉血解毒。用于热病烦渴，咳嗽痰喘，便血、尿血、崩漏带下，疔疮痈肿等。

按语：为民间验方，清代曹燕山所著《老老恒言》中，就记载有丝瓜叶粥。要使用短而肥的丝瓜，名丁香瓜。用其叶煮粥香美。同时要拭去其毛或用姜汁洗后方可煮粥。另一种丝瓜，长而细，名马鞭瓜，其叶不能应用煮粥。丝瓜嫩者，其性寒滑，不宜多食、常食。

山羊血酒

配方：山羊血3克，三七9克，黑糖15克，白酒150毫升。

制法：将山羊血、三七研末与黑糖、白酒调和后即可。

用法：每次10毫升，每日1~2次。

适应症：功效活血散瘀。用于跌打损伤，吐血，衄血，尿血等出血病症。

按语：本方源于《洞天奥旨》。药材山羊血是块状或片状物，为杀取山羊取其鲜血晒干后、切成块而成。山羊血性味咸、热、功能活血散瘀，通络解毒，可治疗筋骨疼痛，跌打损伤以及便血、尿血、吐血、衄血等出血病症。《药性考》说："山羊血能疗跌打损伤，咯、吐、呕、衄、便溺诸血，能补血消瘀"。配以三七，均为中医伤科之止血化瘀，消肿止痛之要药。黑糖为红糖，亦具有补血活血之功效。

仙鹤草茶

配方：仙鹤草 15 克，红糖适量。

制法：将仙鹤草研成粗末，再加入红糖即可。

用法：用沸水冲泡后饮用。或加水煎煮片刻后，代茶饮。

适应症：功效补血止血。用于咯血、吐血、便血、尿血等各种出血病症。

按语：本方以仙鹤草为主要原料，仙鹤草性味苦、凉。功能收敛止血。可用于各种出血症。现代药理学认为仙鹤草能促进血小板生成，加速凝血，并有升高血压，强心和恢复疲劳的作用。江、浙等地区农村又将仙鹤草称为“脱力草”，常和红枣一起煮汤，具有补血养血，防治脱力劳伤等病症。

木耳糖

配方：赤砂糖 500 克，黑木耳细粉 200 克。

制法：把赤砂糖在锅内加水少许。用文火煎熬至较稠厚时，加入黑木耳细粉，调匀后即停止煎熬。趁热时将糖倒入涂过食油的搪瓷盘内，待稍冷后、切成小块即可。

用法：当点心吃。

适应症：功效凉血止血。用于月经过多，崩漏，尿血等症。

按语：黑木耳味甘、性平。有凉血止血，润燥利肠功效。可用于治疗痔瘘便血、尿血、崩漏以及创伤出血等症。

韭菜酒

配方：韭菜 250 克，糯米酒适量。

制法：将韭菜拣洗干净、切成段与糯米酒用煮汁即可。

用法：不拘时饮用。

适应症：功效行气理血。用于血崩、尿血。

荷花粉

配方：荷花、荷叶各适量。

制法：将荷花、荷叶分别拣洗净、晾干焙干，研为粉末备用。

用法：每次2~3克，吞服，每日2次。

适应症：功效清血止血。用于咯血、吐血、尿血等各种出血病症。

鲜蚕豆花汤

配方：鲜蚕豆花60克（或干花15克）。

制法：将鲜蚕豆花拣净，加水适量煎汤即可。

用法：不拘时饮用。

适应症：功效健胃化湿，补中益气，止血降压，涩精实肠，利尿退肿，止带。用于高血压、鼻血、咯血、尿血等。

按语：蚕豆花甘、平。功能凉血止血，降压。用于咳血、鼻衄、血痢、带下、高血压等症。

香干拌兰头

配方：马兰头250克，香豆腐干4块，精盐半汤匙，白糖半汤匙，麻油2汤匙，味精少许。

制法：

1. 将马兰头去老梗和老叶、洗净，放沸水中烫2~3分钟捞出，放凉水中清洗，反复挤去汁水，剁成碎末，加入精盐、白糖、拌匀、装盘。

2. 香豆腐干用沸水烫一下，切成小丁，放在马兰头末盘内，浇上麻油，拌匀即可。

用法：佐餐食。

适应症：功效清热解毒，止血和胃。用于内热口渴、便血、尿血等。

按语：马兰头性味凉，功能清热解毒，凉血、止血、利尿消肿，《本草正义》述：“马兰，凉血解毒，能专入血分、止血、凉血，尤其特长，凡湿热之邪，深入营分，及痈汤血热，腐溃等症，允为专药”。现代医学认为马兰头还具有良好的利疸退黄、降压等功效。因此，在春天新鲜马兰头上市时，经常食用一些具有良好的清热解毒，凉血消炎功效。

旱芹菜汁

配方：鲜旱芹菜500克。

制法：将鲜旱芹菜去叶、根洗净，晾去水分、切碎，捣、绞汁即可。

用法：每次3汤匙，每日3次。

适应症：功效清热利湿，平肝凉血。用于高血压，头痛，牙痛，目赤、目痛、妇女月经不调，赤白带下，小便不利，血尿等病症。

按语：本品有水芹、旱芹两种，旱芹香气更浓，又名“香芹”，入药最佳，故又称“药芹”；水芹又称“白芹”，其功能相似，但药效以旱芹为优。洗净后白芹可用开水汆后加调料品食用，旱芹炒熟食用。有报道，加工旱芹制成的酊剂，对早期高血压有明显疗效，还有降低胆固醇作用，对冠状动脉硬化患者亦有益处。

血余藕片汁

配方：血余炭75克，干藕片150克。

制法：将上药加水适量煎煮2次以上，每次1小时，将两次药汁合并过滤，文火浓缩至100毫升即可。

用法：每次10毫升，一日2次，重者1次15~20毫升。日服3~4次，必要时4小时服1次，直至出血停止。

适应症：功效收敛止血，消瘀散结。用于各种出血症的治疗。

按语：方中血余炭即人的头发，入药需洗净煅炭用，称血余炭，其色黑，味苦，性质微温，具收敛，温通双重功效，即有止血、消瘀两方面的作用。因此可用于多种出血证。如血淋、崩漏、咳血、鼻衄，便血等。却不致留瘀为患。动物实验证明，血余炭能缩短出血时间和凝血时间以及血浆再钙化时间。藕，生用甘、寒、凉血止血；熟用甘、温止血力减而散瘀力增，具兼具补中益胃之功。本方用藕属热用，故即能增强血余炭消瘀的作用，又可免除其味苦败胃的弊端。本方虽然仅两味药，而组方合理，制法恰当，临床可广泛用于各种出血的治疗。且不致留瘀为患，也不会伤中败胃。据报道，用本方治疗包括咯血、吐血、便血、尿血、阴道出血、口鼻腔齿龈出血及皮下出血等各种出血100多例，均收到比较显著的效果，同时认为较仙鹤草素及vitk等一般止血剂效果为佳。

本方附方：莲蓬茶《常见病验方研究参考资料》：煅莲蓬壳若干个，红糖适量。莲蓬制成粗末，每取20克，纱布包，与红糖共置茶杯中，沸水冲泡，代茶频饮。此方莲蓬的作用与荷叶相似（止血消瘀作用优于荷叶，清热祛暑作用不及荷叶），同时又配伍温经散寒通脉的红糖，所以全方即有化瘀止血的功效，临床可用于瘀阻经脉，血离脉道所致出血证，如崩漏，月经过多的治疗。

竹叶茶

配方：淡竹叶，白茅根各10克。

制法：将上二味放入保温杯内，以沸水冲沏，盖严盖，泡焖半小时即可饮用。

用法：代茶饮。

适应症：功效凉血止血，清热利尿。用于尿血、血淋证的治疗。

按语：方中白茅根为凉血止血的常用药物，入胃、肺、膀胱经，现代研究证明，该药能降低血管通透性，并能缩短出血与凝血时间，广泛用于鼻衄、咳血、吐血、便血、尿血等热症出血及淋病的治疗。由于其味甘性寒，又不粘腻。因此“虽寒而不犯胃”《本草经疏》“凉血而不虑其积瘀”，《本草正义》，同时本品还有利尿通淋的作用，所以尿血、血淋等证最为适宜。淡竹叶性寒，有清心火、利小便的作用，能加强方中清热功力，也可协助白茅根利尿通淋。上两味合用，有凉血止血，清热解毒、利尿通淋的作用，可用于肾炎、肾盂肾炎、急性膀胱炎、尿道炎等而中医诊断为血热尿血与湿热淋病的治疗。

本方附方：白茅根饮（《中草药新医疗法资料选编》）：白茅根、车前子（布包）各30克。上二味水煎取汁，并加白糖15克调味，代茶频饮。此方功能同上方，而利尿通淋作用更强，主要适用于血淋证的治疗。

荸荠豆浆

配方：豆浆250克，荸荠5个，白糖25克。

制法：

1. 荸荠用清水洗净，去泥沙，用沸水烫约1分钟，放在臼内捣绒，再用洁净的纱布绞汁待用。

2. 生豆浆放锅内、置中火上烧沸后，掺入荸荠汁水，待再沸后，即可离火倒入碗内，加入白糖搅匀即可。

用法：不拘时饮用。

适应症：功效清热凉血，止津止渴，润燥补虚，清肺化痰。用于肠热便秘，肺热咳嗽，胃热口渴，血痢，尿血等症，有一定疗效。亦适用于高血压及体虚有热之人饮用。

鲟鱼清汤

配方：鲟鱼1～2尾。

制法：将鲟鱼杀后，去内脏及肠杂，洗净，加水适量煮汤，加盐调味即可。

用法：佐餐食。每日1～2次。

适应症：功效益气补虚，活血通淋。用于血淋证。

鲜蕹菜汤

配方：鲜蕹菜适量，蜂蜜适量。

制法：将鲜蕹菜洗净、晾干水分、切小，捣烂，用洁净纱布绞汁，汁内加蜂蜜即可。

用法：不拘时饮用。

适应症：功效止血通便、解毒。用于鼻衄、便血、痔疮、便秘、淋浊、痈肿、亦治淋浊尿血、便血等症。

地黄豆瓣酱

配方：豆瓣酱300克，生地黄粉10克。

制法：将上二味混合调匀，上笼蒸熟即可。

用法：配主餐或调粥食用。

适应症：功效养血滋阴，补肾益精。用于小便赤热或尿血。

黄鱼木耳金针汤

配方：大黄鱼肉，水发木耳，水发金针菜各250克，精盐、味精、香油各适量。

制法：

1. 先将大黄鱼去鳞、鳃、及内脏，洗净，切块，用香油炒一下待用。

2. 将水发金针菜洗净、切成段，水发木耳洗净，与大黄鱼肉一同入锅，加水适量，同煮至鱼肉熟烂，加入精盐，味精即可。

用法：佐餐食饮。每日早、晚各1次。

适应症：功效清热解毒，补虚开胃，凉血止血。用于齿衄、鼻衄、尿血等症。

鱼鳞冻

配方：大青鱼鳞、鲤鱼鳞、鲫鱼鳞、黄酒、生姜、味精、香油、酱油等各适量。

制法：先将鱼鳞洗净，放入锅内，加水适量，煮2～4小时，过滤渣，然后加入黄酒，生姜、味精、离火、放置一夜即成。冻胶、切成小块，加香油、酱油调味即可。

用法：当点心吃。

适应症：功效滋阴清热，凉血止血。用于尿血患者。

柿饼灯芯茅根汤

配方：柿饼2个，灯芯6克，茅根30克，白糖适量。

制法：将柿饼、灯芯分别理净、切碎，与白茅根同放入砂锅内，加水适量，煎煮20分钟，去渣取汁，加入白糖调味即可。

用法：不拘时食饮。

适应症：功效清热利尿，止血。用于心火亢盛之尿血症。

旱莲车前茶

配方：旱莲草20克，车前草20克，白糖适量。

制法：将二味制成粗末，加水适量煎汤，去渣取汁，加入白糖即可。

用法：代茶饮。

适应症：功效清热利尿，凉血止血。用于血尿患者。

藕节冬瓜皮茶

配方：生藕节100克，白冬瓜皮200克。

制法：将冬瓜洗净，削去皮、切成小片，生藕节洗净，加水适量共煎汤即可。

用法：代茶饮。

适应症：功效清热利尿，止血散瘀。用于血尿患者。

栀豉荠菜汤

配方：豆豉15克，生栀子10克，荠菜30克。

制法：豆豉用水浸泡30分钟，再煮30分钟，下入荠菜同煎煮，共煎取两次药汁，混合即可。

用法：佐餐饮。每日早、晚各1次。

适应症：功效清热解毒，凉血利尿。用于气血紊乱，郁火内生、降压、尿血等症。素体虚寒者不宜用，对泌尿系统肿瘤、结核所致的尿血效果不佳。

荠菜萝卜炒冬笋

配方：净熟冬笋300克，荠菜100克，熟胡萝卜25克，精盐、味精、湿淀粉，鲜汤，生油等各适量。

制法：

1. 将净熟冬笋切成片状；荠菜择洗干净，放沸水锅中烫一下，捞出放在冷水里冲凉后，挤去水分，切成粗末；熟胡萝卜切成末。

2. 炒锅内放油烧热，投入冬笋略煸炒，加入鲜汤，精盐、味精、烧沸后放入荠菜末，用湿淀粉勾稀芡，再沸时，放进胡萝卜、即可装盘。

用法：佐餐食。

适应症：功效清热利水，降压止血。用于高血压，高脂血症及内热口苦，尿血等症。

按语：荠菜虽为一味野菜，却为我国的特色蔬菜，作为食品在我国已有悠久的历史。早在春秋时代的《诗经》中就有“其甘如荠”的吟咏。荠菜的营养是最为丰富的蔬菜之一，尤其是它含有多种氨基酸，味道鲜美可口。它的功能为清热利水，止血止泻，可适用于高血压，高脂血症，肾炎水肿，尿路结石，慢性肠炎以及各种出血病症。以荠菜配以冬笋不但更加鲜美可口，而且可以增强荠菜之清热利水的功效。

柿饼木耳羹

配方：柿饼50克，木耳6克，白糖、湿淀粉各适量。

制法：柿饼去蒂、切成丁，木耳水发去渣，撕成小块。将柿饼丁，木耳倒入锅内，注入适量清水，烧煮至木耳熟透，用湿淀粉勾芡，放入白糖搅匀，煮沸后即可。

用法：佐餐食饮。

适应症：功效益肾润肺，清热止血。用于肺肾两虚，咳嗽咳血、尿血、便血等。

按语：本品为一味甜羹。中医认为柿子的性味为甘、平而涩，功能健脾涩肠，清热止血；而木耳具有益肾滋阴的功效。两者合在一起制成的柿饼木耳羹，能补肺益肾，而且有降低血压，保护动脉、降低血液度的功效，老年人经常食用本品，可防治各种心脑血管疾病。

荠菜菜饭

配方：新鲜荠菜500克，猪瘦肉250克，粳米500克，料酒、精盐、味精各适量。

制法：将猪瘦肉洗净、切成肉丁，加料酒适量、拌匀，入油锅煸炒后待用。荠菜去烂叶、洗净；粳米洗净，放入锅内，加清水适量，加入肉丁、荠菜、精盐、拌匀后煮成饭。待饭熟时，加猪油及味精适量，拌匀即可。

用法：佐餐食。

适应症：功效补益补胃，明目止血。用于便血、尿血及慢性肾炎等。

按语：荠菜甘、淡、性凉，善于止血，正如《现代实用中药》记载："出血，治肺出血，子宫出血、流产出血，月经过多或视网膜出血"。民间还用于治疗慢性肾炎。粳米一味，味甘、性平，专补脾胃，脾能摄血，脾健则统摄有权，诸血皆止。故，本药饭对出血者用有一定的辅助治疗作用。

茅根藕节茶

配方：藕节5个，白茅根30克，白糖适量。

制法：先将藕节、白茅根洗净、放在锅内；加水适量煎煮，煮沸20分钟后，将汁倒入碗内，放入适量白糖即可饮用。

用法：代茶饮。

适应症：功效清热生津，凉血止血。用于肺热所致之咯血、痰中带血及发热之后口渴少津和尿血等。

按语：本方源于《常见药用食物》，方中藕节性味甘涩、平、凉，功能清热散瘀，凉血止血，可用于咯血、吐血、衄血、尿血等出血病症。据现代药理学分析藕节中含有鞣酸和天门冬素，具有润肺和敛肺的作用；白茅根性味甘寒，入肺胃而走小肠，功能清热利尿，凉血止血，生津止渴，可用于肺热喘急，烦渴、咯血、吐血、衄血及尿血等病症。古代《千金翼方》、《太平圣惠方》、《妇人良方》都有单味白茅根治疗咯血、吐血、衄血的记载。茅根与藕节相互配合，清热凉血，生津止血的功效是很肯定的。

荠菜肉馄饨

配方：精白面馄饨皮500克，瘦猪肉250克，荠菜1500克，味精、精盐、料酒等调料各适量。

制法：

1. 先将荠菜去黄叶、洗净，入沸水片刻，捞出用冷水冲后沥去水，剁成末。把瘦猪肉用绞肉机绞成肉末，加各种调料，再与荠菜末拌匀，即成荠菜肉馅。

2. 用皮子包成馄饨。锅内放清水，用旺火煮沸，将馄饨生坯投入，待上浮后即可。

用法：佐餐食。

适应症：功效清热止血。用于齿衄、鼻衄、皮下出血、尿血等。

按语：荠菜味甘凉，有清热止血作用，有清火之功，故对内热之体虚者甚宜。对出血者有一定止血功效。

刺儿菜马兰饮

配方：鲜刺儿菜（小蓟、嫩可作菜）30克，马兰头连根30克。

制法：将上二味分别拣洗净后，加水适量煎沸10分钟，取汁候凉即可服用。

用法：不拘时饮用。

适应症：功效凉血止血，清热解毒。用于小腹胀痛，小便频数或兼有尿血等症者。

花生仁拌水芹

配方：花生仁200克，芹菜250克，豆油少许，酱油、精盐、味精、白糖、醋、花生油等各适量。

制法：先做油炸花生仁；水芹洗净、切段，用开水焯一下捞出，用凉水投凉，挤净水分。将水芹置盘底，花生仁堆放在中央。将调味品混匀，浇在水芹上即可。

用法：佐餐食。

适应症：功效清热利水。用于小便涩痛、小便出血、糖尿病、高血压等。

水芹白根汁

配方：水芹白根适量，开水适量。

制法：将水芹去叶、茎，白根洗净，凉干水分、切碎、绞汁即可。

用法：将水芹白汁用开水调匀服。每日1~2次。

适应症：功效清热利湿，平胆凉血、止血。用于小便出血者。

柿叶速溶饮

配方：鲜柿叶3000克，白糖适量。

制法：将鲜柿叶洗净、切碎，锅内加水适量，浓煎取汁1000毫升，文火浓缩至稠粘，再加白糖吸干药汁并轧粉、装瓶备用。

用法：每次15克，沸水冲饮，每日3次。

适应症：功效收敛、凉血、止血。用于各种出血症的治疗。

大小蓟速溶饮

配方：鲜大蓟或小蓟2500克，白糖500克。

制法：将大蓟或小蓟洗净，切碎，加水适量，先以大火，后以小火煎煮一小时，捞去渣，再继续加热煎煮，浓缩到较稠粘将要干锅时停火，待温，拌入干燥的白糖粉，把药液吸净，混匀，压碎，装瓶备用。

用法：每次10克，以沸水冲化饮服。每日3次。

适应症：功效凉血止血。用于各种出血症的治疗。

丝瓜汤

配方：鲜丝瓜适量。

制法：将鲜丝瓜洗净、切片，锅内加水适量，煎煮至丝瓜熟烂即可。

用法：佐餐食饮。

适应症：功效清热化痰，凉血解毒。用于热病身热烦渴，痰喘咳嗽，肠风痔漏，血淋，疔疮，乳汁不通，带下，痈肿，预防麻疹。

大黄鸡蛋

配方：大黄3克，鸡蛋1只。

制法：将大黄研为细末；鸡蛋一头打个小孔，把大黄粉末放入鸡蛋内，湿纸封口，蒸熟即可食用。

用法：当小吃。每日1只。

适应症：功效泻下通便、泻火解毒，清热祛湿，活血散瘀。用于尿血患者。

按语：大黄气味重浊，直降下行，走而不守，有斩关夺门之力，故号称“将军”。本品专攻肠胃热结便秘，瘀血留滞，湿热积滞诸病症。生大黄用于泻下，宜后下或泡饮而不宜久煎，久煎则泻下成份改变而收敛成份溶出增多，影响泻下作用。近年来，以大黄研粉吞服，用治上消化道出血，收到良好效果。

凡妇女妊娠及虚寒性泻痢者忌用。

鲜荠菜鸡蛋汤

配方：鲜荠菜200克，鸡蛋1只。

制法：将鲜荠菜洗净、切小放入砂锅内，加水2碗，煎至1碗时，打入鸡蛋煮熟，加盐少许调味即可。

用法：佐餐饮。如菜老了，可嚼食吐渣。轻症每日1剂，重症每日2剂，连服1个月为1疗程，至症状消失，继续1~2个疗程。

适应症：功效凉肝止血，明目降压，利湿通淋。用于肾结核血尿。

按语：本品荠菜嫩叶可食，以扁茎叶细小者为佳，全草晒干及花、叶子均可入药，是家庭喜食的佳肴。据报道，荠菜煎有预防麻疹作用，还有降血压作用。

乌梅汤

配方：梅子3~5个或适量。

制法：将梅子洗净、切片，加水适量煎汤即可。

用法：每日早、晚各1次。顿服。

适应症：功效收敛生津。安蛔驱虫。用于久咳，虚热烦渴，久疟，久泻，痢疾，尿血，血崩，蛔厥腹痛，呕吐，钩虫病等。

有实邪者忌服，不宜多食。

阿胶酒

配方：阿胶100克，黄酒1000毫升。

制法：将阿胶、黄酒同放锅内，煮至阿胶全部溶化即可。

用法：每次10毫升，每日1~2次。

适应症：功效补血止血，安胎固本。用于贫血、月经不调及各种出血病症。

按语：本方源于《惠直堂经验方》。本药酒仅有阿胶一味组成，阿胶即驴皮胶，性味甘、平，功能滋阴补血，调经止血，可主治各种原因所致之贫血、血虚及出血证。早在两千年以前的《神农本草经》说“阿胶主心腹内崩……女子下血，安胎。久服益气”。《本草纲目》也指出阿胶“疗吐血、衄血、血淋、尿血、风肠、下痢。女子血崩，血枯，经水不调，无子、崩中、带下”，胎前产后诸疾。

红枣花生衣汤

配方：红枣50克，花生米100克，红糖适量。

制法：将红枣洗净，用温水浸泡、去核；花生米略煮一下，冷后剥去衣。红枣和花生衣同放铝锅内，加入煮过的花生米水，再加水适量，用旺火煮沸，改为小火焖煮半小时左右，捞出花生衣，再煮至红枣溶化，收汁即可出锅。

用法：不拘时饮食。

适应症：功效益气补血，强壮止血。用于气血两虚所致之胃呆食少，气短乏力及各种出血病症。

按语：大枣、原产于我国，远在两千多年前我国就大面积的种植。《诗经》中就有关于食枣的记载。大枣性味甘、温，功能养脾和胃、益气生津。《神农本草经》述大枣"主心腹邪气，安中养脾，……平胃气，通九窍，补少气，少津液，身中不足，大惊、四肢重，和百药"。大枣为民间最常用的营养滋补品。现代医学认为大枣中含有极为丰富的维生素 C、P，对贫血、血小板减少、心血管疾病，过敏性疾病等病症有辅助治疗的功效。再配以固涩止血之花生衣，则增强了益气补血，强壮止血的功效。

五君子饮

配方：茯苓 12 克，藕 120 克，山药 12 克，百合 10 克，红枣 10 克，白糖少许。

制法：将茯苓洗净、切片，山药洗净、切片，红枣去核。将以上诸料同放锅内，加水适量，铝锅置武火上烧沸，用文火熬煮 30～40 分钟，滤去药渣，放入白糖，搅匀即可。

用法：当饮料服，每日 1～2 次。

适应症：功效益气固本，滋补脾肺。用于咳嗽痰中带血，食欲不振，尿血，腰酸，大便不实等。

按语：本饮料汇集了五味即具有保健治疗功效又可供药用的食物；其中茯苓具有健脾利水的功效。山药具有健脾补肺的功效。藕具有润肺生津，清热止血的功效。百合具有补肺养心，补血滋阴的功效，而红枣则能起到补气养血、健脾固本的功能。五味食品合在一起则是一种补肺健脾、益气补血，滋阴生津的饮料。对肺气虚亏，胃呆纳减，口舌咽痛，大便不实等症很为相宜。

止痢茶

配方：鲜马齿苋 750 克。

制法：将马齿苋洗净，先干蒸 5 分钟，再捣烂取汁，后加入适量的冷开水继续捣取汁液，合并药汁。

用法：代茶饮。

适应症：功效清热解毒，散血消肿。用于治疗热痢脓血、热淋、带下、痈肿恶疮，丹毒，瘰疬等病症以及血淋。

荠菜花茶

配方：荠菜花 200 克。

制法：将上味放入杯内，沸水冲泡片刻即可饮用。

用法：代茶饮。

适应症：功效清热利尿，凉血止血。用于湿热型乳糜尿，血尿等。

按语：荠菜花煎汤可治痢疾、止血等。

核桃糖蘸

配方：白砂糖 500 克，麻油炸酥的核桃仁 500 克。

制法：将白砂糖放入铝锅中，加水少许，以小火煎熬至用锅铲桃起即成丝状，而不粘手时，停火。趁热加入炸酥的核桃仁，调匀，倒在表面涂过食油的大搪瓷盘中，再将糖压平，待稍冷，用刀划成小块。冷却后，掰成小块。

用法：每日食 50 克，连续食数日，当点心吃。

适应症：功效补肺益肾，填精纳气。用于尿路结石，血尿等症。

按语：核桃为人们喜爱的营养补品，其性味甘、温。有补肺肾功效。补肾可纳气，益肺能定喘。核桃补肾强腰壮骨，故为治腰痛食品。核桃肉润，含油脂，姜入大肠，故对病后及老年人的血虚，津枯所致的肠燥便秘有一定辅助治疗作用。

荠菜粥

配方：鲜荠菜250克（干品90克），粳米100克。

制法：将鲜荠菜洗净、切碎；把粳米淘洗干净，放入锅内，加水适量，把切好的荠菜亦放锅内，置武上烧沸，再用文火煮成粥即可。

用法：佐餐食饮。

适应症：功效补脾、健胃、止血。用于体质虚弱，水肿，便血，尿血等各种出血及慢性肾炎等。

龟版阿胶汤

配方：炙龟版18克，阿胶6克，熟地黄18克，丹皮9克，茅根12克。

制法：

1. 先水煎炙龟版。水沸1小时后，加入熟地黄、丹皮、茅根同煎，50分钟后取汤。

2. 将阿胶放入热药汤中溶化即可饮用。

用法：每日1剂，分两次煎、早、晚空腹服用。阿胶分2次溶化服用。

适应症：功效滋阴、养血、止血。用于久病尿血属肾阴虚证者。

竹茅茶

配方：淡竹叶、白茅根各10克。

制法：将上二味放入保温杯内，以沸水冲沏，盖严盖，泡焖半小时即可饮用。

用法：代茶频饮。

适应症：功效凉血止血，清热利尿。用于尿血、血淋的治疗。

地黄茅根小蓟汤

配方：熟地20克，白茅根30克，小蓟草15克。

制法：将上三味放入锅内，加水适量煎汤即可服用。

用法：代茶饮。

适应症：功效清热凉血、生津、止血、利尿通淋。用于阴虚尿血，小便不畅，赤涩刺痛。

苎麻根茶

配方：苎麻根50～100克。

制法：将上味理净，加水适量煎汤，去渣取汁即可。

用法：代茶饮。

适应症：功效清热利尿，凉血安胎。用于血尿，妇女赤白带黄色带下等。

荷蒂汤

配方：鲜荷蒂（即荷叶中心部分）去茎5个（干荷蒂，中药店有售，用量减半）。

制法：将鲜荷蒂洗净、剪碎，加水适量煎煮1小时，取汤即可。

用法：不拘时饮用。加少量冰糖调味。

适应症：功效清暑去湿，和血安胎。用于便血、尿血等症。

六月雪根灯芯草汤

配方：六月雪根60克，灯芯草15克，鸡蛋2只。

制法：将六月雪根、鸡芯草、鸡蛋加水适量同煮至熟，去渣及蛋壳即可食。

用法：吃蛋饮汤。每日1～2次，空腹服。

适应症：功效活血散瘀，祛湿利尿，清热解毒。用于血尿患者。孕妇忌用。

西瓜绿皮白茅根茶

配方：西瓜皮50克，鲜白茅根30克。

制法：将上二味拣洗净，加水适量煎沸10分钟，去渣取汁即可。

用法：代茶频饮。

适应症：功效清暑解热，止渴、利小便、凉血止血、清热。用于发热，尿痛或兼血尿患者。

茅根车前饮

配方：白茅根50克，车前子50克，白糖25克。

制法：将白茅根、车前子（布包）放锅内，加水适量煎汤即可。

用法：代茶饮。

适应症：功效凉血止血，清热，利水明目，祛痰。用于血尿患者。

海带绿豆甜汤

配方：海带60克，绿豆80克，白糖适量。

制法：

1. 将海带浸透、洗净，切丝；绿豆淘洗干净待用。

2. 把上料一齐放入锅内，加清水适量，武火煮沸后，用文火煮至绿豆烂熟，放入白糖调甜汤，再煮沸即可。

用法：不拘时，随量饮用。

适应症：功效清热利湿。用于泌尿系感染，肾盂肾炎，肾结石属湿热内结者，症见尿频、尿急、溺时涩痛，淋沥不畅，尿色浑赤，或血淋尿中带血，或石淋尿夹砂石，常觉口燥咽干等，以及肾结核感燥热者。

地骨皮汤

配方：地骨皮3~5克。

制法：将地骨皮放入锅内，加水适量，煎汤即可。

用法：温服。每日1~2次。

适应症：功效清虚热，消肺火，凉血止血。用于虚劳骨蒸低热，肺热咳喘，以及血热性吐血、尿血等症。

莴苣菜

配方：莴苣适量。佐料适量。

制法：将莴苣去叶、洗净，去皮、切成丝，加佐料即可生食或常法炒食。

用法：佐餐食。

适应症：功效清热利尿，通乳。用于小便赤热短少，尿血，乳汁不通等症。

慈菇

配方：慈菇适量。

制法：将慈菇洗净，加水适量煮熟即可食用。

用法：当小吃。

适应症：功效行血通淋、止血、润肺止咳。用于产后血闷，胎衣不下，淋病，咳嗽，痰血，石淋，血淋等病症。

仙鹤草粥

配方：鲜仙鹤草60克，鲜白茅根50克，好米50克。

制法：将二味洗净、切碎，加水300毫升，煎煮至200毫升，去渣取汁，入粳米，再加水适量，煮成稠粥即可食饮。

用法：佐餐食饮。

适应症：功效凉血止血，清热利尿。用于肺热咳血，烦渴吐血，尿血，淋痛等。

野苦菜

配方：野苦菜适量。

制法：将野苦菜拣洗干净、切小，用沸水焯一下，再拌吃或炒吃即可。

用法：佐餐食。

适应症：功效清热、凉血、解毒。用于痢疾、黄疸、血淋、痔瘘、疔肿、蛇咬。根据治病的需要，分内服和外用两种。

芝麻（酱）

配方：芝麻适量。

制法：市售芝麻酱，或将芝麻拣净、略炒香（不要炒焦）磨成酱，或直接调在汤、饭内食用。

用法：佐餐食。常吃。

适应症：功效补血明目，祛风润汤，生津通乳，益肝养发。用于身体虚弱，头发早白，贫血萎黄，津液不足，大便燥结，头晕耳鸣，高血压，高脂血症，咳嗽、乳少、蛲虫、痢疾、尿血等病症。

小蓟汤

配方：鲜小蓟适量。

制法：将鲜小蓟洗净、切段，锅内加水适量煎汤，或直接放于稀粥内煮食。

用法：温服、或佐餐饮。每日1~2次。

适应症：功效凉血，祛瘀，止血，清热解毒。用于口干，吐血，衄血，尿血，血淋，便血，血崩等。

西瓜赤豆粥

配方：西瓜皮100克，赤小豆30克，茅根30克，粳米50克。

制法：茅根洗净、切短，西瓜皮切小块，赤小豆，粳米去杂质，洗净备用。先将茅根煎汁去渣，再将西瓜皮、赤小豆、粳米入锅共煮为粥即可。

用法：每日1~2次，连服数天。

适应症：功效清热解毒，利水消肿。用于急性肾炎、水肿、少尿、血尿、高血压、烦热口渴、咽喉肿痛等症。

薏苡仁冬瓜盅

配方：薏苡仁60克，火腿肉50克，冬瓜500克（1个），盐少许。

制法：将冬瓜从上三分之一、切下，把瓜瓤挖出，将薏苡仁、火腿丁、盐放入瓜内，加少许水，将瓜置蒸盒内，上笼蒸1小时即可。

用法：每日1个，分3次食用，吃瓜喝汤，即可单吃，又可佐餐。

适应症：功效清热解毒，消肿利水。用于急性肾小球肾炎，水肿、小便不利、蛋白尿、血尿等症。

益母乌鸡煲

配方：益母草6克，乌鸡1只，玉兰片25克，香菇25克，白扁豆25克，红枣25克，绍酒10克，鸡精10克，葱10克，姜10克，盐10克，棒骨汤2500毫升。

制法：

1. 将益母草洗净，乌鸡宰杀后，去毛、内脏及爪；玉兰片、切片。香菇一切两半，白扁豆、红枣洗净，去杂质，姜切片，葱切段。

2. 将乌鸡、益母草、玉兰片、香菇、白扁豆、红枣、姜、葱、盐、料酒同放高压锅内，加入棒骨汤，置武火上烧沸，蒸压20分钟，停火，晾凉，倒入煲内。

3. 将煲置武火上烧沸，煮熟，调味，上桌，即可带火烫食，也可直接佐餐食用。

用法：佐餐食。

适应症：功效活血调经，利尿消肿。用于月经不调，经闭经红、尿血、水肿等。

牡丹皮乌龟汤（见急性肾炎食疗方）。

三、注意事项

尿血大多发生于泌尿系统的各种疾病之中。中医认为尿血的发生或因热迫血行，或因气不摄血，所以饮食原则也有清热与补气的不同。对于尿血伴小便疼痛的“血淋”，多为尿路感染或结石所致，可参考淋证的食疗方案，对于其他无痛性血尿患者应引起重视，积极查明原因，这样即可针对病因进行药物和食物的治疗，又可及时、及早发现某些恶性疾病，做到“早发现、早治疗”。另外，正常人过度疲劳后有时也会出现血尿，一般经积极休息后可以消除，不必特殊治疗。

第六节　早泄食疗方

一、饮食原则

1. 由肾虚和心脾亏损引起者，宜选食补肾温阳、健脾补益气血的食品，如淮山药、白扁豆、莲子、荔枝、猪肉、鹌鹑、胡桃肉、羊肉、鹿肉、麻雀等。

2. 脾经湿热者饮食宜清淡利湿，如薏苡仁、荷叶、黄瓜、赤小豆、绿豆等。

二、食疗选方

雀卵

配方：雀卵适量。

制法：将雀卵煮熟，去壳食用。或作成雀卵蛋汤服亦可。

用法：每次2~5个。每日2次。

适应症：功效补肾壮阳，滋补精血。用于肾虚早泄。

麻雀大米粥

配方：麻雀3~5只，大米适量。

制法：将麻雀用水淹死，去毛、内脏及爪，切小，炒熟，再与大米煮粥，加盐、葱调味即可。

用法：佐餐食饮。空腹服（饭前）。每日2次。

适应症：功效壮阳益气，益精补髓。用于肾虚早泄，耳鸣头昏。

麻雀菟丝子枸杞汤

配方：麻雀2只，菟丝子、枸杞子各15克。

制法：将麻雀用水淹死后去毛、内脏及爪、洗净，斩件同它料加水适量煮熟即可。

用法：早、晚空腹服。每日 1~2 次。

适应症：功效补肝肾、益精血、用于腰酸早泄、耳鸣头昏。

羊腿肉枸杞子汤

配方：羊腿肉 1000 克，枸杞子 20 克，清汤 2000 毫升，葱、姜、盐、味精、料酒，花生各适量。

制法：将羊腿肉洗净、切片，花生洗净加汤与诸料共煮烂熟即可。

用法：佐餐食。分次服用。

适应症：功效补虚益气，温中暖下，益精血。用于腰膝痠软，阳痿、早泄。

甲鱼虫草红枣汤

配方：甲鱼 1 只，冬虫夏草 10 克，红枣 20 克。

制法：将甲鱼杀后，洗净。红枣洗净与冬虫夏草、甲鱼加水适量，隔水蒸 2 小时后即可。

用法：佐餐食饮。每日 1 次。

适应症：功效滋阴凉血，壮阳气。用于早泄，遗精，烦热，口干。

莲枣山药扁豆芡实粥

配方：莲肉 10 克，红枣 20 克，淮山药 26 克，白扁豆 20 克，芡实 10 克，大米适量。

制法：将淮山药洗净、切块，红枣洗净，加水适量同白扁豆、莲肉、芡实、大米共煮成粥即可。

用法：佐餐食饮。每日 1~2 次。

适应症：功效益肾消炎，解毒、固精。用于纳呆，心悸，早泄、遗精。

鲤鱼子苁蓉汤

配方：鲤鱼子 500 克，肉苁蓉、巴戟天各 30 克，淮山药 60 克，生姜8克，精盐适量。

制法：将鲤鱼杀后，剖开腹取出鱼卵，洗净。将鱼子与诸料一同入锅，加水适量，先用武火煮沸，再转用文火炖2小时，加精盐调味即可。

用法：佐餐食。

适应症：功效补肾益精。用于肾阳不足所致早泄、阳痿、精冷稀少，或腰酸软，神疲乏力，大便秘结，小便频数。

按语：凡阴虚火旺者不宜食用。

泥鳅虾汤

配方：泥鳅250克，虾50克，生姜、精盐各适量。

制法：先将泥鳅去头和肠杂，洗净；虾去须、足、尾，洗净，两者一同入砂锅，加清水至高出鱼身，酌加少量生姜和精盐；先用武火煮沸，再转用文火慢炖至熟即可。

用法：佐餐食。

适应症：功效温补肾阳，补虚壮阳。用于肾气虚弱所致的早泄、阳痿、腰膝痠软等症。

双鞭壮阳汤

配方：牛鞭、羊肉各100克，狗肾、菟丝子，枸杞子各10克，肉苁蓉6克，鸡肉50克，黄酒、花椒、老姜、味精、猪油、精盐各适量。

制法：

1. 先将牛鞭用水发涨后去净表皮，顺尿道对剖两块，用清水洗净并水漂30分钟，再涮洗干净。

2. 狗肾用油砂炒后，以温水浸泡30分钟，涮洗干净；羊肉洗净后再放入沸水锅内，氽去血水，捞出入凉水内漂洗干净。

3. 菟丝子、肉苁蓉、枸杞子装入纱布袋内；牛鞭、狗肾、羊肉、加水适量一同入锅，武火煮沸后撇去浮沫，放花椒、生姜、黄酒、鸡肉、纱布袋，再烧沸，转用文火煨至双鞭酥烂为度。

4. 取出牛鞭、狗肾、羊肉、鸡肉、切成条、段、块。纱布袋取出不用。肉、汤盛入碗中，加味精、盐和猪油，搅匀即可。

用法：佐餐食。

适应症：功效温肾壮阳，益精补髓。用于虚损劳伤，肾气虚衰，早泄、遗精、阳痿，宫冷不孕，气血亏虚，月经衰少，白带清稀等病症。

乌肉狗肉汤

配方：乌龟肉、狗肉各 250 克，精盐、生姜、葱、黄酒、胡椒粉、味精各适量。

制法：先将乌龟杀后，去肠杂、洗净、切块；狗肉洗净、切块，与龟肉一同入锅，酌加生姜、葱、黄酒、精盐和清水适量。先用武火煮沸，再转文火煨炖 2 小时，至肉烂，加味精、胡椒粉调味即可。

用法：佐餐食。

适应症：功效滋肾固精，益气温阳。用于小儿遗尿，阳痿、早泄、夜多小便等症。

复元汤

配方：淮山药 50 克，肉苁蓉 20 克，菟丝子 10 克，葱白 3 根，核桃 2 只，粳米 100 克，精羊肉 500 克，羊脊骨 1 具，黄酒、葱、生姜、花椒、大茴香、精盐各适量。

制法：

1. 先将羊肉脊骨剁成数节，用清水洗净。将羊肉放入沸水锅内氽透，捞出洗净血沫、切成条状。葱、姜洗净拍破。

2. 将菟丝子、肉苁蓉、淮山药装入布袋内。羊肉、羊脊骨放入砂锅内，加清水适量，用武火煮沸后，撇去浮沫，放入花椒、大茴香、黄酒、葱、姜、再用文火煨至内烂酥，最后加入胡椒粉、盐、搅匀即可。

用法：佐餐食。每日 1 次。

适应症：功效温补肾阳。用于肾阳不足，肾精亏损之耳鸣眼花、早泄、阳痿、腰膝无力等症。

猪肉巴戟海马汤

配方：猪瘦肉 500 克，巴戟天 60 克，海马 20 克，精盐适量。

制法：将猪瘦肉洗净、切成块，与洗净的巴戟天、海马同放入砂锅内，加水适量，先用武火煮沸，再用文火炖 3 小时，加精盐调味即可。

用法：佐餐食。

适应症：功效补肾壮阳。用于肾虚阳痿、早泄、遗精、性欲减退，腰膝痠软等症。

参茸熊掌汤

配方：人参 15 克，净熊掌 1000 克，猪肉 250 克，鸡肉 250 克，鸡汤 1000 毫升，蜂蜜 50 克。

制法：

1. 将熊掌放入盆内，加入鸡汤，以淹没熊掌为度，加葱、生姜、上笼蒸 30 分钟取出。将蜂蜜抹在熊掌上，在八成热油锅内炸成金黄色捞出、切片，然后掌心面向下，整齐地码在碗内。

2. 人参用水泡软，切成细丝，同鹿茸片一起放在熊掌上，猪肉和鸡肉切成方块。勺内放底油、油熟时，放葱、生姜、炸成金黄色、把鸡肉、猪肉下勺内、炒 2 分钟，加入酱油、料酒、精盐、味精、花椒水、鸡汤烧开倒在熊掌内，上笼蒸烂取出。

3. 拣去鸡肉、猪肉块、葱、姜、将熊掌和原汁倒入手勺内，用文火煨 5 分钟，再上中火用豆粉勾芡，淋上明油翻出手勺，倒在盘中，放上香油即可。

用法：佐餐食。

适应症：功效壮阳固精。用于早泄患者。

菟丝子茶

配方：菟丝子 50 克，红糖适量。

制法：先将菟丝子捣碎，与红糖一同加水适量煎汤，去渣取汁即可。

用法：代茶饮。每日 1 剂，分服。30 天为 1 疗程。

适应症：功效补肾固精。用于早泄，精液量不足，腰膝痠软等。

泽泻茶

配方：泽泻 10 克。

制法：上味加水适量煎汤，去渣取汁即可。

用法：代茶饮。每日 1 剂，分服。

适应症：功效清热渗湿，利尿。用于肾虚早泄。

白羊肾羹

配方：肉苁蓉 50 克、荜拨、草果、胡椒各 10 克，陈皮 5 克，白羊肾 2 对，羊脂 200 克。

制法：将肉苁蓉、陈皮、荜拨、草果、胡椒装入布袋内，扎住口，放入锅内，同时放入白羊肉、羊脂，加水适量，用大火烧沸，然后改文火炖熬，待肾熟透时，放葱、食盐，酵母面作成羹即可。

用法：佐餐食饮。

适应症：功效补肾益精。用于肾虚早泄。

核桃仁炒韭菜

配方：核桃仁 50 克，韭菜适量。

制法：将核桃仁用香油炒黄，后入洗净，切段的韭菜翻炒，调入食盐即可。

用法：佐餐食。

适应症：功效助阳固精。用于肾虚早泄。

按语：注意选用滋补肾阴的食物。

茴香苗炒泥鳅

配方：泥鳅250克，茴香苗60克。

制法：将泥鳅杀后，去肠杂、洗净、切段，然后用油、盐、茴香苗炒熟即可。

用法：佐餐食。

适应症：功效温中散寒，祛湿邪。用于肾虚早泄。

狗鞭狗肉炒青蒜

配方：狗鞭带睾丸1副，狗肉250克，青蒜100克。

制法：狗肉洗净、切片，狗鞭用油沙擦后、洗净、切片。锅内油热后下入狗肉、狗鞭、青蒜炒熟即可。

用法：佐餐食或单餐食。

适应症：功效温中补命门。用于肾虚早泄。

肉苁蓉煮猪肚

配方：猪肚1个，肉苁蓉10克。

制法：将肉苁蓉、猪肚分别洗理净后，把肉苁蓉纳入猪肚内，扎好口后，加水适量煮熟即可。

用法：佐餐食。亦可单餐。

适应症：功效滋阴助阳。用于肾虚早泄。

羊肉山药苁蓉丝子核桃粥

配方：羊肉150克，淮山药120克，肉苁蓉100克，菟丝子150克，核桃仁150克，葱、粳米适量，葱白10根。

制法：羊肉洗净、切片，淮山药洗净、切块，葱洗净、切丝，葱白洗净、切段，将葱丝略炒后一齐下入诸药、料，与洗净的米煮成粥即可。

用法：佐餐食饮。

适应症：功效补肾固精，益气。用于肾虚早泄。

按语：忌用辛辣、刺激、温燥过度的食品。

胡桃酒

配方：胡桃仁 100 克，小茴香 25 克，补骨脂 50 克，杜仲 50 克，白酒 2000 毫升。

制法：将上述药物切成小块，放入纱布袋内，与白酒一起放入酒坛内，密封浸泡 15 天后，取酒饮用。

用法：每次 10～20 毫升。每日 2 次。

适应症：功效益肾壮阳，补腰固本。用于肾阳虚亏所致之畏寒肢冷，腰膝痠软，头晕耳鸣、阳痿、早泄、尿急、尿频等。

按语：本方源于《寿世清编》。方以胡桃酒命名，主要原料为胡桃。胡桃自古以来被认为是一味具有益肾补肺，固精平喘的滋补保健品，民间常将其作为冬令进补的食疗佳品。用于肺、肾两虚，肝肾不足所致的腰酸足软，神疲气短，头晕耳鸣等症。正如《医学衷中参西录》所述“胡桃、为滋补肝肾，强健筋骨之要药。故，善治腰痛、腿痛……故能固齿牙，乌须发，治虚劳喘咳，气不归元，下焦虚寒，小便频数，女子崩带诸证”。现代营养学认为胡桃中含有大量的不饱和脂肪酸，有利于降血脂、保护老年人的心脑血管。再配以小茴香、补骨脂、杜仲以加强本方的益肾温阳之功效。

雪莲虫草酒

配方：雪莲花 100 克，冬虫夏草 10 克，白酒 500 毫升。

制法：将雪莲花研碎与冬虫夏草、白酒共置入酒坛内，密封浸泡 15 天后，即可取酒饮用。

用法：每次 10 毫升，每日 1～2 次。

适应症：功效益肾补元，助阳强壮。用于肾元虚亏所致的神疲乏力，腰膝痠软，阳痿，早泄、四肢萎软等。

按语：本方以雪莲花、冬虫夏草为主药，二味滋补药品均为我国西北方之特产。雪莲花功能壮阳散寒，兼有通络活血之功；冬虫夏草功能补虚强壮，益肾补精。《药性考》述冬虫夏草具有“秘精益气，专补命门”之功效。现代药理学认为冬虫夏草具有一定的防癌抗癌的功能。雪莲花与冬虫夏草配合可增强补肾壮阳之功效。

海龙酒

配方：海龙50克，人参30克，鹿茸10克，黄花50克，熟地50克，小茴香5克，大枣1000克，冰糖500克，白酒2000毫升。

制法：将以上诸药共捣碎为粗末，用纱布袋包好放入酒坛内，再将白酒灌入酒坛内，密封浸泡20日后，即可取酒饮用。

用法：每次10毫升，每日2次。

适应症：功效益肾壮阳，养精补元。用于肾阳虚亏所致的腰膝痠软，神疲乏力，畏寒怕风，阳痿、早泄、风湿痹痛等。

按语：本方以海龙为主药。海龙性味咸，甘、温，有益肾阳的功效，作为滋补强壮药，临床上可用于肾阳虚亏所致之阳痿、早泄、腰膝痠软等症。一般认为海龙强壮的补益功效不亚于海马。如《本草纲目拾遗》述海龙“功倍海马”。《现代实用中药》也认为海龙“为强壮药，有兴奋作用。用于老年人及衰弱者之精神衰惫，治血气痛”。本方再配以人参、鹿茸、黄芪、熟地、当归等补气养血，温阳补肾之品，可增强本药酒益肾壮阳之功效。

海马酒

配方：海马50克，白酒500毫升。

制法：将海马研碎与白酒一起置于酒坛内，密封浸泡10天后，取酒饮用。

用法：每次10毫升，每日1~2次。

适应症：功效温肾壮阳，活血散瘀。用于肾阳虚亏所致之畏寒腰痠，神疲乏力、阳痿、早泄，男子不育，尿急、尿频及跌打损伤等。

按语：本方由海马制成，其味甘、温、功能温肾壮阳，调气活血。临床上常用于肾阳虚亏所致之阳痿、早泄、腰痠不育，以及跌打损伤等症，具有良好的补益强壮功效。《本草新编》述“海马，入肾经命门，专善兴阳，功不亚于海狗”。据药理研究证实，海马的酒精提取物可延长雌小鼠之动情期，使正常小鼠的子宫及卵巢重量增加，也有学者证实，海马提取液表现有雄性激素样作用。

巴戟天酒

配方：巴戟天100克，生地50克，黄芪25克，肉苁蓉25克，麦冬50克，地骨皮25克，防风25克，牛膝100克，五味子25克，甘草10克，白酒2000毫升。

制法：将以上药物切成小块，装入纱布袋内，将布袋放入酒罐内，再加入白酒蜜封，浸泡15天后，取酒饮用。

用法：每次10毫升，每日2次。

适应症：功效补肾壮阳、强骨通络，益气和阳。用于肾阳虚所致的腰膝痠软，筋骨不利，阳痿、早泄、神疲乏力等。

按语：本方载于《备急千金要方》。本方以温补肾阳为主，兼顾阴血、气卫，在补骨壮骨的同时又兼顾去风通络，故为阴阳兼育，扶正逐邪之良方。《备急千金要方》之作者孙思邈曾述本药酒主治“虚羸阳道不举，五劳七伤诸症”，说明本方可治疗在肾阳虚亏所致的阳痿等各种虚弱病症。

淫羊藿酒

配方：淫羊藿250克，白酒2000毫升。

制法：将淫羊藿切成碎片，放入纱布袋内与白酒一起放入酒坛内，密封浸泡10日后，取酒饮用。

用法：每次10～20毫升。每日2次。

适应症：功效益肾壮阳。用于肾虚亏所致之阳痿、早泄，腰膝痠软，畏寒乏力及不育症等。

按语：本方源于《食医心镜》。方中仅一味淫羊藿，淫羊藿性味甘、温，有补肾壮阳，祛风除湿的功效。《日华子本草》述淫羊藿能“治一切冷风劳气，补腰膝，强心力，丈夫绝阳不起，女子绝阴无子，……老人昏耄，中年健忘”，现代药理学证实淫羊藿具有一定的抗衰老的作用。

虾仁韭菜水饺

配方：面粉500克，虾仁500克，韭菜250克，精盐、味精，料酒等调料各适量。

制法：

1. 先将虾仁洗净，剁成虾仁浆，韭菜洗净、切成细段，加在虾米中，再加各种调料拌成虾仁馅。面粉加水适量，和成面团，切成30个小块，用擀面杖擀成圆皮，包入馅，用双手合拢捏成饺子。

2. 锅内水开时，下入饺子，随即搅动，待饺子浮起来时，再加点水，待肉和皮熟时捞出即可。

用法：佐餐食。

适应症：功效温肾补阳。用于肾虚、腰膝痠软、阳痿、早泄等症。

按语：虾仁性甘、温，有补肾壮阳功能，韭菜性味辛、温肾壮阳，活血散瘀。两味相配做成水饺馅，具有较好的温补肾阳作用，而且气香味鲜美可口。但阴虚内热及疮疡、目疾患者忌食。

壮阳小笼包

配方：面粉500克，瘦猪肉500克，虾仁250克，肉苁蓉50克，精盐、味精、酱油、糖、料酒等调料各适量。

制法：

1. 先将肉苁蓉洗净、研成细末。瘦猪肉洗净、剁成肉浆，放入锅内，加入肉苁蓉粉与虾仁，再加入各种调料，拌匀成馅料。

2. 把面粉加水适量和成面团，切成60只坯子、按扁，按成中间略厚，边缘薄的皮子，包入馅心，捏成包子形，上笼、用旺火沸水蒸约八分钟左右，见包子呈玉色，底不粘手即熟。

用法：佐餐食。

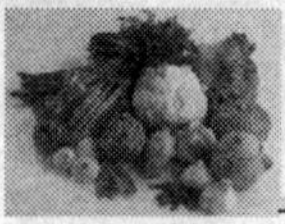

适应症：功效温肾壮阳。用于肾阴虚的腰膝瘦软、阳痿、早泄等症。

按语：肉苁蓉为温而不燥，补而不峻的一味常用的补肾阳中药。虾仁性味甘温，有补肾壮阳的功效。猪肉有补精血作用。故三者相配做成的壮阳小笼包有良好的治疗肾阳虚的作用。

虾仁烧卖

配方：面粉500克，虾仁500克，鹿角霜30克，冬笋100克，香菇100克，精盐、味精、料酒等调料各适量。

制法：

1. 先将虾仁洗净、剁成酱；冬笋和香菇洗净后，切成细粒。上述各味共放入锅内，加鹿角霜以及各种调料，拌匀即成馅。

2. 再把面粉加水适量和成面团，再切成小团，按扁、撒上干面粉，擀成荷叶状皮，将馅包入，不收口，上笼蒸熟即可。

用法：佐餐食。

适应症：功效补肾壮阳。用于肾阳虚的腰膝瘦软、阳痿、早泄等症。

按语：虾仁有补肾壮阳作用。鹿角霜有补肾阳作用，对肾虚肢冷，阳痿、早泄有一定的治疗作用。又配冬笋、香菇，故味鲜美。但阴虚阳亢、内热者忌食。

五子补肾茶

配方：菟丝子250克，枸杞子250克，覆盆子125克，车前子60克，五味子30克。

制法：将以上五味药研为细末、备用。

用法：每次10克，沸水冲泡，代茶饮。每日2次。

适应症：功效补肾益精，扶阳固涩。用于阳痿、早泄、遗精、男女不育，须发早白等。

毓麟酒

配方：桑椹50克，枸杞子50克，山萸肉50克，补骨脂50克，牛膝50克，菟丝子50克，韭菜子50克，楮实子50克，肉苁蓉60克，覆盆子60克，蛇床子15克，莲须30克，巴戟天50克，淮山药30克，木香30克，白酒3000毫升。

制法：将上述药物切成粗末，装入纱布袋内，与白酒共置于容器内，密封浸泡15天，即可取酒饮用。

用法：每次10毫升。每日2次。

适应症：功效益肾助阳，固精。用于肾阳虚亏所致的阳痿，早泄，腰痠不育等。

按语：本方源于《奇方类编》。本药酒专为男子阳痿、早泄、不育而设。方中大部分均温肾壮阳之品，又配以枸杞子、桑椹子等益肾滋阴之品及淮山药、木香等健脾理气之品，以求阴阳相济，脾肾双调，使本酒的滋补功效更为全面。

固本遐龄酒

配方：当归25克，杜仲20克，小茴香20克，青盐20克，石斛20克，陈皮20克，牛膝20克，枸杞子30克，白豆蔻5克，大茴香10克，巴戟天20克，川椒10克，人参20克，补骨脂20克，木通20克，天冬20克，狗脊20克，枣仁20克，木香5克，益智仁10克，淫羊藿60克，肉苁蓉20克，沉香20克，石菖蒲20克，山茱萸20克，熟地20克，菟丝子30克，覆盆子30克，神曲60克，砂仁15克，乳香15克，大枣500克，鲜山药20克，生姜30克，远志20克，糯米500克，蜜糖60克，白酒1万毫升。

制法：先将糯米、大枣同蒸熟煮成饭；将山药制末为山药汁、生姜汁，蜜糖、米饭一起和匀，装入布袋内，再与白酒一起入酒坛内，密封浸泡20天后，即可取酒饮用。

用法：每次15毫升。每日2次。

适应症：功效益肾补元，温阳补腰，填精壮阳，延缓衰老。用于身体虚羸，神疲乏力，腰膝痠软，畏寒肢冷，头晕耳鸣，阳痿、早泄等症。

按语：本方源于《万病回春》。本酒以原方去虎骨制成。本方命为“固本遐龄”其意即为健身强壮，延年益寿的意思。方中药味颇多，但综合起来能协同起到益肾固本，益精壮阳的功效。

纸包煨麻雀

配方：麻雀6只，胡椒3克，砂仁3克，肉桂3克，小茴香2克，其他调味品适量。

制法：将麻雀用水淹死后，去毛、内脏及爪、洗净、撒上盐腌2小时。将砸碎的小茴香、胡椒、砂仁、肉桂、放入麻雀肚内，然后把麻雀用纸包好，放在火上煨熟即可。

用法：不拘时食用。每日1次。

适应症：功效温肾壮阳。用于肾虚阳痿，早泄，畏寒肢冷等。

按语：麻雀肉质细嫩而清香，营养丰富，是一种别有风味的佳肴。麻雀肉质味甘、温。如《食疗本草》记载：雀肉益精髓，温五脏，气不足者宜常服之。如《日华子本草》记载：麻雀肉壮阳益气。现配肉桂之温中补阳作用，加强麻雀的壮阳之功。配砂仁醒脾和胃，行气宽中作用，使本药膳壮阳益气而不滞。

苁蓉麻雀汤

配方：麻雀10只，菟丝子10克，肉苁蓉10克，料酒、精盐、葱、姜、味精等调料各适量。

制法：将菟丝子、肉苁蓉洗净后，用纱布包后加水适量煎浓汁。麻雀用水淹死后，去毛，内脏及爪，洗净同浓药汁一起入锅内加调料煮熟即可。

用法：佐餐食饮。每日1次。

适应症：功效温补肾阳。用于肾阳虚的腰膝痠软，阳痿，早泄等症。

按语：麻雀为温补肾阳强壮之品，配温补肾阳中药、菟丝子和肉苁蓉，使本药膳有较强的温肾壮阳之功。有阴虚火旺者及阳强易举等症的不宜食用。

鲜虾汤

配方：虾肉（活虾）100 克，黄芪 30 克，精盐、料酒、味精等调料各适量。

制法：将虾肉洗净、放入锅内，加入纱布包好的黄芪，加水适量，加精盐、料酒、味精等各适量，烧开后煮 10 分钟，去黄芪即可。

用法：佐餐食饮。

适应症：功效补肾壮阳，益气。用于阳气虚弱，脾肾虚寒，肾虚阳痿，早泄等症。

按语：虾肉味美鲜嫩，营养丰富，并能补肾壮阳，适用于肾阳虚者食用。本药膳加补气中药黄芪，使鲜虾汤具有更好的益气补肾功效。

龟龄集酒

配方：鹿茸 100 克，人参 100 克，熟地 30 克，炮山甲 40 克，肉苁蓉 40 克，杜仲 20 克，枸杞子 20 克，海马 50 克，蚕蛾 10 克，锁阳 20 克，急性子 20 克，黑附子 100 克，生地 40 克，家雀脑 20 个，甘草 10 克，川牛膝 20 克，青盐 40 克，补骨脂 20 克，硫黄 2 克，细辛 10 克，石燕 50 克，地骨皮 20 克，天门冬 20 克，大蜻蜓 20 克，淫羊藿 20 克，砂仁 20 克，菟丝子 30 克，公丁香 15 克，白酒 1 万毫升。

制法：将上述药物切成碎片，与白酒一起放入酒坛内，密封浸泡 15 天后即可取酒饮用。

用法：每次 10~20 毫升。每日 2 次。

适应症：功效大补元阳，益肾固本。用于肾阳虚亏，命门火衰所致之神疲乏力，头晕耳鸣，畏寒肢冷，腰膝痠软，筋骨痠痛，阳痿、早泄、男子不育，女子不孕等症。

按语：龟龄集为中医古代名方，原为散剂又名老君益寿散，鹤龄丹。本药酒即以龟龄集制成的酒剂。方中主药为鹿茸、人参、附子、海马、熟地，均具有大补肾阳的功效。经现代药理学研究“龟龄集”具有维持人体内分泌，神经系统功能，增强抗疲劳，耐缺氧能力，并具有强心、保护肝脏等功能。

菟丝枸杞麻雀

配方：麻雀2只，菟丝子15克，枸杞子15克。

制法：将麻雀淹死后，去毛、内脏及爪；将菟丝子、枸杞子混合后放于麻雀腹内，线缝，放于砂锅内加清水煮之，待煮沸1小时后，取出麻雀即可食。

用法：饮汤食麻雀。每日1~2次。

适应症：功效补肾固精，养头目，强腰膝。用于肾气虚阳痿、早泄、遗精、尿频，夜尿多，头晕等症。

补骨脂核桃茶

配方：补骨脂300克，核桃肉600克，蜂蜜300克。

制法：先将核桃肉连皮一起捣泥；补骨脂用酒拌，蒸熟，晾干、研末；蜂蜜加热至沸时加入核桃泥和补骨脂末，和匀、晾干、收瓶贮存。

用法：每次10克，沸水冲泡。不拘时服用。

适应症：功效温肾阳，定喘咳。用于肾阳不足所致之阳痿、滑精、早泄、尿频、腰膝冷痛以及久咳虚喘等。

炸麻雀

配方：麻雀2~3只。

制法：将麻雀用水淹死后，去毛，内脏及爪，将锅内食油烧开，麻雀放入炸至熟酥为度即可食。

用法：蘸少许盐食用，不拘时食。

适应症：功效壮阳益精，暖腰膝、缩小便。用于肾阳虚的阳痿、滑精、早泄。

甲鱼

配方：甲鱼1只。

制法：将甲鱼去壳，洗净后，清蒸食之。

用法：不拘时食肉饮汤。

适应症：功效益阴补血。用于五心烦热，遗精、早泄、腰疲不育者。

牛肾山药枸杞汤

配方：牛肾2副，淮山药60克，枸杞子15克，芡实30克，生姜6克，精盐适量。

制法：先将牛肾从中间剖开、剔去筋膜臊腺，用清水反复冲洗，再下沸水锅中氽一下，然后与洗净的淮山药、枸杞子、芡实、生姜一同放入砂锅内，加水适量，用武火煮沸，再转用文火炖2小时，加精盐调味即可。

用法：佐餐食用。

适应症：功效壮腰健脾，涩精止遗。用于遗精、早泄，腰膝疲软，精神不振，或妇女带下，清稀量少，神疲乏力等。

外感发热湿热腰痛者不宜服用。

芡实汤

配方：芡实30克，白糖、糖桂花各适量。

制法：将洗净的芡实放入砂锅内，加水适量，用武火煮沸，再转用文火慢炖约30分钟左右，煮至芡实肉由白色变透明时即可离火，酌加白糖和糖桂花调味即可。

用法：当点心食用。每日1次。

适应症：功效益肾固精、祛湿止带，延年益寿。用于肾虚不固所致的遗精、早泄、小便频数，以及脾肾虚弱所致的妇女白带增多，色白清稀等症。

鱼鳔五子汤

配方：鱼鳔、女贞子、枸杞子各 15 克，沙苑子 10 克，菟丝子 12 克，五味子 9 克。

制法：将上六味分别洗、理净，一同入锅，加水适量，先用武火煮沸，再用文火煎熬约 1 小时，去渣取汁即可。

用法：日服 1 剂，分 2 次温热服用。

适应症：功效滋肾益肝，填精益气。用于肝肾亏虚，腰痛膝软，遗精、早泄、盗汗、头晕、耳鸣、健忘等症。

巴戟苁蓉鸡肠汤

配方：巴戟 12 克，肉苁蓉 12 克，鸡肠 1~2 具。

制法：将鸡肠剪开，肠内、外壁洗净，再用盐擦、洗净、切段，三味加水适量同煮，加少量盐、姜。煮 60 分钟后即可。

用法：取汤饮之，食鸡肠。

适应症：功效温肾固摄。用于肾阳虚的阳痿、遗精、遗尿、夜尿多，早泄等症。

鹿茸酒

配方：鹿茸 15 克，淮山药 50 克，白酒 500 毫升。

制法：将鹿茸、淮山药与白酒共置于酒坛内，密封浸泡 10 日后，即可取酒饮用。

用法：每次 10 毫升。每日 1 次。

适应症：功效温肾壮阳，填精助育。用于肾阳虚亏所致之腰膝痠软，阳痿、早泄、不育、贫血等症。

狗肉菜饭

配方：狗肉 250 克，火腿 100 克，肉苁蓉 30 克，青菜 250 克，粳米 500 克，葱、姜、油、盐、料酒、味精等调料各适量。

制法：

1. 狗肉洗净、切成小块；火腿洗净、切成小块；青菜洗净、切成小块。

2. 起油锅，先入葱、姜，稍煸炒后倒入狗肉和火腿，并加料酒煸炒后，再加青菜、稍炒后，加水适量、粳米和盐，煮成饭，等熟后，稍加味精拌匀即可。

用法：主餐食。

适应症：功效温补肾阳。用于肾虚所致的阳痿、遗精、早泄、腰膝酸痛，筋骨痿弱。

按语：狗肉性味咸温，有补中益气，温肾助阳作用。正如《本经逢原》中记载："犬肉，下元虚人，食之最宜"。再配以温补肾阳的中药肉苁蓉，使本药膳对于肾阳虚所致的各种症状有较好的治疗作用。狗肉性湿热，一般暑热天勿食，秋冬季节相宜。患外感、发热、咳嗽之症和阴虚内热等不宜食狗肉饭。

苁蓉鹿肉汤

配方：鹿肉 250 克，肉苁蓉 10 克，仙灵脾 10 克，料酒、葱、姜、精盐，味精等调味品各适量。

制法：

1. 鹿肉洗净、切成片；肉苁蓉先浸酒，后去皮、切片；仙灵脾先煎汤，去渣取汁。

2. 起油锅，将鹿肉片和肉苁蓉片入锅煸炒，加炒酒、葱、姜、精盐，再加入仙灵脾汤液，共煮熟，加味精适量即可。

用法：食肉饮汤。佐餐食饮。

适应症：功效补肾壮阳，益精。用于阳痿，早泄或因精液稀少而造成不育症。

按语：本药膳性湿热，适宜于冬令食用，对阳盛或阴虚有热者不宜食用。

雀卵羊肉汤

配方：雀卵10只，羊肉250克，姜、料酒、精盐、味精、酱油、糖等各适量。

制法：将雀卵煮熟去壳；羊肉洗净、切小块。起油锅，羊肉加料酒，姜入锅煸炒，入羊肉、雀卵、清水、酱油、糖、味精、等煮至羊肉熟烂即可。

用法：佐餐食饮。

适应症：功效温补肾阳。用于肾阳虚畏寒肢冷，阳痿、早泄等症。

金樱乌鸡煲

配方：金樱子15克，枸杞子15克，鸡血藤15克，乌鸡1只，绍酒15克，胡椒粉3克，葱15克，姜15克，盐15克，棒骨汤2500毫升。

制法：

1. 将中药用纱布包好扎紧口；乌鸡宰杀后，去毛，内脏及爪，姜切片，葱切节。

2. 将乌鸡、中药包、调料放入高压锅内，加入棒骨汤，蒸20分钟，停火，晾凉，倒入煲内。

3. 将煲置武火上烧沸，煮熟，调味，上桌即可烫其它菜食。

用法：佐餐食。

适应症：功效固精涩肠，缩尿止泻，养阴退热。用于性功能减退、早泄、阳痿、滑精、女子带下等症。

锁阳双鞭煲

配方：锁阳20克，牛鞭50克，狗鞭30克，鸡肉300克，料酒10克，盐5克，味精3克，姜5克，葱10克，胡椒粉3克，棒骨汤3000毫升。

制法：

1. 将黄狗鞭、牛鞭剁成3厘米的节，用油砂炒香，漂去泥沙，漉干水分；锁阳用清水浸泡24小时、切片；鸡肉洗净，剁成5厘米见方的块；姜拍松，葱切段。

2. 将锁阳、牛鞭、狗鞭、鸡肉、料酒、盐、味精、姜、葱、胡椒粉、棒骨汤加入高压锅内，置武火上烧沸，盖上压阀，蒸40分钟后，停火，冷却，倒煲内。

3. 将煲上桌，置炉上，武火烧沸即可。

用法：佐餐食。

适应症：功效补肾壮阳。用于阳痿不举，举而不坚，早泄，遗精、腰膝痠软，尿频等症。

沙苑红枣牛鞭煲

配方：沙苑子20克，红枣8个，牛鞭（鲜）1条，料酒15克，姜10克，葱15克，盐5克，味精3克，胡椒粉3克，棒骨汤3000毫升。

制法：

1. 将牛鞭顺尿道剖干，除内膜，洗净，切成3厘米长的段；沙苑子去杂质，放入锅内，文火清炒裂开口，便于药效煎出；红枣去核，洗净；姜拍松，葱切段。

2. 将牛鞭、沙苑子、红枣、料酒、姜、葱、同入煲内，加入棒骨汤，置武火上烧沸，再用文火煲55分钟，加入盐、味精、胡椒粉即可。

用法：佐餐食。

适应症：功效补肾固精、养肝明目，壮阳。用于阳痿、遗精、早泄、白带、目昏、头晕、腰膝痠软等症。

三、注意事项

早泄和阳痿，一个因中枢神经过度兴奋所致，一个因过度抑制所致。其实，从性功能紊乱而言，早泄、阳痿分别属于一个病理过程的两个阶段，因为长期的神经系统兴奋增强可转为兴奋消失而代之以抑制，所以早泄患者最终可导致阳痿。故而，预防和治疗早泄，也可在一定程度上减少阳痿的发生。早泄患者除用食物、药物治疗外，同时应注意戒除手淫，禁止观看黄色书籍、录像，性生活要有节制。另外，婚前进行必要的性教育也是预防早泄的措施之一。因前列腺炎引起者积极治疗前列腺炎。

早泄的饮食宜忌酒。其它同阳痿症。

第七节 遗精食疗方

一、饮食原则

1. 久遗肾亏虚者，应多吃一些健肾补肾固涩的食品，如栗子、核桃、黑豆、莲子、芡实、金樱子、山药、甲鱼、牡蛎、杞子等。

2. 遗精属于心火、湿热者，饮食宜利湿、清心，如荷叶、百合、米仁、黄瓜、丝瓜、海蜇等。

3. 少吃或忌吃辛辣刺激、湿热助阳的食物，如羊肉、鹿肉、鹿茸、辣椒等。

4. 晚饭不宜过饱。

二、食疗选方

鸡内金粉

配方：鸡内金 18 克。

制法：将鸡内金炒焦，研为细末，分成 6 包。

用法：每日早、晚各服 1 包，以热黄酒半盅冲服。

适应症：功效涩止遗，消积滞，健脾胃。用于遗精患者。

莲子芡实粳米粥

配方：莲子 10 克，芡实 10 克，淮山药 15 克，粳米 100 克。

制法：将莲子、芡实洗净，淮山药洗净、切块，锅内加水适量共煮成粥即可。

用法：佐餐食饮。

适应症：功效固肾涩精，补脾。用于脾肾两虚的遗精、腰痠，纳呆等症。

猪腰核桃汤

配方：猪腰2只，核桃10个。

制法：将猪腰洗净，切成腰花，然后将核桃肉打碎，锅内加水适量共煮汤，调味后即可食饮。

用法：佐餐食饮。每日1次。

适应症：功效补肾固精，润肺定喘。用于腰痠遗精，头晕乏力。

冬虫夏草鸭肉汤

配方：冬虫夏草15克，鸭肉250克。

制法：鸭肉洗净后、切块与冬虫夏草加水适量、生姜、盐、味精共炖熟即可。

用法：佐餐食饮。每日1次。

适应症：功效补肾固精。用于肾虚遗精患者。

芡实糯米粥

配方：芡实粉10克，糯米50克。

制法：将糯米洗净，加水适量与芡实粉共煮成粥即可。

用法：佐餐饮。每日1次。

适应症：功效益肾固精，健脾。用于腰痠遗精症。

扁豆杞子樱子汤

配方：扁豆15克，枸杞子9克，金樱子9克。

制法：将扁豆、枸杞子、金樱子拣洗干净后，加水适量共煎汤即可。

用法：佐餐饮。每日1次。

适应症：功效健脾和胃，固肾涩精。用于脾肾两亏的遗精，耳鸣膝软，头晕纳差。

荷叶百合汤

配方：荷叶30克，百合10克，糖适量。

制法：将荷叶，百合洗净后，加水适量共煎汤即可。

用法：佐餐饮。每日2次。

适应症：功效利湿清阳，清心安神。用于心火所致遗精、心悸、多梦等症。

莲子肉米仁扁豆汤

配方：莲子肉10克，苡仁30克，白扁豆15克。

制法：将莲子肉、米仁、白扁豆洗净后，加水适量共煎汤即可。

用法：佐餐食饮。每日2次。

适应症：功效益肾涩精，健脾和中。用于纳呆便溏，劳则梦遗，或有小便不利者。

丝子樱子煮猪肚

配方：猪肚1个，菟丝子10克，金樱子10克。生姜、黄酒、盐、味精各适量。

制法：将猪肚洗净、切成片，加水适量，下入姜、黄酒、盐、菟丝子、金樱子煮熟即可。

用法：佐餐食饮。每日1次。

适应症：功效固肾涩精。用于肾虚遗精患者。

黄瓜糖泥

配方：黄瓜1根，白糖适量。

制法：将黄瓜洗净、晾干水分，捣烂如泥，加入白糖即可。

用法：当小吃。每日2~3次。

适应症：功效利水解毒。用于口苦肾虚遗精患者。

龙骨粳米粥

配方：龙骨30克，粳米50克。

制法：先将龙骨洗净（块状者洗，粉状者不可洗，拣去杂质），捣碎，入锅加水适量煎汤2小时，取汤。粳米洗净下入上药汤内煮粥即可。

用法：佐餐饮，亦可单饮。每日1次，共服3次。

适应症：功效补中益气，健脾和胃，壮筋骨。用于频频梦遗，甚至滑精者。

丝瓜茶

配方：丝瓜1条。

制法：将丝瓜洗净、晾干水分、切碎。

用法：用开水冲泡后，代茶饮。或略煎后，代茶饮。每日1~2次。

适应症：功效清热解毒。用于心烦口渴的遗精患者。

炸桃腰

配方：猪腰5个，核桃仁60克，酒适量。

制法：

1. 猪腰洗净，每个猪腰切成两个正方小块，加料酒、盐、姜片、葱拌匀，浸入味后，沥干水分。

2. 核桃仁同沸水浸泡后、剥去皮，在五成热的油锅中炸酥后、捞起备用。

3. 铁锅放火上，下油烧至五成热时，将腰块有花纹的一面向下放在手掌上，再放下一瓣核桃仁包绕，待油热至八成热时，再将腰块全部放入，炸至金黄色，沥去余油，淋上麻油翻滚几下盛盘中，糖醋生菜铺在盘的两端即可。

用法：佐餐食。

适应症：功效补肾壮阳。用于肾虚遗精。

甲鱼二子汤

配方：甲鱼1只，女贞子15~20克，枸杞子30克，精盐适量。

制法：将甲鱼杀后去肠杂，洗干净，入锅内，加水适量，煮沸5分钟后，剥去外壳。将枸杞子、女贞子洗净一同入鱼锅内，小火炖至甲鱼肉烂后加精盐少许即可。

用法：佐餐食。分2~3次服完。

适应症：功效滋补肝肾，填精益髓。用于肝肾阴虚所致的腰痛、遗精、头晕、目花等症。

莲实雪耳汤

配方：去芯莲子25克，芡实、淮山药各15克，银耳10克，鸡蛋1个，白糖适量。

制法：将莲子、银耳用清水泡发、洗净、芡实、淮山药洗净。上述诸料一同放入砂锅内，加水适量，先用武火煮沸，再用文火慢炖1小时，至莲子、银耳熟烂，汤将成时将鸡蛋打匀并倒入锅内，酌加白糖，调味即可。

用法：佐餐食。每日1~2次。

适应症：功效益气补阴，固肾止遗。用于肾气虚弱所致的遗精，妇女白带增多，尿频等症。

杞鞭壮阳汤

配方：黄牛鞭1000克，枸杞子5克，肉苁蓉50克，肥母鸡500克，花椒6克，猪油30克，黄酒20克，味精2克，精盐10克。

制法：

1. 先将牛鞭用热水涨发后，沿尿道对剖成两半，刮洗干净，用冷水洗30分钟。

2. 将枸杞子拣去杂质；肉苁蓉先洗刷干净，用适量酒浸泡、泡软，上笼蒸约2小时，漂洗干净、切片后与枸杞子用纱布包好。

3. 砂锅内放清水，牛鞭用武火烧沸后去浮沫，再放姜、花椒、黄酒、母鸡肉，烧沸后转文火炖，每隔1小时翻动1次，炖至六成熟时用干净纱布药袋放入锅内，转用文火炖至八成熟。

4. 取出牛鞭切成3厘米长的指条形，再放回锅内，直至炖烂为止。药包取出不同，往汤中加味精、猪油，调味即可。

用法：佐餐食饮。

适应症：功效滋肝补肾，壮阳益精，养阴润燥。用于肝肾阴亏所致的头目昏眩，腰膝瘦痛，耳鸣脑响，以及肾阳不振之遗精，津液亏损所致之大便干结等。

猪肾核桃萸肉汤

配方：猪肾1副，核桃仁、山萸肉各10克，精盐、葱各适量。

制法：

1. 将猪肾洗净，去臊腺脂膜、切碎放入砂锅内；山萸肉用纱布包好扎紧口，与核桃仁、葱一同放锅内。

2. 锅内加清水适量，用武火烧沸后转用文火炖至猪肾熟透，加入精盐，煮熟即可。

用法：佐餐食。每日1次。

适应症：功效补肾固精。用于肾虚所致的腰瘦痛，遗精等。

补髓汤

配方：猪骨髓200克，甲鱼1只，葱、生姜，胡椒粉、味精、精盐各适量。

制法：

1. 将甲鱼同沸水烫死，揭去甲壳，除去内脏、头、爪；猪脊髓洗净，放入碗中。

2. 甲鱼肉、葱、生姜一同入锅，武火烧沸，转用文火将甲鱼煮熟。

3. 加入猪骨髓一同煮熟，再加入胡椒粉、味精、精盐即可。

用法：佐餐食饮。

适应症：功效滋阴补肾，填精益髓。用于中老年人肾阴虚，头晕目眩，腰膝疼痛，多梦，遗精等症。

牛肾山药枸杞汤

配方：牛肾两副，淮山药60克，枸杞子15克，芡实30克，生姜6克，精盐适量。

制法：

1. 先将牛肾从中间剖开，剔去筋膜臊腺，用清水反复冲洗，在沸水锅内汆一下；淮山药、枸杞子、芡实洗净。

2. 将以上诸料一同放入砂锅内加入生姜，水适量，用武火烧沸，再用文火炖2小时，加精盐调味即可。

用法：佐餐食。

适应症：功效壮腰健肾，涩精止遗。用于遗精、早泄、腰膝痠软、精神不振，或妇女带下清稀量少，神疲乏力等。

羊肾杜仲五味汤

配方：羊肾1副，杜仲15克，五味子6克，精盐、葱各适量。

制法：

1. 先将肾洗净，去臊腺、切碎放入砂锅内，再将杜仲、五味子用纱布包好，一同入锅内。

2. 锅内加清水适量，用武火烧沸后，再用文火炖至羊肾熟透，再加入精盐，葱煮熟即可。

用法：佐餐食饮。每日1次。

适应症：功效补肝肾强筋骨，温肾固精。用于肝肾虚引起的腰膝痠痛，筋骨无力，胎动不安，阳痿、遗精、高血压等症。

复方熟地酒

配方：大熟地250克，沉香或檀香3克，枸杞子120克，白酒3000毫升。

制法：将上三味理净浸入酒中，10日以上即可饮用。

用法：每次1小盅，每日3次，但不宜过量。

适应症：功效养血滋阴，补肾益精。用于男女精不足，腰痛，乏力，眩晕，性功能减退，遗精，月经不调，耳聋，目昏等症。

沙苑莲子汤

配方：沙苑子、莲子肉各12克。

制法：将以上二味理净，加水适量共煎煮汤即可。

用法：佐餐饮。每日1~2次。

适应症：功效益肾补脾，补肾固精。用于肾虚遗精。

虫草炖肉

配方：冬虫夏草10~15克，鸭肉或鸡肉适量。

制法：将鸭肉洗净、切块与冬虫夏草加水适量炖熟即可。

用法：佐餐食。每日1次。

适应症：功效补肺益肾，利水消肿。用于治疗肾虚阳痿、遗精，腰膝瘦软，咳嗽气喘等症。

丁香鸭

配方：公丁香5克，肉桂5克，草蔻5克，鸭子1只，生姜15克，葱15克，食盐5克，糖3克，卤汁适量。

制法：

1. 丁香、肉桂、草蔻同用水煎熬至沸，每次沸后20分钟即可滤出药汁1次，连煎2次，收药汁约200毫升。

2. 鸭子宰杀后煺净毛、剖开腹，除内脏，用清水冲洗干净。姜、葱洗净拍破待用。

3. 锅内加水适量置武火上，加入姜、葱，放入鸭子、烧沸后撇去浮沫，改用文火上，加入药汁，盖上盖，保持微沸煮约15分钟，捞出鸭子待用。汤倒掉不用。

4. 卤汁倒入锅内烧沸后，再放入鸭子，用文火卤熟，捞出，揩净浮沫。

5. 取适量卤汁放入锅内，加冰糖炒化，再加食盐调好味，均匀地涂在鸭子的全身，然后再均匀地抹上芝麻油即可。

用法：佐餐食。分次吃。

适应症：功效温利胃、消饮食、理气滞，补虚劳，健脾胃，利水湿。温阳补虚，消食和胃。用于肾阳不足之阳痿、遗精、腰下觉冷，脾胃虚寒之食少，腹胀、脘腹冷痛，呃逆嗳气等症确有良效。本方可作为性功能低下，慢性胃炎，消化不良及胃肠功能紊乱患者膳食。

龟胶酒

配方：龟版胶 100 克，黄酒 1000 毫升。

制法：将龟版胶、黄酒同置锅中，用文火煮至龟版胶溶化后即成。

用法：每次 10 毫升，每日 1~2 次。

适应症：功效滋阴补血，温阳活血。用于肾阴虚亏所致的五心烦热，口干咽燥，腰膝痠软，遗精，早泄，妇女月经不调，崩漏带下等症。

按语：本方源于《本草汇言》。方中仅由一味龟版胶组成，龟版性味甘、咸、平、功能滋阴，补血，止血，可主治肾阴虚亏所致的骨蒸劳热，腰膝痿软，筋骨疼痛等症。古药书《本草汇言》述龟版“主阴虚不足，发热口渴，咳咯血痰……凡一切阴虚血虚之”。

琼浆药酒

配方：鹿茸 30 克，冬虫夏草、雀脑、驴肾各 60 克，狗脊、补骨脂、淫羊藿各 120 克；金樱子 50 克，韭菜子 120 克；人参、黄精各 60 克；圆肉 30 克，当归 60 克，灵芝、枸杞子各 120 克；佛手 60 克，陈皮 90 克，熟附片 120 克，川牛膝 120 克，白酒 50 公斤，红籼 240 克，白蜜 500 克，红糖 3 公斤。

制法：市售成药规范。也可按以上成分比例把药物分别加工成粗末，用绢袋或布袋盛装，与白酒同置于坛中密封，隔水蒸 2 小时，再静置一周后即可服用。

用法：每次 20 毫升，每日早、晚各服 1 次。

适应症：功效补肾助阳，益气滋阴。用于肾阳虚衰，精血亏损，气血不足的病证，如阳痿、遗精，阴囊湿冷，或妇女白带清稀量多宫冷不孕，伴有腰膝痠软，手足不温，四肢乏力，精神不振等症的治疗。

按语：本方方名“琼浆药酒”，琼浆意为美酒，药酒称做琼浆是言该酒即珍且美。由于本方由鹿茸、冬虫夏草、人参、灵芝等名贵中药制成，疗效确实，因此方名即称琼浆药酒。方中鹿茸、雀脑、驴肉、虫草、狗脊、淫羊藿温肾助阳；炮附子温阳散寒。金樱子、韭菜子固涩精气。人参、黄精补脾益气。当归、枸杞子、灵芝补血养阴安神。佛手、陈皮理气开胃。牛膝并白酒、红粬、红糖活血行瘀。以上诸味合用，平补阴阳气血，但以温肾助阳为主，兼以益气滋阴；临床即可用于肾阳虚衰，气阴不足所致的各种病症的治疗，也可做为中老年正气虚衰者的强壮滋补酒。

本药酒以温补为主，补益力虽强，但性质湿热，有伤阴之弊，故年轻气盛与阴虚火旺者禁用。

柿蒂百合枣茶

配方：柿蒂 12 克，百合 20 克，红枣 24 克。

制法：以上三味，拣洗干净，加水适量共煎汤即可。

用法：代茶饮。每日 1 剂。

适应症：功效补中益气，养血安神。用于肾虚遗精。

莲子丝瓜茶

配方：莲子 30 克，丝瓜花 6 克。

制法：将上二味拣干净，加水适量煎汤即可饮。

用法：代茶饮。每日 1 剂。

适应症：功效养心补脾、益肾涩精。用于肾虚遗精、尿频、白浊、带下等症。

益智茶

配方：益智仁 50 克。

制法：将上一味加水适量煎汤，去渣取汁即可饮。

用法：代茶饮。每日 1 剂。

适应症：功效暖肾止遗。用于肾虚遗精，遗尿。

月季芍药根茶

配方：月季花根 30 克，芍药根 10 克，百合 15 克。

制法：将上三味拣洗干净，加水适量煎汤即可。

用法：代茶饮。每日 1 剂。

适应症：功效活血清热，敛阴安神。用于肾虚遗精。

韭菜子散

配方：韭菜子 250 克。

制法：将上味洗净，蒸熟后、干燥，研为细末。

用法：每次 6 克，温开水，或温酒送下，空腹服。每日 1~3 次。

适应症：功效补肝肾、暖腰膝，壮阳固精，温肾补阳。用于肾阳虚的遗精、白浊，滑精，小便频多，膝无力等病症。

紫河车冬虫夏草汤

配方：紫河车半具，冬虫夏草 10 克。

制法：将紫河车漂洗干净、切块，与冬虫夏草同炖，加少许调味品，熟后即可。

用法：不拘时食。每日 1 次。

适应症：功效强壮人体，补肾精气。用于体弱者的补益。亦治疗肾精气虚阳痿、遗精。

鸡肝菟丝子汤

配方：雄鸡肝 2 具，菟丝子 15 克。

制法：将鸡肝洗净，每具切成4块；菟丝子洗净入布袋，与鸡肝一同入砂锅，加水适量，用武火烧沸，再用文火煮熬30~40分钟，去药袋即可。

用法：佐餐食饮。每日1~2次。

适应症：功效补肾固精，益气壮阳。用于肾气虚所致的阳痿、早泄、遗精、习惯性流产，遗尿等症。

莲实粥

配方：嫩莲子20克，粳米100克。

制法：

1. 将嫩莲子发胀后，在水中用刷把擦去表层，抽出莲心，冲洗干净，放入锅内，加入清水在火上蒸熟烂。

2. 将粳米淘洗干净，放入锅中加入清水煮成薄粥，粥熟后掺入莲子，搅匀，趁热服。

用法：作早、晚餐粥汤食。每日2次。

适应症：功效健脾止泻，益肾固涩，养心安神。用于脾虚食少，腹泻，乏力，肾虚带下，遗精，尿频，心虚失眠，健忘，心悸等症。

豇豆汤

配方：豇豆30克。

制法：将豇豆洗净，锅内加水适量煎汤即可。

用法：佐餐饮。每日1~2次。

适应症：功效健脾开胃，补肾益精。用于治疗脾胃虚弱，食少便溏，带下，水肿以及肾虚梦遗精，小便频数等症。

薯蓣酒

配方：薯蓣250克，山茱萸50克，五味子25克，人参25克，白酒2000毫升。

制法：将上述药物切成薄片，放入纱布袋内，再与白酒一起置于酒坛内，密封浸泡15日后即可饮用。

用法：每次15毫升，或酌量饮用。每日1~2次。

适应症：功效健脾益胃。用于体虚、产后、病后所致之神疲乏力，头晕目花，心悸气短，腰痛足软，失眠多梦，腹泻，遗精等。

按语：本方源于《本草纲目》：薯蓣为淮山药的古称，其性味甘、平、为常用的滋补药，具有健脾，养肺、益肾、固精、止泻等功能。古药书《神农百草》将薯蓣列为上品，说它能“补虚羸，除寒湿邪气，补中益气力，长肌肉，久服目聪明”。方中尚有人参，功能补元气，固本强壮；再配以萸肉，五味子皆为收涩固精之佳品，尚有养心益肾，安神止泻等功效。

莲肉糕

配方：莲子180克，糯米250克，豆沙馅60克，白糖、猪油、糖桂花等各适量。

制法：将莲肉洗干净后，煮熟烂。糯米洗净，蒸熟后，加白糖、猪油拌匀。用盆子一个，先将糯米饭在盆内铺一层，再加上豆泥馅，在豆泥上再加上莲肉，最上面再加一层糯米饭，并撒上糖桂花。入笼蒸1小时，取出，切成块即可。

用法：当点心吃。

适应症：功效补肾健脾，养心安神。用于失眠、心悸、遗精、健忘等。

按语：本点心油亮美观，香甜软糯，而且有补脾肾之功效。常人食用也能增进食欲，增强记忆，改善睡眠，起到防病保健作用。

百仁全鸭

配方：湘莲50克，苡仁30克，芡实30克，扁豆30克，肥鸭1只（约1500克），虾仁15克，熟火腿50克，蘑菇30克，菜油1000毫升（实耗50毫升），绍酒12毫升，胡椒粉、食盐各适量，糯米100克。

制法：

1. 湘莲去皮、心，扁豆煮后去皮，糯米淘净，水漂5分钟，苡仁、芡实去杂质用温水泡 15 分钟，虾仁用温水发透，蘑菇用温水泡 10 分钟，淘净泥沙，掐去脚、切成 1 厘米见方的丁，选用去皮肥瘦火腿、切成同样大小的方丁。

2. 以上八种原料，沥干水分，一起放入碗中，加绍酒、食盐，胡椒粉拌匀上笼蒸 30 分钟，出笼成八宝馅。

3. 鸭子宰杀后，去净毛，剖腹去内脏，剁去脚、洗净，将鸭放于案板上在鸭颈上（鸭胸上 2 寸处）顺着鸭颈开一口，长约 2 寸半。在咽喉开刀处切断颈椎骨，使鸭头和鸭颈皮相连，再从刀口处剔出颈椎骨，然后将鸭尾向下立放案板上，将鸭皮肉翻着往下退，同时边用刀剔骨头，一直剔到鸭尾，除两翅处，其余的骨头必须全部剔除不用（在剔骨头过程中必须保持肉的完整，不要弄破皮），然后将鸭皮翻过来，成一只无骨的全鸭。

4. 将八宝馅全部装入鸭腹内，在刀口处将鸭颈皮打个结，以免腹中馅漏出，然后放入汤锅中烫三分钟捞出，再放入清水中，摄去茸毛。用绍酒、食盐、胡椒粉等合匀，遍抹鸭身，鸭头放于两翅中间，上笼蒸 2 小时，出笼晾干水气。

5. 烧热油锅，注入油，待油温八成熟时将鸭子放入油中炸 3 分钟，炸至皮酥、表面成金黄色时捞出，将鸭照原形摆入盘中即可。

用法：佐餐食。

适应症：功效补脾益肾，滋肺津。用于脾虚不运，腹胀，便溏，带下，以及肺肾阴虚，潮热，盗汗，干咳音哑，遗精等症，可供辅助治疗。

韭菜炒羊肝

配方：韭菜 100 克，羊肝 150 克，料酒、精盐、味精等调料品少许。

制法：将韭菜洗净、切成小段；羊肝洗净、切成薄片，加料酒少许、拌匀。起油锅，两味一同入锅煸炒，加精盐、味精少许，炒熟即可。

用法：佐餐食。

适应症：功效补肝肾。用于女子月经不调，病后视力减低、肝虚目翳，阳痿、遗精等。

按语：羊肝能益血补肝明目。《本草纲目》记载：按倪维德《原机启微集》云：羊肝补肝，与肝合，引入肝经，故专治肝经受邪之病，韭菜温肾壮阳，能治肾虚所致阳痿、腰膝痠软冷痛。但本药膳湿热，有阴虚内热及疮疡、目赤者忌食。

金樱子粥

配方：金樱子 60 克，粳米 60 克，食盐少许。

制法：

1. 将金樱子洗净，放入锅内，加水适量，置武火上烧沸，再用文火熬煮 10 分钟左右，去渣取汁。

2. 把粳米淘洗干净，放入锅内，加入金樱子汁及水量，先用武火烧沸，再用文火熬煮成粥后加食盐拌匀即可。

用法：佐餐食饮。每日 1～2 次。

适应症：功效益肾固精。用于肾虚精关不固，遗精、泄泻、脱肛、妇女子宫脱坠等。

按语：方见《饮食思辨录》，金樱子是中医常用的一种固肾涩精药，故有防治动脉粥样硬化的作用。临床报导金樱子对子宫脱垂治疗的初步观察认为，对年轻脱垂程度较轻，没有白带的患者疗效较好。有实火者忌用。

韭菜包

配方：面粉 500 克，韭菜 500 克，虾仁 200 克，精盐、味精、猪油等各适量。

制法：将猪板油去皮、切成小丁，加上酱油、姜末拌匀；将韭菜拣净、洗净、切碎。虾米切成末，一起加入板油，再加上精盐、味精拌成馅；面粉发酵后，和成面团，并分成几个小面团，分别包入韭菜馅，上笼蒸熟即可。

用法：佐餐食。

适应症：功效补肾壮阳。用于肾虚肢冷，腰膝痠软，阳痿、早泄、遗精等症。

按语：韭菜性温，味辛、甘。有温补肾阳，固精止遗作用。虾米有益肾补阳作用。二味配合制成韭菜包有较好的补肾阳之功。但阴虚内热及患有眼疾之人不宜食用。

八宝枣糕

配方：精白面粉 600 克，鸡蛋 500 克，白糖 500 克，猪板油 500 克，核桃仁 500 克，熟黑芝麻 200 克，桂圆肉 100 克，枸杞子 150 克，红枣 200 克，蜜玫瑰 50 克。

制法：

1. 猪板油去皮筋、洗净、切成豌豆大小的颗粒。桂圆肉和红枣切成小粒状。鸡蛋打盆内，加白糖调至乳白色，倒入面粉搅匀后，将上述切好的各种原料及枸杞子、蜜玫瑰放入，搅匀。

2. 蒸笼内铺好油纸，放上 30 厘米见方、高约 5 厘米的木框一个，将调好的枣糕原料倒进其中，弄平，撒上芝麻。上笼蒸 30 分钟，取出糕冷却后，切成块即可。

用法：当点心吃。

适应症：功效滋补肝肾，益气血。用于肝肾虚，腰膝痠软，头晕目眩，遗精，失眠，健忘，须发早白等。

按语：八宝枣糕中配黑芝麻、枸杞子、核桃仁具有补益气血功效。所以，八宝枣糕是调补身体的一种点心。

锁阳粥

配方：锁阳 15 克，大米 50～60 克。

制法：将大米淘洗净后与锁阳加水适量煮成粥即可。

用法：佐餐饮。每日 1～2 次。

适应症：功效补肾壮阳。用于治疗肾虚阳痿，遗精、腰痛，老年阴虚气弱便秘等。

肉苁蓉羊肉羹

配方：肉苁蓉 15 克，酒适量。

制法：将肉苁蓉洗净、剖去鳞，用酒洗净，去黑汁、切薄片；羊肉洗净、切薄片，共煮成羹，加食盐调味即可。

用法：不拘时食用。

适应症：功效补肾益精，强筋健骨，润肠通便。用于治疗肾虚阳痿、遗精、腰痛、尿频等症。

泥鳅枣子汤

配方：泥鳅 250 克，大枣 10 克，生姜 6 克。

制法：泥鳅剖开、去肠杂、洗净，加水适量，与枣、姜同煮汤调味即可。

用法：饮汤吃泥鳅、大枣，日 1 剂，连服数日。

适应症：功效补中祛湿，生津回阳。用于中气虚弱、湿热内盛、阳事不举，遗精早泄。

银杏煮乌鸡

配方：白果、莲子肉、糯米各适量，胡椒 3 克，乌鸡 1 只。

制法：将乌鸡宰杀后，去毛、内脏及爪、洗净，将白果、莲子肉、糯米洗净后装入乌鸡腹内煮熟即可。

用法：佐餐食。空腹食亦宜。

适应症：功效养阴退热，补益肝肾。用于肾虚带下，遗精、白浊等。

桂花栗羹

配方：板栗肉 100 克，藕粉 25 克，糖桂花 2 克，白糖适量。

制法：将栗子肉洗净后、切成薄片。锅内放清水适量烧沸，倒入栗子肉、白糖，烧沸后，撇去浮沫。将藕粉用水调匀，均匀地倒入锅内，调成羹状出锅，盛入碗内，撒上糖桂花即可。

用法：不拘时食饮。

适应症：功效益肾健脾，强壮固精。用于食少乏力，头晕耳鸣，腰膝痠软，遗精，尿频等症。

按语：栗子为我国具有悠久历史的果品，早在《吕氏春秋》上就有“箕山之栗”的记载。栗子作为药物具有良好的滋补功效，功能益气补元，益肾健脾，与桂花一起煮桂花栗羹可增加其理气开胃，活血的作用。本品为一味滋补甜羹。

何首乌粥

配方：何首乌 30 克，粳米 100 克，红枣 3~5 枚，冰糖少许。

制法：将制首乌放入锅内，加水适量煎浓汁，去渣取汁，红枣和冰糖，再加水适量。先用武火烧沸，再用文火煎熬成粥即可。

用法：佐餐食饮。

适应症：功效补肝益肾，养血。用于肝肾阴亏，须发早白，血虚头晕，腰膝痠软，筋骨酸痛，遗精，神经衰弱，老年高血脂症，大便干燥等。

二仙虾仁炒饭

配方：虾仁 50 克，火腿 30 克，仙灵脾 30 克，仙茅 6 克，大米 200 克，调料适量。

制法：

1. 先将仙茅、仙灵脾加水适量煎浓汁；大米洗净，加仙茅、仙灵脾浓药汁和大米煮成米饭。虾仁洗净，火腿洗净、切成丁，加料酒拌匀。

2. 起油锅，把虾仁、火腿丁稍煸炒，加入大米饭，加精盐、味精等煸炒后即可。

用法：主餐食。

适应症：功效补肾壮阳。用于肾虚畏寒，肢冷，腰膝痠软，阳痿，遗精等。

按语：仙茅、仙灵脾为补肾壮阳中药。虾仁也有温补肾阳功效。因此，二仙虾仁炒饭有较好的补益作用，而且味鲜美，营养丰富。

狗肉菜饭

配方：狗肉 250 克，火腿 100 克，肉苁蓉 30 克，青菜 250 克，粳米 500 克，葱、姜、油、盐、料酒、味精等调料各适量。

制法：

1. 狗肉洗净、切成小块；火腿洗净、切成小块；青菜洗净、切成小节。

2. 起油锅先入葱、姜、稍煸炒后倒入狗肉、火腿，并加料酒煸炒后，再加青菜，稍炒后，加适量水，粳米加盐，煮成饭，等熟后，稍加味精拌匀即可。

用法：主餐食。

适应症：功效温补肾阳。用于肾虚所致的阳痿、遗精、早泄及腰膝痠痛，筋骨痿弱等。

按语：狗肉性味咸温、有补中益气，温肾助阳作用。正如《本草逢原》中记载："犬肉，下元虚人，食之最宜"。再配以温补肾阳的中药肉苁蓉，使本药饭对于肾阳虚所致的各种症状有较好的治疗作用。狗肉性湿热，一般暑热天勿食，秋冬季相宜。患外感、发热、咳嗽症状和阴虚内热等不宜狗肉饭。

炒双参

配方：海参（水发）250 克，人参 5 克。料酒、葱、姜、精盐、味精等调料适量。

制法：将海参洗净、切花刀；人参洗净、切片、水蒸。起油锅，被海参与料酒同煸炒，随后放入人参和蒸参的水，加精盐、葱、姜、味精等调料，稍炒后即可。

用法：佐餐食。

适应症：功效补脾肾，益精，补气养血。用于肾虚所致的阳痿，遗精及气血虚弱患者。

按语：海参为美味佳肴，有补肾益精，养血润燥之功效。如《本草从新》记载：补肾益精，且补气血。一般宜用生晒参为好。如阳痿显著者也可用红参。人参为名贵中药，有补五脏，益元气之功。我国最早药物专著《神农本草经》中把它列为上品。

苁蓉鸡肉羹

配方：鸡肉250克，肉苁蓉30克，板栗15枚，苡仁15克，香菇5只，葱、姜、料酒、精盐、味精等调料各适量。

制法：

1. 鸡肉洗净、切小块；肉苁蓉洗净后，煎浓汁；米仁浸泡，板栗去壳，香菇切块。

2. 起油锅，先炒鸡肉，加入葱、姜炒后，加肉苁蓉汁，与苡仁、板栗、香菇同煮，加调料适量，煮熟即可。

用法：佐餐食饮。

适应症：功效补肾壮阳，益中养精。用于脾肾阳虚，神疲乏力，怕冷、阳痿、遗精、早泄及脾湿困乏，泄泻等症。

按语：肉苁蓉为温阳药，温而不燥，补而不峻，用于肾虚阳痿、遗精、早泄等。本品又能补肝肾而强筋骨，故肉苁蓉为温补滋补强壮药，对老年人和阳虚者久服益寿。本药膳配有健脾利湿作用的米仁和养胃健脾、壮腰补肾作用的板栗，使药膳有较强的补益作用。

沙苑子茶

配方：沙苑子10克。

制法：将沙苑子洗净、捣碎、沸水冲泡片刻后即可饮用。

用法：代茶饮。

适应症：功效补肾强腰，益寿延年。用于虚劳泄泻、遗精、腰痛等。

冬虫夏草炖水鸭

配方：水鸭肉250克，冬虫夏草10克，红枣4个。

制法：把冬虫夏草、红枣去核、洗净；将水鸭活杀后，去毛、内脏、洗净、斩件。把全部用料一齐放入炖盅内，加开水适量，文火隔水炖3小时，调味即可。

用法：佐餐食。

适应症：功效补肾益精，养肺止咳。用于支气管哮喘，慢性支气管炎，肺结核属肺肾两虚者，食欲不振，遗精，失眠等病症。

鱼鳔五子汤（见早泄食疗方）。

虫草全鸭煲

配方：冬虫草10克，老雄鸭1只，绍酒15克，生姜5克，葱白10克，胡椒粉5克，味精5克，鸡精5克，盐10克，棒骨汤2500毫升。

制法：

1. 将鸭宰杀后，去毛、内脏及爪，洗净，放入沸水锅内氽去血水，捞出，用凉水洗净；虫草用酒洗净泥沙；生姜、葱白洗净，切片、段待用。

2. 将食物和药物同放高压锅内，加棒骨汤及调料，置武火上烧沸，约30分钟停火，晾冷，倒入煲内。

3. 将煲置武火上烧沸，即可上桌。

用法：佐餐食。

适应症：功效补肺肾，益精髓，止喘嗽。用于虚劳咳嗽，自汗盗汗、阳痿、遗精、腰膝软弱，久虚不复等症。

复元鹿尾煲

配方：山药10克，肉苁蓉6克，菟丝子6克，净鹿尾200克，乌鸡1只，火腿50克，水发玉兰片10克，盐10克，味精10克，鸡精5克，绍酒10克，姜10克，葱10克，棒骨汤2500毫升。

制法：

1. 将山药、肉苁蓉切片；菟丝子去杂质，用纱布包好、扎紧口；鹿尾去毛、洗净，用开水焯一下，放入小盆内，加入鸡汤、葱、姜上笼蒸熟透取出、切块；将火腿、玉兰片切成片。

2. 将山药、肉苁蓉、菟丝子、鹿尾、玉兰片同放高压锅内，加入棒骨汤，蒸30分钟，停火，晾凉，倒入煲内，置武火上烧沸，煮熟、调味，上桌，即可带火烫食。

用法：佐餐食。

适应症：功效利肾壮阳，益寿延年。用于早泄、滑精、阳痿、性功能减退等症。

百仁全鸭煲

配方：薏苡仁30克，湘莲50克，芡实30克，白扁豆30克，鸭1只，鲜虾仁30克，熟火腿50克，香菇30克，绍酒12克，胡椒粉5克，鸡精5克，味精5克，食盐5克，姜5克，葱5克，棒骨汤3000毫升。

制法：

1. 将湘莲去皮、心，白扁豆煮后去皮、水漂；薏苡仁、芡实去杂质，用温水浸泡15分钟，虾仁洗净、香菇洗净，淘净泥沙、掐去蒂根；火腿洗净、切成3厘米见方的块；将以上八种原料沥干水分，一起放入高压锅内，加入绍酒、盐、胡椒粉、鸡精、盐拌匀，放入鸭肉，加入棒骨汤，用高压锅压蒸30分钟，停火，晾凉，倒入煲内。

2. 将煲置武火上烧沸，即可食用。

用法：佐餐食。

适应症：功效补脾健胃，滋阴溢胃。用于脾虚呕逆，肾阳亏损，夜寐多梦，骨蒸劳热，赤白带下，遗精等症。

莲米苡仁子鸭煲

配方：莲子20克，苡仁30克，子鸭1只，料酒10克，盐5克，味精3克，葱10克，胡椒粉3克，鸡精3克，姜5克，棒骨汤3000毫升。

制法：

1. 将莲子用清水浸泡24小时、去心；苡仁去泥沙，浸泡24小时，沥干水分；子鸭宰杀后，去毛、内脏及爪，剁成5厘米大小的块；姜拍松、葱切段。

2. 将莲子、苡仁、子鸭、料酒、盐、味精、姜、葱、鸡精、胡椒粉、棒骨汤同放高压锅内，盖上盖，置武火上烧沸，盖上压阀压蒸30分钟后，停火，冷却，倒入煲内。

3. 将煲上桌，置炉上武火烧沸即可。

用法：佐餐食。

适应症：功效养心神，补气补血。用于脾虚腹泻，遗精，白带，气血两亏等症。

金樱子乌鸡煲

配方：金樱子15克，枸杞子15克，鸡血藤15克，乌鸡1只，绍酒15克，胡椒粉3克，葱15克，姜15克，盐5克，棒骨汤2500毫升。

制法：

1. 将中药用纱布包好，扎紧口；乌鸡宰杀后、去毛、内脏及爪；姜拍松，葱切节。

2. 将乌鸡、中药包、调料放入高压锅内，加入棒骨汤，蒸20分钟，停火、晾凉，倒入煲内。

3. 将煲置武火上烧沸，煮熟、调味，上桌即可烫其它菜食用。

用法：佐餐食。

适应症：功效滋阴补肾，益气补血。用于性功能减退，早泄、阳痿、滑精，女子带下等症。

斑茸鱼翅煲

配方：鹿茸粉3克，水发鱼翅360克，乌鸡1只，绍酒5克，味精5克，鸡精5克，姜10克，盐10克，葱10克，棒骨汤2500毫升。

制法：

1. 将乌鸡宰杀后，去毛、内脏及爪；水发鱼翅蒸熟，姜拍松，葱切段。

2. 将乌鸡、鹿茸粉，姜、葱、绍酒放入高压锅内，置武火上烧沸，用高压蒸，蒸25分钟，停火，晾凉，倒入煲内。

3. 将煲置武火上烧沸，下入鱼翅，调味上桌，即可烫其它菜食用。

用法：佐餐食。

适应症：功效壮元阳，补气血，益精髓，强筋骨。用于肾阴虚之阳痿、滑精、腰膝痠冷，虚落、带下、精亏眩晕、耳鸣等症。

河车海茄乌鸡煲

配方：紫河车（胎盘）60克，水发海茄子500克，乌鸡1只，菜心200克，香菇20克，玉兰片25克，鸡油25克，鸡精10克，葱10克，盐10克，姜10克，棒骨汤2500毫升。

制法：

1. 将紫河车碾成细粉；发好的海茄子顺刀片成斜片；菜心切成段，香菇、玉兰片、姜切片，葱切段。

2. 将乌鸡宰杀后，去毛，内脏及爪，用沸水汆去血水。

3. 将乌鸡、紫河车、海茄子、菜心、玉兰片、香菇、姜、葱、绍酒同放高压锅内，加入棒骨汤，武火烧沸，蒸25分钟，停火、晾凉，放入煲内。

4. 将煲置武火上烧沸，加调料调好味，上桌，即可带火烫食其它菜食用。

用法：佐餐食。

适应症：功效补气、养血、益精。用于体虚久病，喘咳，盗汗，遗精等症。

虫草鲍翅乌鸡煲

配方：虫草10克，鲍鱼60克，鱼翅60克，乌鸡1只，香菇30克，玉兰片30克，鸡精10克，姜10克，葱10克，盐10克，棒骨汤2500毫升。

制法：

1. 将冬虫夏草用酒浸泡、洗净；鲍鱼片成薄片或波浪式的花刀片；香菇一切两半；玉兰片、切片；乌鸡宰杀后，去毛、内脏及爪；姜拍松、葱切段、鱼翅发好、蒸熟。

2. 将乌鸡、虫草、鲍鱼、香菇、玉兰片、姜、葱、盐放入高压锅内，置武火上烧沸，蒸25分钟，停火，晾凉，倒入煲内。

3. 将煲置武火上烧沸，加入调味品调好味，放入蒸好的鱼翅上。上桌，即可带火烫其它菜食用。

用法：佐餐食。

适应症：功效补肺益肾，止咳平喘。用于腰膝痠软，喘咳气短，神疲食少，阳痿，遗精，自汗，劳嗽，吐血等症。

莲米带子乌鸡煲

配方：莲米15克，红枣6枚，乌鸡1只，香菇30克，玉兰片30克，火腿30克，鸡油30克，鸡精10克，姜10克，葱10克，盐10克，棒骨汤2500毫升。

制法：

1. 将莲子用沸水氽一下，去皮心；带子切成片；乌鸡宰杀后，去毛、内脏及爪；玉兰片切片，香菇一切两半；姜切片，葱切段，火腿切片。

2. 将乌鸡、莲子、带子、香菇、玉兰片、姜、葱、盐、鸡油同放高压锅内，加入棒骨汤，置武火上烧沸，蒸25分钟，停火，晾凉，倒入煲内。

3. 将煲置武火上烧沸，调好味，上桌。即可带火食用。

用法：佐餐食。

适应症：功效养心补脾，益肾涩精。用于脾虚腹泻、遗精、白带等。

人参莲子鹿肉煲

配方：人参20克，莲子50克，红枣8个，鹿肉500克，料酒10克，盐5克，味精3克，姜5克，葱10克，胡椒粉3克，棒骨汤3000毫升。

制法：

1. 将人参去芦头、润透，顺切薄片；莲子用清水浸泡24小时、去心，漉干水分；红枣洗净、去核；鹿肉洗干净、切成4厘米见方的块；姜拍松，葱切段。

2. 将人参、红枣、莲子、鹿肉、料酒、盐、味精、姜、葱、胡椒粉、棒骨汤同放高压锅内，置武火上烧沸，盖上压阀，蒸25分钟，停火，冷却，倒入煲内。

3. 将煲上桌，置炉上浇沸即可。

用法：佐餐食。

适应症：功效补气，暖胃，耐饥，祛风。用于虚劳羸瘦，产后无乳、风邪受损，胃寒，遗精，阳痿不举等症。

巴戟童子鸡煲

配方：巴戟15克，淫羊藿25克，枸杞子25克，雄子公鸡1只，料酒10克，盐5克，葱10克，胡椒粉3克，棒骨汤3000毫升。

制法：

1. 将巴戟去内梗，切2厘米的段，洗净；淫阳藿洗净，用纱布袋装好、扎紧口；枸杞子去果柄、黑子及杂质、洗净；公鸡宰杀后，去毛、内脏及爪，剁成5厘米见方的块；姜拍松，葱切段。

2. 将巴戟、淫羊藿药袋、枸杞子、鸡肉、料酒、盐、味精、姜、葱、胡椒粉、棒骨汤用放高压锅内，置武火上烧沸，盖上压阀。蒸30分钟，停火，冷却，倒入煲内。

3. 将煲上桌，置炉上用武火烧沸即可。

用法：佐餐食。

适应症：功效补肾阳，强筋骨。用于腰膝无力，关节疼痛，阳痿，少腹冷痛，遗精等症。

锁阳双鞭煲

配方：锁阳20克，牛鞭50克，狗鞭30克，鸡肉300克，料酒10克，盐5克，味精3克，姜5克，葱10克，胡椒粉3克，棒骨汤3000毫升。

制法：

1. 将黄狗鞭、牛鞭剁成3厘米的节，用油砂炒香，漂去泥沙，沥干水分；锁阳用清水浸泡24小时、切片；鸡肉洗净，剁成5厘米见方的块；姜拍松，葱切段。

2. 将锁阳、牛鞭、狗鞭、鸡肉、料酒、盐、味精、姜、葱、胡椒粉、棒骨汤加入高压锅内，置武火上烧沸，盖上压阀，蒸40分钟后，停火，冷却，倒入煲内。

3. 将煲上桌，置炉上，用武火烧沸即可食。

用法：佐餐食。

适应症：功效补肾壮阳。用于阳痿不举，举而不坚，早泄，遗精，腰痠，尿频等症。

山药莲子猪肚煲

配方：山药20克，莲子20克，芡实20克，白扁豆30克，猪肚1个，料酒10克，盐5克，味精3克，姜5克，葱10克，胡椒粉3克，棒骨汤3000毫升。

制法：

1. 将山药、莲子、白扁豆、芡实用清水浸泡24小时。山药切片，莲子去心，白扁豆和芡实去杂质，沥干水分；猪肚反复冲洗干净，将山药、白扁豆、莲子、芡实装入猪肚内，用绳扎紧口。

2. 将猪肚放入高压锅内，加料酒、盐、味精、姜、葱、胡椒粉、棒骨汤，置武火上烧沸，盖上压阀，蒸45分钟，停火，冷却，倒入煲内。

3. 将煲上桌，置武火上烧沸即可。

用法：佐餐食。

适应症：功效补脾胃，益气血。用于脾胃虚损，脾虚腹泻，遗精，白带等症。

虫草雪蛤乌鸡煲

配方：虫草10克，雪蛤（蛤蟆油20克），料酒10克，姜10克，盐5克，味精3克，胡椒粉3克，乌鸡1只，葱10克，棒骨汤3000毫升。

制法：

1. 将雪蛤用温水泡发，除去黑子及筋皮；虫草用黄酒泡2小时，洗净泥沙；乌鸡宰杀后，去毛、内脏及爪；姜拍松，葱切段。

2. 将虫草、雪蛤、乌鸡、料酒、姜、葱同放煲内，加入棒骨汤，置武火上烧沸，再用文火煲25分钟，加入盐、味精、胡椒粉、搅匀即可食。

用法：佐餐食。

适应症：功效补肾益精，止咳化痰。用于咳嗽，虚喘，阳痿，遗精，病后久虚不复等。

杜仲锁阳猪腰煲

配方：杜仲20克，锁阳30克，猪腰子300克，料酒15克，姜10克，葱15克，盐5克，味精3克，胡椒粉3克，鸡油30克，棒骨汤3000毫升。

制法：

1. 将杜仲切丝，用盐水炒焦；锁阳泡胀后，切片；姜拍松，葱切段。

2. 将杜仲、锁阳、料酒、姜、葱、鸡油同放煲内，加入棒骨汤，置武火上烧沸，再用文火煲25分钟，加入腰片、盐、味精，胡椒粉即可。

用法：佐餐食。

适应症：功效补肾壮阳，强筋骨。用于腰膝痠软，阳痿、滑精、高血压等症。

沙苑红枣牛鞭煲

配方：沙苑子20克，红枣8枚，鲜牛鞭1条，料酒15克，姜10克，葱15克，盐5克，味精3克，胡椒粉3克，棒骨汤3000毫升。

制法：

1. 将牛鞭顺尿道剪开，除内膜，洗净，切成3厘米长的段；沙苑子去杂质，放入锅内，文火清炒裂开口，便于药效煎出；红枣去核，洗净；姜拍松，葱切段。

2. 将牛鞭、沙苑子、红枣、料酒、姜、葱同放煲内，加入棒骨汤，置武火上烧沸，再用文火煲55分钟，加入盐，味精，胡椒粉即可食。

用法：佐餐食。

适应症：功效补肾固精，养肝明目，壮阳。用于阳痿、遗精、早泄、白带、目昏、头晕，腰膝痠软等。

杞鞭壮阳乌鸡煲

配方：黄牛鞭50克，枸杞子15克，肉苁蓉20克，乌鸡1只，鸡精5克，盐5克，姜5克，葱5克，棒骨汤2500毫升。

制法：

1. 先将牛鞭用热水发胀，然后顺尿道剖成两块，刮洗干净，以冷水漂30分钟。

2. 枸杞子除去杂质，肉苁蓉先刷洗干净，用适量的酒润透，蒸2小时，取出漂洗干净、切片。

3. 将乌鸡宰杀后，去毛、内脏及爪。将乌鸡、肉苁蓉、牛鞭、枸杞子、放高压锅内，加入调料和棒骨汤，置武火上烧沸，蒸20分钟，停火，晾凉，倒入煲内，加枸杞子，置武火上烧沸，停火，上桌，即可烫其它菜食用。

用法：佐餐食。

适应症：功效滋补肝肾，益精润燥。用于肝肾虚损，精不足，腰膝痠软，头昏，耳鸣，阳痿，遗精等症。

虫草乌鸡煲

配方：虫草10克，乌鸡1只，杏仁15克，香菇15克，火腿肉25克，玉兰片30克，竹笋30克，味精10克，葱10克，盐10克，棒骨汤2500毫升。

制法：

1. 将虫草用酒浸泡、洗净；乌鸡宰杀后，去毛、内脏及爪，杏仁用沸水焯后、去皮；香菇、火腿肉、姜、葱、绍酒、盐、杏仁放入高压锅内，加入棒骨汤，蒸25分钟，停火，晾凉，倒入煲内。

2. 将煲置武火上烧沸，煮熟，调味，停火，上桌，即可带火烫其它菜食用。

用法：佐餐食。

适应症：功效补虚损，止咳化痰。用于痰饮咳嗽，虚喘，痨嗽，咯血，自汗，阳痿，遗精，腰膝痠软，病后久虚不复等病症。

百莲乌鸡煲

配方：百合15克，莲米15克，红枣15克，枸杞子20克，苡仁30克，乌鸡1只，绍酒10克，味精10克，鸡精10克，香菇20克，玉兰片20克，火腿肉30克，棒骨汤2500毫升。

制法：

1. 将百合洗净、去杂质，莲米用沸水焯后去皮，红枣洗净、去杂质；枸杞子、苡仁除去杂质，香菇一切两半，玉兰片，火腿肉、姜切片，葱切段。

2. 将百合、莲米、枸杞、苡仁、红枣、香菇、玉兰片、火腿肉、姜、葱放入高压锅内，蒸25分钟，停火，晾凉，倒入煲内。

3. 将煲置武火上烧沸，煮熟，上桌，即可带火烫其它菜食用。

用法：佐餐食。

适应症：功效补脾健胃，滋补气血。用于脾胃虚弱，肾阳亏损，赤白带下，遗精等症。

巴戟猴头乌鸡煲

配方：巴戟15克，猴头蘑20克，玉兰片10克，乌鸡1只，鸡精10克，绍酒10克，葱10克，姜10克，盐10克，棒骨汤2500毫升。

制法：

1. 将巴戟洗净、切成4厘米长的节；猴头蘑洗净，切片；玉兰片切片；乌鸡宰杀后，去毛、内脏及爪；姜切片、葱切段。

2. 将巴戟、鸡、猴头蘑、玉兰片、姜、葱、绍酒、盐同放高压锅内，加入棒骨汤，置武火上烧沸，蒸20分钟，停火，晾凉，倒入煲内。

3. 将煲置武火上烧沸，调好味，上桌，可带火烫其它菜食用。

用法：佐餐食。

适应症：功效补肾阳，强筋骨，祛风湿。用于腰膝无力，关节疼痛，小便不爽，阳痿，遗精，风寒湿痹等症。

红花莲子鱿鱼煲

配方：红花10克，莲子50克，鱿鱼500克，料酒10克，盐5克，味精3克，姜5克，葱10克，胡椒粉3克，棒骨汤3000毫升。

制法：

1. 将红花洗净，去杂质；莲子用水浸泡 24 小时，除去心，沥干水分；鱿鱼洗净，去骨、切 4 厘米长、2 厘米宽的块；姜拍松，葱切段。

2. 将红花、莲子、鱿鱼、料酒、盐、味精、姜、葱、胡椒粉、棒骨汤放入煲内。

3. 将煲上桌，置炉上，武火烧沸即可。

用法：佐餐食。

适应症：功效活血祛瘀，益肾固精。用于血瘀，经闭，痛经，恶露不行，腹部肿块，跌打损伤，遗精，白带等症。

首乌金樱子汤

配方：何首乌 15 克，金樱子 15 克，五味子 9 克，分心木 9 克。

制法：将以上四味加水适量共煎汤即可。

用法：每日 1 剂。早、晚空服各 1 次。

适应症：功效补肾固涩。用于肾阴虚所致的遗精，白浊。

三、注意事项

据统计，约有 80% 的未婚男青年有遗精现象，但如次数较少，一般属于正常现象，正如古人所说“精满自溢”。而病理性的遗精则应引起重视，它不但可以造成身体的虚弱，而且也可能是早泄、阳痿、性功能障碍的早期症状，所以及早治疗和预防遗精是重要的。除了药物治疗和食物的辅助治疗外，还应戒除手淫及忘想，平时多注意积极休息，多参加情趣高雅和有意义的活动，这种有助于预防遗精的发生。

宜忌酒、特别是“春药”、“男宝”、“三鞭酒”、“鹿尾巴精” 等等。这类酒其性多刚烈，易造成人机体的阴阳失去平衡。所以，对壮阳峻补之品，如鹿茸、鹿鞭、红参等，只适用于肾阳虚衰的病人，而大多数病人是由于肾精亏损，心肾不交，或肝郁肾虚所致，所以服药一定要在医生指导下合理服用，否则可产生不良后果。

第八节 阳痿食疗方

一、饮食原则

1. 因阳痿患者大多属肾阳虚弱型，故饮食可适当选用温肾壮阳的食物，如羊肉、虾、鹿肉、狗肉、麻雀肉、雀卵、胡桃肉以及牛鞭、狗鞭、韭菜子、肉苁蓉、仙灵脾等。

2. 肾阳虚者少吃阴寒之品，如冰冻食品、生冷蔬菜。

3. 阳痿患者如伴有消化不良，宜进稀软，容易消化之饮食，如各种药粥。

4. 若见湿热下注者，宜选用健脾清理湿热的食品，如白扁豆，薏苡仁、淮山药、白术、鹅肉、牛肉、兔肉等调配食用。

二、食疗选方

狗肉汤

配方：狗肉适量，八角小茴香，桂皮，陈皮，草果，生姜和盐各适量。

制法：将狗肉洗净、切块加上诸料和水适量煮熟即可。

用法：佐餐食饮。

适应症：功效补中益气，温肾助阳。用于脾肾两虚所致的阳痿，腰痠乏力症。

蒸肥羊肉

配方：肥羊肉适量，佐料适量。

制法：将肥羊肉洗净，去脂膜，加水适量蒸熟、切片加姜、蒜、酱油、盐等调料即可食用。

用法：佐餐食饮。

适应症：功效补虚益气，温中暖下。用于肾虚阳痿，怕冷乏力症。

鹿肉肉苁蓉汤

配方：鹿肉 250 克，肉苁蓉 30 克。

制法：将鹿肉洗净、切片，肉苁蓉（酒浸一宿后）、切片；锅内加水适量，放入鹿肉片，与诸料共煮炖熟即可食用。

用法：佐餐食饮。每日 1 次。

适应症：功效补肾壮阳，益精。用于脾肾两虚之阳痿、肢冷症。

麻雀菟丝子苁蓉汤

配方：麻雀 2 只，菟丝子 15 克，肉苁蓉 15 克。

制法：将麻雀用水淹死后，去毛，内脏及爪、洗净。锅内加水适量，放入麻雀和肉苁蓉煮熟即可。

用法：佐餐食饮。亦可单食。每日 1 次。

适应症：功效补肾助阳，益精髓。用于肾阳虚所致的阳痿症。

麻雀瘦肉汤

配方：麻雀 5 只，瘦猪肉 250 克，佐料适量。

制法：麻雀用水淹死后，去毛、内脏及爪、洗净，瘦猪肉洗净、切成块。碗内加水适量；放入麻雀肉、猪肉，调料蒸熟即可。

用法：佐餐食。

适应症：功效壮阳益精髓，滋阴润燥。用于腰痠头晕所致的阳痿症。

雀卵虾汤

配方：雀卵 2 个，虾米 10 克。

制法：将雀卵、虾米放于碗内，加水适量蒸熟即可。

用法：佐餐食或单食。

适应症：功效补肾壮阳，滋补精血。用于肾阳虚亏所致的阳痿症。

虾虫草九香虫汤

配方：虾仁 50 克，冬虫夏草 10 克，九香虫 10 克。

制法：将虾仁、冬虫夏虫、九香虫同放锅内，加水适量，共煮熟即可。

用法：佐餐食饮。

适应症：功效补肾壮阳，壮阳气。用于各种证型的阳痿症。

老雄鸭冬虫夏草

配方：老雄鸭 1 只，冬虫夏草 15 克。

制法：将老雄鸭宰杀后，去毛、内脏及爪、洗净，冬虫夏草放鸭腹中，加清水适量，隔水蒸熟即可。

用法：佐餐食。

适应症：功效壮阳气，利水消肿。用于乏力，脚软的阳痿症。

生虾黄酒

配方：生虾 60 克，黄酒半杯。

制法：将生虾清水中漂洗净后，在滚热黄酒中将虾烫死后即可食用。

用法：当小吃。每日 1～2 次。

适应症：功效补肾壮阳，活血补气。用于肾虚阳痿症。

海狗肾人参山药酒

配方：海狗肾 1 具，人参 15 克，淮山药 30 克，白酒 1000 毫升。

制法：将海狗肾浸泡后、切片。淮山药洗净，切块。将人参、淮山药、海狗肾浸入酒或米酒中，七日后即可饮用。

用法：每次 2 汤匙。一日 2 次。

适应症：功效补肾益精。用于肾虚的阳痿症。

生虾核桃淫羊藿散

配方：生海虾 500 克，核桃仁 80 个，淫羊藿 200 克，白酒 250

毫升。

制法：酒热后投入生海虾，充分浸透，取酒焙干为度。核桃仁去皮、盐渍、焙干，与海虾共为细末，分作20包即可。

用法：每日1包，每包分2次服。每次取淫羊藿10克，煎水100毫升，引送海虾散，2个月为1疗程。

适应症：功效补肾壮阳、固精、祛风湿。用于耳鸣、头晕、怕冷、阳痿等症。

按语：一般功能性阳痿多与情志有密切关系，各种恐惧，忧郁，思虑等心理情感可以加强大脑皮质传出的抑制冲动，因而抑制性兴奋，影响到阴茎的正常勃起。因此，在食物、药物治疗的同时，对情志的调摄就显得尤其重要，如避免性生活时精神过度紧张、恐惧、不要因害怕性生活失败而焦虑不安，平时应心情开朗，不过度思虑忧郁等。出现阳痿后，切忌背上思想包袱，不能自拔，否则反而加重阳痿症状，应冷静地找出原因，通过各种心理、食物、药物的治疗而逐步得到解决。另外，根除器质性病变。

苦瓜子粉

配方：苦瓜子适量，黄酒适量。

制法：将苦瓜子洗净、晾干、研为细末即可服用。

用法：每次10克，黄酒送服，每日3次，10天为1疗程。

适应症：功效活血补肾。用于肾虚之阳痿症。

活泥鳅活虾汤

配方：活泥鳅200克，鲜虾200克。

制法：将活泥鳅杀后、去内脏、洗净、切段。鲜虾去杂、洗净，二味加水适量煎汤，加盐调味即可。

用法：佐餐食饮。常服，以愈为度。

适应症：功效益肾补阳。用于肾虚之阳痿症。

黑豆狗肉汤

配方：黑大豆60克，狗肉500克。

制法：将黑大豆洗净。狗肉洗净、切块，加水适量与黑大豆共煮熟，加盐少许即可。

用法：佐餐食饮。每日1剂，分次服。

适应症：功效益肾气，强阳道。用于肾虚之阳痿症。

白羊肉汤

配方：白羊肉250克，蒜、韭各适量。

制法：将白羊肉去脂膜、洗净、切片、加蒜、韭，加水适量煮熟，加盐调味即可。

用法：佐餐食饮。每日1剂，分服。

适应症：功效益肾气，强阳道。用于肾虚之阳痿症。

鲳鱼蚕茧壳汤

配方：鲳鱼250克，蚕茧壳10只。

制法：鲳鱼杀后、去鳞、内脏、洗净加水适量，与蚕茧壳共煮汤、加盐、味精调味即可食。

用法：佐餐食饮。每日1次。

适应症：功效益肾充精。用于体虚肾亏，阳痿、早泄等症。

酒淡菜炒韭菜

配方：淡菜、韭菜黄、黄酒各适量。

制法：用黄酒浸泡淡菜后，再与韭菜黄共炒即成。盐少许调味。

用法：佐餐食。每日1次。

适应症：功效补肾助阳。用于肾虚腰痛之阳痿。

米仁八宝鸡

配方：母鸡1只，米仁50克，糯米50克，香菇20克，芡实30克，干贝10克，百合30克，莲肉30克，火腿30克，姜末、精盐、胡椒粉、白糖、料酒等各适量。

制法：

1. 将鸡宰杀后，去毛、内脏及爪、洗净，淋干，用料酒、精盐、姜末将鸡身内、外抹匀备用。

2. 将米仁、糯米、百合、莲子（去心）、芡实分别泡胀、洗净；火腿、香菇洗净、切成丝备用。

3. 将上述各味放在一起，加精盐、糖、味精，胡椒粉适量拌匀，装入鸡腹内，缝好，将鸡蒸熟烂即可。

用法：佐餐食。

适应症：功效健脾补肾，润肺养心。用于脾胃虚弱，食欲不振，消化不良，大便溏泻以及湿困患者的遗精、阳痿、遗尿者也甚相宜。

按语：鸡肉能补五脏，治脾胃虚弱。芡实止泻，固肾涩精、祛湿。百合润肺止咳，清心安神。火腿健脾开胃，生津止血。米仁调胃和中，滋阴补肾。上述各种烹调成八宝鸡。不仅酥香味美、营养丰富，而且能调补五脏，对老年、体虚、病后调补有一定功效。

杞地人参酒

配方：枸杞子 80 克，熟地黄 80 克，红参 15 克，茯苓 20 克，首乌 50 克，好白酒 1000 毫升。

制法：将五味药物理净，共浸入酒中，封盖半月后即可饮用。

用法：每次 2 小杯、每日早、晚各 1 次。

适应症：功效补肝肾、益精、解毒、健脾。用于治疗精不足所致之阳痿、耳鸣、目花，早泄等症。

虫草虾仁汤

配方：冬虫夏草 9～12 克，虾仁 15～30 克。

制法：将上二味加水适量共煎煮汤，加少许姜，水沸 30 分钟后取汤即可。

用法：佐餐饮。每日 1 次。

适应症：功效补肾阴阳。用于肾虚之阳痿症。

淫羊藿苁蓉酒

配方：淫羊藿100克，肉苁蓉50克，好白酒或好米酒1000毫升。

制法：将二味药物理净，入净器中，封盖，七日后即可饮用。

用法：每次1小杯，每日2~3次。

适应症：功效补肾壮阳。用于肾阳虚之阳痿，宫冷不孕，腰痠痛等症。

牛肾阳起石粥

配方：牛肾1个，阳起石150克，粳米2两。

制法：将阳起石（布包)，加五大碗水，煎至2杯，去阳起石；将牛肾洗净，米淘净下入2杯药液中，再加盐，生姜、葱白煮作成粥即可。

用法：空腹食用。每日1次。

适应症：功效补益肾气、益精。用于五劳七伤，阳痿气乏。

胡萝卜狗肉汤

配方：胡萝卜适量，狗肉适量。

制法：将胡萝卜洗净、切块，狗肉洗净、切块，二味加水适量共煮汤即可。

用法：佐餐食饮。每日1次。

适应症：功效温补肾阳，健脾。用于胃寒喜暖，消化不良，腹部隐痛、阳痿等。

韭菜炒胡桃

配方：韭菜白400克，胡桃肉（去皮）100克。

制法：将韭菜拣洗干净、切成段。胡桃肉去皮后与韭菜同芝麻油炸熟即可。

用法：佐餐食。每日1次，连服1个月。

适应症：功效补肾固精，温阳补虚，行气理气。用于肾虚阳痿、腰痠冷痛，遗精，梦泄。

按语：阴虚内热及疮疡、目疾患者均忌食用。

补骨脂核桃茶

配方：补骨脂 100 克，核桃肉 600 克，蜂蜜 300 克。

制法：先将核桃肉连皮一起捣泥。补骨脂用酒拌后，蒸熟、晒干，研为细末。蜂蜜加热至沸时，加入核桃泥和补骨脂末，和匀、晾干，装瓶贮存。

用法：代茶饮。开水冲服，每日 2 次。

适应症：功效温肾阳，定喘咳。用于肾阳不足所致之阳痿、滑精、早泄、尿频、腰膝冷痛，以及咳嗽虚喘等。

狗肾杞子床子蜈蚣酒

配方：狗肾 1 具，枸杞子 30 克，蛇床子 20 克，蜈蚣 3 条，白酒（或黄酒）1000 毫升。

制法：将狗肾洗净，晾干水分，一切两半与它药共浸入白酒中，1 周后即可饮用。

用法：每次温饮 1 杯（约 24 克），每日 1 次，连服 10 天为 1 疗程。

适应症：功效补命门、暖冲任，益精气，温阳活血。共用此方治疗 18 例，结果痊愈 12 例，好转 4 例，2 例无效。

杨某，男，28 岁。患者婚后三年出现阳痿，伴腰痠无力。曾用金匮肾气丸、全鹿丸等药无效，用上方治疗 2 个疗程即告痊愈，随访至今未复发。

韭菜炒鸡蛋

配方：新鲜韭菜 100 克，鸡蛋 2 克，生油、盐适量。

制法：将韭菜拣洗干净、切成段与鸡蛋常法炒熟即可食。

用法：佐餐食。

适应症：功效温阳补虚，滋阴润燥。用于性欲减退之阳痿症。

棉花籽鸡蛋汤

配方：棉花籽 10 克，鸡蛋 2 只，白糖适量。

制法：将棉花籽去壳与鸡蛋加水 2 碗共煮煎汤，蛋熟去壳再煮片刻，加入白糖即可。

用法：佐餐食饮。每日 1 次。

适应症：功效消疮除癣。养心安神，温肾，补虚，止血。用于性欲减退之阳痿症。

松花粉鸡蛋糖汤

配方：松花粉 1 匙，鸡蛋 1 只，白糖适量。

制法：锅内加水适量，开后，鸡蛋去壳下入锅内，蛋熟后加入白糖和松花粉、搅匀即可饮。

用法：每晚睡前，1 次顿服。

适应症：功效滋阴润燥，养心安神。用于性欲减退之阳痿症。

按语：松花粉是马尾松或其它松的雄球花序的黄色花粉。每年春夏间松树上长出的黄色花粉，选择晴天近中午时，备纸袋将黄色花序摇动，使花粉落入纸袋内、晒干，用瓶子装好备用。

鸡蛋茴香山药附子汤

配方：鸡蛋 2 只，小茴香 5 克，山药 10 克，附子 10 克，盐 2 克。

制法：先将小茴香、山药、附子、食盐加水适量在砂锅内煎煮 2 小时以上，取汁。用沸药汤将鸡蛋冲成蛋花，可加入适量蜂蜜调味即可。

用法：每晨 1 碗，代早餐。坚持 1 个月。

适应症：功效滋阴润燥，行气健脾。用于性欲减退之阳痿症。

河豚汤

配方：河豚适量。

制法：河豚有毒，《本草求原》谓："河豚海中大毒，江中者次之，淡水者又次之"。故，社会上有些专门从事煮食河豚的"专家"积累了丰富的烹食河豚的技术，一般都受雇于食堂、饭店从事烹制河豚食谱。

1. 先除去河豚的内脏、生殖腺、两目、洗净血液，刮净表面粘液或剥去外皮，肌肉也要反复洗净。

2. 民间谓河豚中毒"油麻、仔胀、眼睛酸"，即："食河豚的油发症，卵巢发胀，鱼的眼睛食后发酸"。故，要尽量去掉这些内脏，仅剩下鱼肉，即便是肉，也要挑尽其中的血丝，反复冲洗净。

3. 其次要烹煮较长的时间，先用急火煎炸，后用文火炖煮。烹煮河豚的作料也甚讲究，可加些醋，因河豚毒素遇强酸和碱易脱水分解成无毒的产物。

用法：佐餐食。

适应症：功效滋补肝肾、祛湿止痛。用于治疗阳痿、遗精、眩晕及腰腿无力症，风湿痹痛，皮肤瘙痒等症。河豚肝、肉有消肿镇痛之功效。用于关节痛、跌打损伤等。

鸡肝菟丝子汤

配方：雄鸡肝 1～2 具，菟丝子 10～15 克。

制法：将鸡肝洗净，一切两块，加水适量与菟丝子煎汤即可。

用法：佐餐食饮。常服自效。

适应症：功效补肾气，壮肾阳。用于肾阳虚所致之阳痿。常服有效。

海参丸

配方：海参净肉 480 克，胡桃肉 100 克，羊肾 4～6 对，枸杞子 120 克，巴戟天（甘草水炙）120 克，牛膝 120 克，龟版（醋炙）120 克，当归 120 克，猪脊髓 10 条，杜仲（炒）240 克，菟丝子（盐水炒）240 克，蜂蜜适量。

制法：

1. 将海参、枸杞子、杜仲、菟丝子、巴戟天、鹿角胶、补骨脂、牛膝、龟版、当归等10味药，共轧为粗末。

2. 将羊肾、猪脊髓掺和均匀、晒干或低温干燥，共轧细粉、和匀，过80~100目细箩，损耗5%~10%。

3. 上味共混和炼蜜为丸，每丸重9克。用蜡纸包严，或装蜡纸筒封固，装盒密封。

用法：每次1~2丸，每日3次。

适应症：功效强精固肾，补气扶弱。用于肾阳虚所致的阳痿，腰膝疲软、乏力、遗精、精冷等症。

羊肉虾羹

配方：羊肉150~200克，大蒜40~50克，虾米30克。

制法：将羊肉洗净、切薄片。虾米洗净、大蒜、葱、水适量共煮，待虾米熟后下入羊肉片，肉熟即可。

用法：佐餐食。

适应症：功效温补肾阳。用于肾阳虚所致之阳痿、腰冷痛、畏寒、夜尿多等病症。

海狗肾人参酒

配方：海狗肾1具，人参15克，好白酒或好米酒1000毫升。

制法：先将海狗肾酒浸，变软后、切片，再同人参一起放入酒中浸泡，封盖，10天后即可饮用。

用法：每次1小杯。每日2次。

适应症：功效补肾壮阳，强身健神。用于肾阳虚之阳痿、精冷、体倦、神疲等症。

鹿茸酒

配方：嫩鹿茸30克、山药30克，好酒1000~1500毫升。

制法：将鹿茸去毛、切片，山药研为细末用绢布袋装药、扎口，放入酒中，封盖。七日后开盖，取出鹿茸、干燥后，可另作丸药时用。

用法：每次1小杯。每日3次。

适应症：功效补肾阳，益精血。用于肾阳虚所致之阳痿，小便频数症。

膃肭脐酒

配方：海狗肾1具，糯米1000克。

制法：将海狗肾先用白酒浸泡24小时后，取出，粉碎。煮熟糯米，加入酒釉，海狗肾碎末，酿酒，取酒饮之。

用法：每次1~2杯，每日2次。

适应症：功效补肾壮阳，益精补髓，补中益气。用于肾阳虚、精冷、滑精、阳痿等症。

苁蓉羊肉粥

配方：肉苁蓉20~40克，羊肉100~150克，大米150克。

制法：先将肉苁蓉煮熟、切片；羊肉洗净、切片。将大米淘净、下锅，煮粥时加入羊肉和肉苁蓉片、生姜、盐调味，粥熟即可。

用法：佐餐食。

适应症：功效补肾阳，益精血。用于肾阳虚者补养，亦治肝肾虚的阳痿、遗精、腰膝痠软，月经不调等症。

荔枝酒

配方：鲜荔枝肉（连核）500~1000克，陈米酒1000毫升。

制法：将鲜荔枝洗净、晾干，浸泡酒中，七天后可起封饮用。

用法：每次1~2小杯。每日2次。

适应症：功效补中益气。用于妇女子宫脱垂，亦可治疗男子阳痿症。

酒水炖肉苁蓉鸡肉

配方：公鸡仔（或黑公鸡）1只，肉苁蓉30克，或鲜肉苁蓉50

克。

制法：先将鸡宰杀后，去毛、内脏及爪、洗净、切块。将肉苁蓉、鸡肉放锅内加水适量炖煮，待肉熟后，加少量盐调味即可。

用法：佐餐食。

适应症：功效补肾助阳，益气。用于肾阳虚所致之阳痿、耳聋、小便频数，夜尿多等症。

海参羊肉汤

配方：海参20克，羊肉100克。

制法：先将海参水发后、切片；羊肉洗净、切片。锅内加水适量、烧开后，加调味品，然后下入海参、羊肉，熟后即可。

用法：佐餐食饮。

适应症：功效补阴阳，强肾气。用于肾气虚的补益，治疗肾虚所致的阳痿，小便频数症等。

雀卵羊肉汤

配方：雀卵2个，羊肉250克。

制法：将雀卵、羊肉分别洗净，加盐和调料共煮汤即可。

用法：佐餐食。

适应症：功效补肾阳，益精血，调冲任，益气补虚，温中暖下。用于脾肾阳虚之阳痿。

麻雀大米粥

配方：麻雀3~5只，大米、盐、调料各适量。

制法：将麻雀用水淹死后，去毛、内脏及爪，切碎块炒熟，与大米煮成粥，加盐和调料适量即可。

用法：空腹食用。

适应症：功效壮阳益精，暖腰膝，缩小便。用于肾虚之阳痿症。

虾米糖茶

配方：虾米10克，白糖适量。

制法：将新鲜虾米洗净后，拌上少许食盐，待水开后冲泡，加白糖，焖5分钟即可饮。

用法：代茶饮。每日2剂。

适应症：功效壮肾阳、祛疲劳。用于肾虚之阳痿、精冷清稀症。

细辛茶

配方：细辛5克。

制法：将上味沸水冲泡，盖严盖焖片刻，即可饮用。

用法：代茶饮。每日1剂，分3次冲泡用。

适应症：功效祛风散寒。用于阳痿症。

合欢杞子茶

配方：合欢花10克，枸杞子10克，麦饭石20克。

制法：将上3味加水适量，稍煎煮即可。

用法：代茶饮。

适应症：功效舒解郁结，缓和紧张，减轻疲劳。用于精神性阳痿和夫妻性生活不和谐等。长饮有效。

炖鸡肉冬虫夏草

配方：冬虫夏草10克，鸡肉200克。

制法：将鸡肉洗净、切块，与冬虫夏草加水适量共炖，加少量调味品，鸡肉熟烂后即可食用。

用法：不拘时食用。

适应症：功效补肾填精。用于肾虚阳痿、遗精、腰痛等。

鹿胶羊肉煲

配方：鹿胶12克，羊肉适量，味精3克，食盐3克，料酒5克，姜3克，葱5克，棒骨汤2500毫升。

制法：将羊肉洗净、切块入煲内，加入鹿胶、味精、棒骨汤、食盐、料酒、姜、葱煲25分钟即可。

用法：佐餐食。

适应症：功效补血、益精。用于腰膝无力，阳痿、滑精、虚寒崩漏等。

按语：阴虚火旺、目赤、口舌干燥，五心烦燥、尿黄、便秘，以及外感发热，舌质红，苔黄者忌用。

鹿鞭乌鸡煲

配方：鹿鞭 100 克，枸杞子 30 克，黄狗鞭 50 克，山药 20 克，巴戟 15 克，猪肘肉 50 克，公乌鸡 1 只，绍酒 10 克，胡椒粉 3 克，花椒 3 克，味精 5 克，鸡精 5 克，盐 10 克，姜 10 克，葱 10 克，棒骨汤 2500 毫升。

制法：

1. 将鹿鞭用温水发透（夏天 2 天、冬季 5 天），去残毛，顺尿道破干，除去粗皮筋膜、洗净、切成 3 厘米的段；狗鞭用油砂炒酥，温水浸泡后、洗净、切成 2 厘米的段；山药润透、切 2 厘米的块；枸杞子去杂质、洗净；巴戟和菟丝子用纱布包好，扎紧口。

2. 将乌鸡宰杀后，去毛、内脏及爪；猪肘洗净、去毛；姜切片、葱切段。

3. 将乌鸡、鹿鞭、枸杞子、菟丝子、黄狗鞭、山药、巴戟、猪肘肉、绍酒、胡椒粉、花椒、姜、葱、盐放高压锅内，加入棒骨汤。

4. 将高压锅置武火上烧沸，盖上压阀，蒸 30 分钟、停火、晾凉、倒入煲内。将煲置武火上烧沸，煮熟，调味，上桌，即可带火烫其它菜食用。

用法：佐餐食。

适应症：功效温肾壮阳，补血益精。用于早泄、滑精、阳痿，性功能减退等症。

九仙海参煲

配方：龟胶 5 克，鹿胶 5 克，芡实 15 克，菟丝子 10 克，金樱子 5 克，五味子 5 克，韭菜子 5 克，熟地 5 克，远志肉 5 克，水发海参

2500克，水发鱼肚150克，绍酒5毫升，鸡精5克，味精5克，姜5克，葱5克，棒骨汤2500毫升。

制法：

1. 将芡实、菟丝子、金樱子、五味子、韭菜子、熟地、远志洗净，用纱布包扎好；将海参洗净、去内脏、切片；鱼肚洗净、切片；姜切片、葱切段。

2. 将药包、鹿胶、龟版、海参、鱼肚、调料同放煲内，加入棒骨汤，置武火上烧沸，用文火煲30分钟，调味，上桌，可烫其它菜食用。

用法：佐餐食。

适应症：功效补肾填髓。用于肾水亏损，虚火上炎，精气不充，虚弱劳怯、阳痿，遗精等症。

三鲜锁阳鱼翅煲

配方：锁阳6克，发好的鱼翅150克，熟地5克，鸡肉50克，绍酒5克，味精5克，鸡精5克，姜5克，葱5克，棒骨汤2500毫升。

制法：

1. 水发海参切片，鸡肉、大虾切片，锁阳泡软、切片。

2. 将水发海参、鱼翅、鸡肉、大虾、姜、葱、熟地（切片），调料同放煲内，加入棒骨汤。

3. 将煲置武火上烧沸，文火煲30分钟，调味、上桌，可烫其它菜食。

用法：佐餐食。

适应症：功效补肾壮阳，润肠通便。用于腰膝痠软，阳痿、滑精、肠燥，便秘等症。

海狗肾老龟煲

配方：海狗肾（海狗雄性生殖器）100克，菟丝子20克，沙苑子20克，枸杞子20克，乌龟1只，料酒10克，盐5克，味精3克，姜5克，葱10克，胡椒粉3克，棒骨汤3000毫升。

制法：

1. 海狗鞭从尿道口剪开，除去内层筋皮、洗净，浸泡3天（冬天7天），每天换水1次，沥干、切薄片；菟丝子、沙苑子炒香；枸杞子去果柄、黑子及杂质、洗净；老龟宰杀后，去肠杂，头、尾及爪；姜拍松、葱切段。

2. 将海狗鞭、枸杞子、菟丝子、龟肉、料酒、盐、味精、胡椒粉、姜、葱、棒骨汤放入高压锅内，置武火上烧沸，盖上压阀，蒸35分钟，停火、冷却，倒入煲内。

3. 将煲上桌，置炉上武火烧沸即可。

用法：佐餐食。

适应症：功效补肾壮阳，填精补髓。用于性功能低下，阳痿、盗汗，腰膝痠软等症。

虾仁炒韭菜水饺（见早泄食方）

淫羊藿酒（见早泄食疗方）

炸麻雀（见早泄食疗方）

泥鳅虾汤（见早泄食疗）

五子补肾茶（见早泄食疗方）

三、注意事项

阳痿多与情志和器质性病变有关。各种恐惧、忧郁、思虑等心理情感可以加强大脑皮质传出的抑制冲动，因而抑制性兴奋，影响到阴茎的正常勃起。因此，在食物、药物治疗的同时，对情志的调摄就显得尤其重要，如避免性生活时精神过度紧张、恐惧，不要因害怕性生活失败而焦虑不安，平时应心情开朗，不过度思虑忧郁等。出现阳痿后，切忌背上思想包袱，不能自拔，否则反而加重阳痿症状，应冷静地找出原因，通过各种心理、食物、药物的治疗逐步得到解决。

对于器质性病变如前列腺炎引起者，应针对性治疗病源解除阳痿。其调治宜忌如下：

1. 宜加强体育锻炼，以增强体质。

2. 宜吃助阳食物，如狗肉、羊肉、麻雀、核桃、牛鞭、羊肾等。

3. 宜戒烟；长期抽烟影响血液循环，也会影响阴茎的血液循环，对性器官有害。

4. 宜吃含锌食物，如牡蛎、牛肉、鸡肝、蛋、花生、猪肉、鸡肉等。

5. 宜吃含精氨酸食品，如山药、银杏、鳝鱼、海参、墨鱼、章鱼等。

6. 忌肼茶哒嗪、利血平、甲基多巴、胍乙啶（治高血压）、速尿、安体舒通（利水药），阿托品、乙芪酚等对阳痿有影响的药物。

7. 宜忌手淫及性生活过度、疲劳、酒。

第三章　并发病症食疗方

第一节　尿路感染食疗方

一、饮食原则

1. 本病宜供给清淡，富含水分的饮食，如各种新鲜蔬菜和汤类。
2. 多进食清热利尿的水果，如西瓜、梨，鲜藕，马蹄等。
3. 多饮开水，有利于清热，利尿、消炎。
4. 发病期间，忌食湿热性食物和各种辛辣刺激性食物。

二、食疗选方

鲜蒲公英芦根汤

配方：鲜蒲公英 20 克，鲜芦根 30 克。

制法：将上二味分别拣洗干净，加水适量煎汤即可。

用法：代茶饮。

适应症：功效清热利尿，解毒消肿。用于急、慢性肝炎，尿路感染等症。

鱼腥草拌莴笋

配方：鲜鱼腥草 100 克，莴笋 500 克，食盐 2 克，生姜 6 克，葱白 10 克，酱油 15 克，醋 10 克，味精 0.5 克，麻油 15 克，大蒜 10 克。

制法：

1. 将鱼腥草择去杂质老根，淘洗干净，用沸水略焯后，捞出，加1克食盐拌合腌渍待用。鲜莴笋摘去叶并剥去皮，冲洗后切成3～4厘米的节，再切成二厘米的粗丝，用食盐1克腌渍沥去水。

2. 生姜、葱白、大蒜择洗后、切成姜末、蒜米、葱花待用。莴笋丝放盘内，加入鱼腥草，再放入酱油、味精、麻油、醋、姜米、葱花、蒜米合匀入味即可。

用法：佐餐食。

适应症：功效清热解毒、利尿排脓。用于痈肿胸痛，咳嗽脓痰，肺热咳嗽，咳痰黄稠，带下量多，质粘气臭，膀胱热，小便热痛等症，确有较好疗效。本方可作肺脓疡，急性支气管炎，尿路感染患者之膳食。

白莲酿藕

配方：鲜藕500克，橘红15克，薏苡仁15克，百合15克，芡实15克，糯米125克，蜜樱桃30克，瓜片15克，白沙糖50克，网油60克。

制法：

1. 莲米刷净皮、抽去心、苡仁、百合、芡实分别择净，冲洗后装于碗内，加清水上笼蒸烂待用。

2. 取鲜藕粗壮部位，削去一头，内、外洗净，用竹筷透通孔眼。糯米淘洗干净，由孔装入藕内，抖紧，用刀背敲拍孔口，使之封闭不漏。加水煮熟后，放入清水中漂起，刮去外面粗皮，切成0.6厘米厚的园片待用。瓜片、橘红、切丁，蜜樱桃对剖。

3. 猪网油修成一方形，铺于碗内，蜜樱桃随意摆成花纹图案，再相继放入瓜片，橘红丁和苡仁、百合、芡实、莲米等原料。同时将藕片摆成风车形，放好后洒入白糖放笼上蒸至极熟，翻于圆盆内，揭去网油，将其余白糖收成糖汁挂上即可。

用法：佐餐食。

适应症：功效健脾固肾，行气开胃，养阴生津、凉血散瘀，止血。用于脾虚食少，腹泻，肾虚遗精、带下、热证心烦、口渴、血热、咯血等症，有一定疗效。本方药食并茂，造形美观，令人睹目欲食。可作病后体弱及慢性肠炎、慢性肾炎、支气管扩张、尿道感染患者之膳食。

玉米须蚌肉汤

配方：玉米须 50 克，蚌肉 120 克。

制法：将玉米须拣净，蚌肉洗净、切两半，放入瓦锅内，用文火煮至烂熟即可食用。

用法：佐餐食。

适应症：功效清热利水，滋阴明目，解毒。用于高血压、糖尿病、急性肾炎、水肿、尿路感染，黄疸型肝炎，胆囊炎等病症。

莲子甘草汤

配方：莲子（去心）50 克，生甘草 10 克。

制法：将莲子、甘草放入锅内，加水 500 毫升，文火煎至莲子软熟时，稍加冰糖即可。

用法：不拘时饮用，喝汤吃莲子，每日 1～2 次。

适应症：功效利水通淋。用于尿路感染，尿频、尿急、小便赤浊或兼虚烦、低热等。

金莲花茶

配方：金莲花 9 克，金石斛 12 克，生甘草 6 克。

制法：将以上 3 味混合放于杯内，沸水冲泡，加盖焖 5 分钟即可饮用。

用法：代茶饮。

适应症：功效清热解毒。用于泌尿系统感染，症见小便不畅，短涩频数的患者。并对感冒咽部红肿，急、慢性咽炎，急、慢性扁桃体炎有较好的疗效。

白果苦参茶

配方：白果 10 克，苦参 20 克。

制法：将上二味放于锅内，加水适量，煎汤即可。

用法：代茶饮。

适应症：功效清热燥湿，祛风杀虫。用于尿路感染。

香椿鱼

配方：鲜香椿叶250克，素油500克，面粉适量。

制法：将鲜香椿洗净、切碎，调面糊和食盐适量、调匀。锅内素油烧热，把糊料用勺慢慢放入锅内，使成条状，形似一条条小鱼。炸焦黄后，捞出即可食。

用法：当小吃。

适应症：功效清热利湿，利尿解毒。用于泌尿系统感染，肠炎腹泻，疮疡疖肿等病人食用相宜。

鲜绿豆芽汤

配方：鲜绿豆芽500克，白糖适量。

制法：将鲜绿豆芽洗净，晾去水分，榨汁，汁内加入白糖搅匀即可饮用。

用法：代茶饮。

适应症：功效清热解毒、清暑、利尿。用于尿路感染。

黄芪茅根苁蓉汤

配方：生黄芪、白茅根各300克，肉苁蓉20克，西瓜皮20克，白糖适量。

制法：将西瓜皮洗净、切片；生黄芪、白茅根、肉苁蓉拣净同放锅内，加水适量煎汤，汤内加入白糖即可饮。

用法：每日1剂。分服。

适应症：功效补中益气，补肾助阳，清热利尿。用于尿路感染。

龙葵蔗糖煎

配方：龙葵5000克，蔗糖90克。

制法：将龙葵晒干、切碎，加入4000毫升水，沸后90分钟过滤取汁，滤渣再煎沸 1 小时取汁去渣，将两次药液合并过滤，浓缩至 1000 毫升。乘热加入蔗糖溶解、拌匀即可。

用法：每次 100 毫升，每日 3 次，5 天为 1 疗程。服用本药时一律停用其它药物。

适应症：功效清热生津、解毒、消肿、活血。用于泌尿系统感染。

按语：龙葵系茄科一年生本草植物。别名甜甜果、黑悠悠、黑星星等。味甘、微寒、有小毒，并有清热、解毒、利尿之功效。据现代药理学研究有抗菌消炎作用。药用地上全草。经临床观察，龙葵鲜品及干品效果一致，但鲜品用量要比干品大些，但能取得相同的效果。此外，如果个别病人服上述用量效果不佳时，加大用量一倍，往往取效。

熟猕猴桃

配方：猕猴桃适量。

制法：在市售猕猴桃框内放数个苹果，储存数日，使其变软能剥去皮时即可食用。

用法：揭去外皮，勿污染吃。早、晚空腹各吃 2~3 个。

适应症：功效清热止渴，通淋。用于伤暑烦热，尿路感染，痔疮出血，湿热黄疸及消化道癌肿等。

按语：猕猴桃原为野生果树，产于我国，古代称藤梨，羊桃。近代发现含有丰富的维生素 C 和其他营养素而名声大噪，被称为“水果金矿”。世界各国争相引种、购买。果实外表绒毛丛生，剥皮后果肉绿似翡翠，甜酸宜人。用猕猴桃制成的果汁是著名的保健饮料，是老人、儿童、体弱多病者的理想营养品，也是航空、航海、高温工作人员和运动员的保健食品。

中医古代医籍早已记载了猕猴桃的药用价值，认为有止烦渴，下石淋，调中下气、散瘀止血的功能。近代发现能治癌症，心血管疾病，因而身价百倍。

凡胃虚寒者慎服

蚌肉玉米须汤

配方：蚌150克，鲜玉米须100克。

制法：将蚌去壳取肉、洗净切片；鲜玉米须洗净、切碎袋装，加水适量砂锅内炖熟，加少许调料即可。

用法：不拘时食饮。连服1周，每日1次。

适应症：功效滋阴清热，利水。用于高血压，黄疸型肝炎，胆囊炎，急性肾炎水肿，尿路感染，糖尿病等。

按语：蚌肉对人体即有一定的营养价值，可制菜肴，也有一定的药用价值。但蚌肉质硬、性寒，不易消化吸收，脾胃虚寒、便滑者慎用。

西瓜绿皮白茅根汤

配方：西瓜绿皮50克，鲜白茅根30克。

制法：将鲜白茅根洗净、切段；西瓜皮洗净、切片，锅内加水适量，煎沸10分钟，去渣取汁即可饮。

用法：代茶饮。

适应症：功效清热利尿，凉血止血，生津止渴。用于发热尿痛或兼血尿患儿，尿路感染等。

生石膏竹叶粥

配方：生石膏30克，竹叶10克，粳米50克，白糖适量。

制法：将生石膏、竹叶拣洗干净，锅内加水适量，煎煮20分钟后，去渣取汁。在药汁内放入淘净的大米、熬煮成稀粥，加入白糖即可服用。

用法：佐餐食饮。每日1~2次。

适应症：功效清热止渴，除烦利尿。用于尿路感染患者。

脚爪黄花菜汤

配方：黄花菜30克，猪脚爪2只，盐、酱油各适量。鸡蛋1个。

制法：将黄花菜洗净，猪脚爪洗净，去毛。锅内加水1000毫升，煮沸投入猪脚爪，烧至熟烂，加入酱油，然后加入黄花菜和打散的鸡蛋浆，再煮沸即可。

用法：佐餐食。

适应症：功效补气养血，催乳通络。用于产后缺乳，体质虚弱，尿路感染等。

按语：黄花菜、又名金针菜、萱草、忘忧草。黄花菜性味甘、平，功能清热止血，利尿消肿，解毒消痈。《云南中草药选》述黄花菜具有“镇静、利尿、消肿、治头昏心悸、小便不利、水肿，尿路感染，乳汁分泌不足，关节肿痛”等功能。而且金针菜的营养价值很高，特别是胡萝卜素的含量很高，对人体健康，尤其是胎儿、产妇很重要。因此，有的地方把它作为孕妇、产妇的必备食品。而且对体虚之产妇有补气养血，滋补身体的功效。

炸黄花菜

配方：黄花菜200克，蛋清2只，精盐、味精、料酒、花椒盐、淀粉、麻油，豆油各适量。

制法：

1. 将蛋清、淀粉、精盐、味精、料酒放入碗中调糊备用。黄花菜放温水中泡软，去梗洗净，放入糊浆中拌匀。

2. 炒锅放油，烧至六成热时，将拌好浆的黄花菜依次投入油中炸，炸至黄花菜对面的糊熟时，捞出堆放在盘中，加花椒油、麻油，即可食用。

用法：佐餐食。

适应症：功效清热利湿，舒肝利胆。用于胸闷胃胀，黄疸呕吐，小便短赤，尿路感染等病症。

按语：黄花菜为中国特色蔬菜，又名金针菜，为忘忧草（萱草）的花。黄花菜色如黄金，清香浓郁，嫩滑爽口，为蔬菜中之珍品。其性味甘、平、功能清热止血，利尿消肿，解毒消疸。《云南中草药选》述黄花菜能“治头晕心悸，小便不利，水肿，尿路感染，乳汁分泌不足，关节肿痛”。而现代营养学研究发现黄花菜中含有大量的维生素 A。本品以黄花菜为主要原料，为一种药膳佳品。

飞廉茶

配方：飞廉全草 30 克，白糖适量。

制法：先将飞廉全草洗净，加水适量、煮汤，去渣取汁，加入白糖即可。

用法：代茶饮。每日 1 剂，连服 3~7 天。

适应症：功效清热利湿，散瘀止血。用于乳糜尿、白带病、泌尿系统感染等。

莲子六一汤

配方：莲子（去心）60 克，生甘草 10 克。

制法：将上二味理净，加水一大碗，小火煎煮至莲子软熟时，稍加冰糖即可。

用法：吃莲子喝汤。

适应症：功效养心、益肾、补脾涩肠，和中缓急，润肺解毒，调和诸药。用于泌尿系统感染、尿急、尿频、小便赤浊，或兼有虚烦，低热等症（本品因莲子与甘草之比为六与一，故名）。

珍珠草猪肝汤

配方：珍珠草 60 克（干品 30 克），猪肝 100 克。

制法：将鲜珍珠草洗净、切碎；猪肝洗净、切薄片，入锅，加适量水煮成猪肝汤；猪肝熟后再加入珍珠草，水沸后去珍珠草即可。

用法：每日 1 次。连用 5~6 次。

适应症：功效平肝清热，和血解毒，养肝明目，利湿退黄。用于急、慢性胆囊炎，胆石症，急性传染性肝炎、黄疸、疳积、急性眼球结膜炎、肾炎水肿，尿路感染等症。

石韦车前茶

配方：石韦60克，车前草60克，生栀子30克，生甘草15克。

制法：将以上4味加水3000毫升，煎煮40分钟，去渣取汁即可。

用法：代茶频饮。

适应症：功效清热解毒，通淋排石。用于尿路感染和尿路结石。

冬瓜皮黑豆茶

配方：冬瓜皮50克，黑豆10克，生姜10克。

制法：将冬瓜皮洗净、切小片，黑豆洗净，生姜洗净、切小片，二味加水适量共煎汤即可。

用法：代茶频饮，吃黑豆。

适应症：功效清热解毒。用于尿路感染和泌尿系统结石等。

车前绿豆汤

配方：车前子30克，绿豆60克。

制法：将车前子用布包好，与洗净的绿豆一同入锅，加水适量，煮沸至豆烂，去药袋即可。

用法：饮汤食豆。

适应症：功效清热解毒，利尿通淋。用于泌尿系统感染、尿路结石等。

蒲公英茶

配方：蒲公英60克。

制法：将上味加工成粗末，加水适量煎汤，去渣取汁即可。

用法：代茶饮。

适应症：功效清热解毒。用于湿热蕴结所致的膀胱炎，泌尿系统感染等。

猪肉地胆头汤

配方：猪瘦肉150~200克，地胆头30克（鲜品90克），精盐适量。

制法：将猪瘦肉洗净、切成块状，与洗净的地胆头一同入锅，加水1600克，煎至800克，去药渣，加精盐调味即可。

用法：饮汤吃肉，日服1剂，分2~3次服完。

适应症：功效清热解毒，利尿。用于膀胱炎，尿道炎等症。

葱白灯芯丝瓜汤

配方：葱白3根，鲜灯芯草50克，鲜丝瓜150克。

制法：将丝瓜洗净、去皮、切成小块，葱白洗净、切段与灯心草一同入锅中，加清水适量，煎汤，去渣取汁即可。

用法：日服1剂，分2~3次服完。

适应症：功效清热解毒，利尿消肿。用于尿道炎、膀胱炎、急、慢性肾炎水肿等症。

黄瓜煲猪蹄

配方：猪蹄450克，老黄瓜600克，蜜枣6粒。

制法：将猪蹄去心、洗净，用凉水涮洗过；黄瓜洗净，连皮切成厚块。用适量水煲滚，放入猪蹄、黄瓜、蜜枣烧开，再慢火煲3小时，下盐，调味即可。

用法：佐餐食。

适应症：功效清热解毒，除湿利尿。用于火热内盛之泌尿系统感染、口干口苦、咽喉肿痛，小便黄赤涩痛。

田鸡煲冬瓜

配方：冬瓜900克，田鸡600克，生姜1片，冬菇25克。

制法：将冬瓜去瓤、洗净、切成厚块。田鸡洗净、斩头，用少许姜汁腌10分钟，用凉水洗净。冬菇浸软、去脚、擦干水分。把适量水烧开，放入冬瓜、田鸡、姜、烧开，以慢火煲40分钟，下冬菇再煲15分钟，下盐调味即可。

用法：佐餐食。每日1次。

适应症：功效清热解毒，利尿消肿。用于急性泌尿系统感染，急性肾炎，身热烦渴，水肿，小便不利等症。

竹叶粥

配方：淡竹叶 40 克，粳米 50 克，白糖少许。

制法：先将淡竹叶洗净、切碎，水煎去渣取汁，入粳米如常法煮粥，粥临熟时入白糖，稍煮即可。

用法：每日 1 剂，分 2 次温食，连服 5~7 天为 1 疗程。

适应症：功效清心火，除烦热、利小便。用于身热面红，小便短赤、淋沥不畅，尿路感染等症。

绿豆南瓜粥

配方：干绿豆 50 克，老南瓜 500 克，食盐少许。

制法：

1. 绿豆用清水洗净，趁水未干时加入食盐少许（约 3 克）拌合均匀，略腌 3 分钟后用清水冲洗干净；老南瓜剥去表皮，抠去瓜瓤、用清水冲洗干净，切成约 2 厘米见方的块待用。

2. 锅内注入清水约 500 毫升，置武火上烧沸后，先下入绿豆煮沸 2 分钟，淋入少许凉水，再沸，即下入南瓜块，盖上盖，用文火煮沸约 30 分钟，至绿豆开花即可。

用法：佐餐食。吃时加少许食盐调味。每日 2 次。

适应症：功效清热、利尿、解毒。用于泌尿系统感染，肾性糖尿病等症。

香椿豆腐

配方：豆腐约 150 克，鲜香椿 50 克，精盐 3 克，香油 6 克，味精少许。

制法：香椿洗净，用开水烫一下，冷却后，切成细末放在豆腐上，加香油、盐、搅拌均匀即可。

用法：佐餐食。每日 1 次。

适应症：功效清热化湿，生津润燥。用于泌尿系统感染，因湿热内蕴所致之小便短赤涩痛，食欲不振，口苦心烦等。

公英木耳黄花汤

配方：黄花菜50克，木耳20克，蒲公英20克，粳米50克，白糖适量。

制法：将木耳、黄花菜、蒲公英洗净、切碎，与粳米、白糖共入锅内，加水适量，煮成稀粥即可。

用法：每日服1~2次。

适应症：功效清热利尿，凉血生津。用于泌尿系统感染，或膀胱结石引起的血尿，小便涩痛，心烦不安等症。

生地黄粥

配方：生地黄汁约50毫升（或干地黄60克），粳米100克。

制法：取新鲜生地黄适量，洗净、切段，每次榨取生地黄汁约50毫升，或用干地黄60克，煎取药汁。粳米加水适量煮沸后加入地黄汁，煮成稀粥即可。

用法：空腹服食，每日1次。连服5~7日即可。

适应症：功效清热凉血。用于泌尿系统感染，尿路结石引起的血尿，肾病高血压。

四鲜粥

配方：鲜藕节30克，鲜茅根30克，鲜旱莲草30克，鲜小蓟30克，粳米10克，白糖适量。

制法：先将前四味洗净、煎煮取汁去渣，加入淘净的粳米煮粥，粥将熟时加入白糖调味即可。

用法：每日2次，湿热服食。

适应症：功效清热、凉血、止血。用于各种泌尿系统疾病引起的血尿，尿色鲜红，尿少等症。

五元全鸡

配方：母鸡1只，桂圆15克，荔枝15克，黑枣15克，莲子15克，枸杞子15克，冰糖30克。

制法：将母鸡宰杀后，去毛、内脏及爪，洗净。桂圆、荔枝去壳。莲子去皮、心。黑枣，枸杞子洗净。先将上述四味与鸡同放在大钵内，加入冰糖和少许盐，适量水，上笼蒸2小时，再放入枸杞，蒸5分钟，取出后撒上少量胡椒粉即可食。

用法：佐餐食。每日1次。

适应症：功效补血养阴。用于慢性肾盂肾炎，由肝肾阴亏所致腰痛、耳鸣、面色苍白及体虚无力等症。

柿饼灯草汤

配方：柿饼2个，灯芯6克，白糖适量。

制法：将柿饼、灯草洗净共入内，加水适量炖汤，调入白糖即可。

用法：吃柿饼喝汤。每日1剂，连服5~7日为1疗程。

适应症：功效清热止血，利尿通淋。用于尿道炎、膀胱炎、血尿等症。

葱姜冬瓜绿豆汤

配方：冬瓜1000克，绿豆3000克，鲜汤500毫升，生姜10克，葱白30克，精盐2克。

制法：将铝锅洗净置旺火上，倒入鲜汤烧沸，捞净泡沫。姜洗净、拍松放入锅内，葱去根洗净、切成段入锅；绿豆洗净、去掉浮于水面上的豆皮，然后入汤锅内炖。将冬瓜去皮、瓤、洗净、切块，待绿豆炖烂后，投入汤锅内，炖至软而不烂，加少许精盐即可食。

用法：每日2次，佐餐或单餐均可。

适应症：功效清热解毒，利尿通淋。用于夏季泌尿系统感染，尿道灼热疼痛，小便频数，色黄而少，口渴心烦，水肿等。

黄瓜绿茶饮

配方：鲜苦瓜数根，绿茶适量。

制法：将苦瓜洗净，用刀剁成两段，去瓤，装满绿茶，再将两段并起，用竹签插牢。把爪挂在通风处阴干、切碎、混匀，装瓶备用。

用法：代茶频饮。每次取10克，放入保温杯内，用沸水冲泡，盖严温浸20分钟即可。

适应症：功效清热解毒，渗湿利尿。用于急性泌尿系统感染，小便不利，烦热口渴等症。

红枣虫草鸡

配方：红枣10枚，冬虫夏草20克，鸡1只，冰糖20克。

制法：

1. 将虫草用酒浸泡30分钟，红枣洗净、去核，光鸡洗净、冰糖捣碎备用。

2. 将红枣、虫草、冰糖放鸡腹内，把鸡放入蒸盆，加水500毫升，把鸡盆放入蒸笼内，武火蒸1小时即可。

用法：每日2次，吃肉喝汤，食虫草及红枣，即可佐餐又可单食。

适应症：功效补气养血，固腰健体。用于慢性肾盂肾炎，腰部痠软疼痛，神疲乏力，泌尿系统感染等症。

利尿饮

配方：金钱草20克，车前草20克，鱼腥草20克，萹蓄草20克，鸭跖草20克，白糖50克。

制法：将以上五味淘洗干净，除去泥沙，放入锅内，加水3000毫升。将锅置武火上烧沸，再改用文火煎煮25分钟。用纱布过滤，在药汁内加入白糖拌匀即可。

用法：代茶饮。

适应症：功效清热解毒，利尿消肿。用于急性泌尿系统感染，见发热、尿频、尿急、尿痛等症。

冰糖红枣炖鱼肉

配方：红枣10个，龟肉200克，冰糖30克。

制法：将龟肉洗净、切成3厘米见方的块，先用油煸炒，加入红枣、冰糖，加水1000毫升。煮沸后改用中火炖熬20分钟即可。

用法：每日2次，每次100克，即可佐餐又可单餐。

适应症：功效滋阴补肾，气血双补。用于泌尿系统感染，脾肾亏虚、湿热屡犯见腰瘦、乏力，头晕耳鸣，面色萎黄、口干不欲饮水、尿频、尿热、或有尿痛、舌淡、苔薄白、脉沉细数症。

双耳葱姜炒肉片

配方：白木耳10克，黑木耳10克，黄花菜50克，猪瘦肉100克，水豆粉30克，盐少许，葱白20克，料酒20克，生姜10克。

制法：

1. 将白木耳、黑木耳、黄花菜用温水发透，择去蒂根、杂质及泥沙；葱切段，姜切丝，肉切片待用。

2. 炒勺内放素油100克，置中火上烧热，下入猪肉、木耳、葱、姜翻炒，起锅时，放入水豆粉炒匀即起锅。

用法：佐餐食。每日2次。

适应症：功效清热解毒，利尿止血。用于泌尿系统感染，尿频涩滞，淋沥不尽，尿热尿急，少腹满痛，伴胁痛口苦等症。

四草利水茶

配方：金钱草、车前草、萹蓄草、鸭跖草、绿茶各10克。

制法：将上述四草洗净、切碎，和绿茶一起放入热水瓶内，用沸水冲满，加盖半小时即可饮用。

用法：随意饮用，每日至少饮1热水瓶。

适应症：功效清热解毒，利水通淋。用于急性泌尿系统感染引起的尿频、尿急、小便热涩疼痛等症。

柳叶西瓜皮饮

配方：嫩柳叶1把，西瓜皮50~100克。

制法：将嫩叶、西瓜皮洗净，加入1000毫升煮沸，去渣取汁。

用法：代茶饮。每日1000毫升。

适应症：功效清热、利尿、降压。用于急性肾炎、急性泌尿系统感染等病症。

葡萄藤饮

配方：野葡萄藤30克，萹蓄30克。

制法：将野葡萄藤、萹蓄洗净，水煎成1000毫升，去渣取汁。

用法：代茶频饮。连服1~2周。

适应症：功效清热祛湿，利水通淋。用于泌尿系统感染引起的小便频数短赤，尿道灼热刺痛等症。

向日葵饮

配方：向日葵根，白茅根各60克。

制法：将向日葵根、白茅根洗净，加入适量，煮沸5分钟，煎成1000毫升左右即可。

用法：1日内多次频饮，10日为1疗程。

适应症：功效利水通淋。用于急性泌尿系统感染，乳糜尿，尿路结石所致的小便涩痛。

凉拌芹菜

配方：新鲜药芹250克，杏仁25克。

制法：将芹菜洗净、切段，杏仁去皮、尖，同放沸水中煮沸2分钟，捞出后在凉水中冲一下，沥干水分，加盐、糖、味精、麻油凉拌即可。

用法：佐餐食。连用5~7天。

适应症：功效清热凉肝。用于肾盂肾炎伴血尿、高血压、尿路感染等症。

玉米汁鲫鱼汤

配方：鲫鱼350克，玉米须100克，玉米芯100克，黄酒、葱节、生姜、味精各适量。

制法：将玉米须、芯加水适量煮沸20分钟，沥出汁待用。鲫鱼去鳞、内脏，加酒渍片刻放入汁水中，加上黄酒、姜片烩30分钟，撒上葱花即可。

用法：每日1次，连用5~7日为1疗程。佐餐食或单食。

适应症：功效利水除湿。用于泌尿系统感染，水肿、尿频、尿少、尿急、尿道灼热疼痛等病症。

丝瓜粥

配方：嫩丝瓜1条，白糖50克，白糖适量。

制法：先如常法作粥，半熟时放入鲜丝瓜（洗净切成粗段）待粥熟去丝瓜，加糖即可。

用法：作早餐食用。每日1次。

适应症：功效清热解毒、凉血。用于急性尿路感染血尿明显者。

薏苡仁绿豆汤

配方：薏苡仁30克，绿豆30克。

制法：将薏苡仁、绿豆洗净，加水适量煮烂，加白糖有甜味即可。

用法：随意食用。

适应症：功效清热祛湿，利水消肿，健脾。用于湿热下注所致的尿路感染，见小便不利，尿道灼热疼痛等症。

甘蔗鲜藕生地汁

配方：紫皮甘蔗150克，鲜藕100克，鲜生地100克。

制法：甘蔗、鲜藕、生地分别拣洗干净，甘蔗切成2厘米长的段，鲜藕、鲜生地均切成片，同放入洁净的压汁机内，加压将液汁溢出来，去渣，取汁液于容器内即可。

用法：早、晚2次分服。

适应症：功效清热凉血，利尿通淋。用于湿热蕴结型泌尿系感染，症见小便涩痛，有热感及血尿等症。

连柏栀子酒（见尿痛食疗方）。

绿豆马齿苋瘦肉汤（见肾盂肾炎食疗方）。

甘蔗白藕汁（见尿痛食疗方）。

葡萄藕蜜膏（见尿痛食疗方）。

海金沙茶（见小便不利食疗方）。

西瓜（见尿痛食疗方）。

车前梧桐茶（见尿痛食疗方）。

榕树须冰糖茶（见尿路结石食疗方）。

海带绿豆甜汤（见血尿食疗）。

三、注意事项

尿路感染分上尿路感染与下尿路感染。上尿路感染，即肾盂肾炎。本病多见于妇女及女婴。急性期多伴有发冷、发热。如急性肾盂肾炎体温可达38.5℃以上或无发热。另外膀胱刺激症状，即尿急、尿频、尿痛、随感染的部位不同而轻重不一。一般上尿路感染膀胱刺激症状较轻微；而下尿路感染则有明显的膀胱刺激症状，病人有脓尿、血尿或肉眼血尿，尿常规有少量蛋白，大量脓细胞、白细胞、红细胞。肾盂肾炎时可见到管型。如急性肾盂肾炎治疗不彻底病程迁延半年以上，或近年内反复发作，可转为慢性。上述症状反复发作，并出现肾区叩痛、触痛、病程长久不愈，晚期出现肾功能障碍，氮质血症，甚至尿毒症。也有一些病人没有急性感染期，特别是女性，毫无尿路感染症状，多由于腰痛而就诊，发现时已为慢性。本病属中医的“淋证”范畴。以小便频数，淋沥不尽，尿道涩痛，小腹拘急、痛引腹中为特征。其发病与湿热毒邪侵袭及脏腑功能失调有关。根据临床表现不同，可分为热淋、血淋、气淋、石淋、膏淋、劳淋等，治疗以清热利湿为主。其饮食宜忌如下：

1. 忌辛辣刺激之物，如辣椒、芥末、咖喱、酸辣咸菜、麻辣豆腐等。

2. 忌各种糖果、肉类、动物内脏、熘炸、油煎的食物。

3. 忌鸡肉、羊肉、铁雀肉、海鳗、海鱼、蟹、韭菜等。

4. 忌糖醋排骨，糖醋白菜，糖醋肉段等。维生素 C 亦可提高尿中酸性，亦当忌食。

5. 忌花生、豆类、红薯、大枣等。

6. 忌食苏打片，茶叶水，碳酸钙，以免中和抗菌素在酸性条件下的药效能力。

第二节　不育症食疗方

一、饮食原则

1. 主要以补肾生精的食物为主，如鹿肉、羊肉、狗肉、牛鞭、麻雀、杞子、龟版、虾、鸡蛋、核桃、银耳、红枣及鸡、羊、猪等动物的睾丸等。

2. 应注意适当进食含锌丰富的食物，如动物肝脏、瘦肉、乳类、豆类、谷类、鱼、淡菜、胡桃等。

3. 忌烟酒等辛辣刺激之物。

二、食疗选方

生晒参黄芪粥

配方：生晒参 6 克，黄芪 10 克，大米 50 克。

制法：先将生晒参、黄芪加水适量煎汤，去药留汁，放入淘净的大米煮成粥即可。

用法：佐餐食。

适应症：功效健脾养肺，固脱生津，升阳举陷。用于气虚乏力，久不育者。

猪肉仙茅仙灵脾汤

配方：猪肉250克，仙茅、仙灵脾各15克。

制法：将猪肉洗净、切成块，仙茅、仙灵脾拣净，加水适量，将猪肉炖熟即可。

用法：佐餐食。亦可单餐。

适应症：功效补中益气，温肾助阳，祛寒湿。用于腰酸肢冷，性功能减退，不育症患者。

鹿肉肉苁蓉汤

配方：鹿肉120克，肉苁蓉30克，姜、葱、盐各适量。

制法：将狗肉洗净、切片；肉苁蓉洗净、切片。锅内加水适量放入鹿肉、生姜、葱、盐，肉熟后即可。

用法：佐餐食。

适应症：功效补肾助阳，补五脏，调血脉。用于精少不育，阳虚怕冷。

公鸡杞子黄精汤

配方：公鸡1只，枸杞子20克，黄精20克。

制法：将公鸡宰杀后，去毛、内脏及爪、洗净，锅内加水适量，放入整鸡、枸杞子、黄精，用火炖熟即可。

用法：佐餐食。

适应症：功效补精添髓，益肾补精，益精血。用于腰瘦口干，眩晕乏力的不育患者。

精羊肉大米粥

配方：精羊肉100克，大米50克。

制法：将羊肉洗净，切片，加水适量煮烂，再放入大米煮成粥即可。

用法：佐餐食。

适应症：功效补虚益气，温中暖下，补中健脾。用于腰痠少精，阳痿早泄，久不育患者。

虾米炒韭菜

配方：虾米250克，韭菜150克，料酒、精盐、味精等调料各适量。

制法：将虾米洗净、韭菜拣洗干净、切成段。起油锅，油热下入葱、姜丝，炒香后再放入虾米及韭菜、料酒、精盐煸炒至虾米色转红熟透即可。

用法：佐餐食。

适应症：功效温肾补虚，行气理血，补肾壮阳，通乳托毒。用于男性不育症。

猪肝炒菠菜

配方：猪肝100克，菠菜50克，葱少许。

制法：将菠菜拣洗干净；猪肝洗净、切片，锅内油热时下葱，猪肝炒熟后，下菠菜略炒即可。

用法：佐餐食。

适应症：功效补肝养血，明目，下气润燥。用于精子量少或活动力低下的不育患者。

猪腰汤

配方：猪腰100克，生姜、盐、味精各适量。

制法：将猪腰洗净、切成片，炒至半熟后，加水适量煮成汤，再放入适量的生姜、盐、味精调味即可。

用法：佐餐食。

适应症：功效补肾益精。用于阳痿膝软，性欲不振，不孕不育患者。

紫石英血糯米粥

配方：紫石英30克，血糯米100克，红糖适量。

制法：先将紫石英打碎，加水适量煮1小时，然后去药留汤。汤内加入淘净的糯米，加清水200毫升、红糖共煮成粥即可。

用法：佐餐食。每日1~2次。

适应症：功效益肾纳气，平肝潜阳。用于阳痿，精清不育患者。

甲鱼汤

配方：甲鱼1只。

制法：将甲鱼烫死后，去净内脏及硬壳洗净后，放盆内加水适量清蒸即可。

用法：佐餐食。

适应症：功效滋阴凉血、清热散结，益肾健骨。用于五心烦热，遗精、早泄、腰酸不育患者。

麻雀蛋蒸龙眼

配方：麻雀蛋4只，龙眼肉5只。

制法：将麻雀蛋打匀，放入龙眼肉，蒸熟即可。

用法：不拘时服食。

适应症：功效补肾壮阳，滋补精血，益心脾。用于不育无子症。

牛鞭起石栗子粳米粥

配方：牛鞭25克，阳起石25克，栗子粉25克，粳米100克。

制法：先用水适量将阳起石煎数10分钟，去药取汁。将牛鞭（鲜）切碎、洗净，与栗子粉、粳米一起放入阳起石汤中煮成粥即可。

用法：佐餐食。

适应症：功效壮阳补肾，填精补髓，养胃健脾。用于阳痿不射精之不育者。

猪肾羹

配方：猪腰子1副，骨碎补10克，精盐适量。

制法：将腰子洗净、剔去筋膜臊腺、切块、并割成细花。骨碎补入锅，加水适量、放入猪腰煎煮1小时。稍加精盐调味即可。

用法：不拘时食饮。

适应症：功效益肾壮阳。用于精子异常引起的不育症。

羊肾巴戟锁阳汤

配方：羊肾6只，巴戟天、锁阳各30克，淫羊藿15克，生姜6克，精盐、黄酒各适量。

制法：将羊肾切开、洗净，剔去筋膜臊腺。巴戟天、锁阳、淫羊藿、生姜洗净与羊肾一同放入砂锅内，加水适量。先用武火煮沸，再同文火炖2小时，加精盐和黄酒调味即可。

用法：佐餐食。

适应症：功效温补肾阳，益精壮阳。用于肾阳不足所致的腰瘦腿软，阳事不举，举而不坚，精神萎靡，或精液稀少，活力不足，不育不孕症等。

壮阳狗肉汤

配方：猪肉250克，菟丝子5克，附片3克，精盐、味精、黄酒、葱、生姜、清汤各适量。

制法：

1. 先将整块狗肉洗净，放入沸水锅内氽透，捞出后，放入滚水内洗净血沫、再切成3厘米见方的块。葱、姜洗净，切碎，菟丝子、附片装入布袋内。

2. 锅内油烧热，将狗肉、葱、姜下锅内煸炒，烹黄酒适量，然后将狗肉倒入砂锅内，加入药袋、盐、清汤，用武火烧沸，再用文火煨至狗肉熟烂，去药袋即可。

用法：佐餐食。

适应症：功效温肾壮阳，益精填髓。用于肾阳虚，腰膝冷痛，精神不振，男子不育，女子宫冷不孕及阴冷等。

狗脊狗肉汤

配方：狗脊、金樱子、枸杞子各15克，瘦狗肉200克。

制法：

1. 先将整块狗肉洗净、放入沸水锅内氽透，捞出后用凉水洗净血沫，再切成3厘米见方的块。

2. 将狗肉、狗脊与金樱子、枸杞子一同放入砂锅内，加水适量，用武火烧沸，再用文火煨至狗肉、狗脊熟烂即可。

用法：佐餐食。亦可单食。

适应症：功效补肾壮阳。用于男性不育症。

羊肾巴戟天汤

配方：羊肾1副，巴戟天8克，肉苁蓉12克，枸杞子、熟地各10克。

制法：将羊肉洗净、去净臊腺筋膜，切丁。把羊肉、肉苁蓉、枸杞子、巴戟天一同入锅内，加水适量，炖煮1小时即可。

用法：佐餐食。

适应症：功效补肾壮阳。用于男性不育症。

增精汤

配方：猪骨髓200克，牛鞭100克，枸杞子15克，鹿角胶30克，黑豆20克，鱼鳔胶30克，味精、精盐各适量。

制法：

1. 先将牛鞭发胀，去净表皮后、切段；黑豆用温开水泡开。

2. 将狗骨髓、牛鞭、黑豆一同入锅内，加水适量，用武火煮熟，小火煨烂，再将枸杞子、鹿角胶、鱼鳔胶、精盐放入，煮10分钟后，起锅放味精即可。

用法：不拘时食用。

适应症：功效补肾填精。用于精子总数少而引起的不育症。

健精汤

配方：麻雀脑5个，母鸡1只，人参、水发香菇各15克，黄芪、山药20克，精盐、黄酒、葱、生姜、味精各适量。

制法：

1. 将母鸡宰杀后，去毛、内脏及爪，麻雀脑去毛、洗净，放锅内，水煮，待七成熟时加入黄芪、山药、香菇、葱、姜、盐、黄酒，用文火煨烂为止。

2. 人参用开水泡开，上笼蒸约30分钟即可。

用法：饮汤食肉，口嚼人参。

适应症：功效益精补肾。用于精子活动力差所引起的不育症患者。

生精汤

配方：狗鞭20克，羊肉100克，巴戟、菟丝子各15克，肉苁蓉、肉杜各10克，花椒、生姜、黄酒、味精、猪油、精盐各适量。

制法：

1. 先将狗鞭用清水发胀、洗净，用油砂炒酥，再用温水泡30分钟，捞出后与洗净的羊肉一同放沸水锅中共煮。

2. 然后相继放入花椒、生姜、黄酒、肉桂等，锅内水开后改用小火煨至狗鞭、羊肉七成熟时，将肉苁蓉、菟丝子、巴戟天入布袋内，放锅内，继续炖，待狗鞭、羊肉酥烂后捞出，加味精、精盐、猪油调味即可。

用法：佐餐食。

适应症：功效补肾壮阳。用于精子成活率低引起的不育症。

液化汤

配方：甲鱼1只，知母、黄柏、天冬、女贞子各10克，银耳15克，生姜、葱、味精各适量。

制法：

1. 将甲鱼用开水烫死后，去鳖甲，内脏、头、爪、洗净。诸药装入布袋内，丸好口。

2. 甲鱼放锅内，加水适量，放入姜片，葱段，武火煮沸，再改用文火煨至肉将熟时，加入发好的银耳和装好的知母、黄柏、天冬、女贞子的药袋，待甲鱼酥烂时出锅，加入味精即可。

用法：佐餐食。亦可单食。

适应症：功效滋阴清热，泻火。用于精液不液化引起的不育症。

五子补肾茶（见早泄食疗方）。

龟龄集酒（见早泄食疗方）。

海马酒（见早泄食疗方）。

淫羊藿酒（见早泄食疗方）。

苁蓉鹿肉汤（见早泄食疗方）。

白酒鹿茸（见尿频食疗方）。

毓麟酒（见早泄方）。

鹿茸酒（见早泄食疗方）。

白酒鹿茸（见尿频食疗方）。

苁蓉鹿肉汤（见早泄食疗方）。

三、注意事项

对于男子婚后无子，首先应对男女双方进行必要的检查，以排除女方不孕因素。一般而言，除有明显的生殖器畸形或性功能障碍外，男子不育多由精子数减少或精子活力较低造成。针对性功能不育患者，饮食疗法不外乎补肾生精，调和气血。中医认为多服一些动物的阴茎、睾丸及有关“鹿”的食品，如鹿肉、鹿茸、鹿尾巴等有助于壮阳填精。另外，锌与精子的生长有关，必要时也要多吃一些含锌丰富的食品，如：牡蛎、牛肉、鸡肉、肝、蛋黄、花生米、猪肉等。调治宜忌如下：

1. 忌饮食不调，中医认为“肥人多湿，瘦人多火”。嗜食肥甘厚味、辛辣炙煿之品，可导致，湿热之邪蕴结下焦扰动精室、早泄；湿热壅滞肾经，闭塞精道，不能射精，从而引发不育。

2. 偏食致缺乏氨基酸和 A、B、C、E 等引起精子形成障碍，缺乏钙、磷、镁等可减低生育能力，因此食谱宜放宽，对本病有益。

3. 忌烟、酒，烟中尼古丁、酒中酒精导致精子畸形，会造成不育。

4. 忌接触放射性物质，可引起永久性精子停止发生。因此，对放射线工作人员注意保护。

5. 忌男性激素或女性激素，抗癌药物如氮芥，环磷酰胺，癌得平，呋喃类，大量阿斯匹林、以及砷、铅、镉等均可影响生殖器官发育，宜忌服。忌滥用补品人参、鹿茸、鹿鞭、牛鞭等，以防阴阳失衡产生不良后果。

6. 对因器质性病变引起者，宜积极及早行药、食治疗，以防不育的发生。

第三节　尿路结石食疗方

一、饮食原则

1. 尿路结石患者应多饮水，尿量增加可冲洗尿道，去除可能形成结石核心的物质，如菌落、血块，坏死组织细胞等。尿液稀释还可使尿中晶体不易析出结晶，饮水量每日 3 升以上，睡前勿多饮水，半夜再饮 200 毫升则效果更佳。

2. 患尿酸结石病人应食用低蛋白饮食，减少肉、鱼、鸡和动物内脏、花生、栗子等含嘌呤多的食物的摄入量。可多吃些新鲜水果，蔬菜、牛奶。

3. 患草酸盐结石病人应少吃菠菜，番茄、土豆、竹笋、可可、多吃芹菜、胡萝卜、梨等促进草酸盐排出的食物。

4. 患含钙结石病人应少吃含钙高的食物，如牛奶、豆腐，芝麻酱，可多吃些豌豆、南瓜等食物。

5. 患磷酸盐结石病人，应多吃酸性食物，如乌梅、柠檬，可用醋拌食物，保持尿液酸性，防止磷酸盐结晶。

二、食疗选方

香瓜子粳米粥

配方：香瓜子 30 克，粳米 50 克。

制法：将香瓜子洗净、捣破，粳米淘净一同入锅，加水适量煮烂成粥即可。

用法：佐餐饮。每日 1~2 次。

适应症：功效散结消瘀，清肺润肠。用于胃口不佳，尿路结石患者。

核桃仁芝麻糖

配方：核桃仁 30 克，芝麻 100 克，砂糖适量。

制法：将核桃仁、芝麻、砂糖三者拌匀即可食。

用法：当点心吃。每次 1~2 匙，每日 3 次。

适应症：功效补肾固精，补血明目，祛风润肺。用于血虚大便干结，尿路结石患者。

银耳杞子汤

配方：银耳 30 克，杞子 15 克。

制法：将银耳洗净，择去梗加水适量与枸杞子煮烂成汤即可。

用法：佐餐饮。每日 1~2 次。

适应症：功效滋阴润肺，补肝肾。用于头晕目糊，腰痠，尿路结石患者。

冬瓜皮玉米须槟榔皮汤

配方：冬瓜皮30克，玉米须60克，槟榔皮30克，冰糖适量。

制法：将冬瓜皮洗净、切片，玉米须、槟榔皮洗净，锅内加水4碗煎至1碗半，加冰糖调味即可。

用法：1日内分3~4次饮完。连服3~5天。

适应症：功效利尿泄热，平肝利胆，清热利水。用于尿急不畅，尿路结石。

罗汉果柿饼汤

配方：罗汉果1只，柿饼2~3个，冰糖适量。

制法：将罗汉果洗净、柿饼洗净、切块。锅内加水3碗，煎至1碗，加入冰糖调味即可。

用法：不拘时饮用。

适应症：功效清肺润肠，清肠止血。用于口干咽燥，尿路结石患者。

核桃墨鱼汤

配方：核桃仁10克，墨鱼200克，油、盐各适量。

制法：将墨鱼剖洗净后、切片，锅内加水适量与核桃共煮成汤即可。

用法：不拘时食用。每日1~2次。

适应症：功效补肾固精，润肠，清热解毒。用于贫血浮肿，尿路结石患者。

金针菜猪瘦肉

配方：金针菜50克，猪瘦肉150~200克，酱油、食盐、味精各适量。

制法：将金针菜、猪瘦肉分别洗净一起放砧板上用刀剁成肉酱，加酱油、食盐、味精调味，放碟上摊平。隔水蒸熟即可。

用法：佐餐食。

适应症：功效清热止血，利尿消肿，滋阴润燥。用于腿膝酸软无力，尿路结石患者。

玫瑰花瓣茶

配方：玫瑰花瓣 6～10 克。磁石适量。

制法：将玫瑰花瓣放入茶杯内，冲入磁化沸水，加盖片刻即可饮用。

用法：代茶饮。

适应症：功效补肾摄精，镇惊安神，活血散瘀。用于伴小腹胀满，胸闷气，尿道结石患者。

按语：磁化水，即用磁石煎煮的水。

鸡蛋藕汁田七

配方：鸡蛋 1 只，藕汁 30 毫升，田七末 3 克，白糖适量。

制法：将鲜藕洗净、削皮，榨取藕汁。鸡蛋去壳，放入碗中搅拌，加入藕汁、田七、拌匀，加少许冰糖或白砂糖调味，隔水炖熟即可食。

用法：当点心吃。每日 1～2 次。

适应症：功效化瘀止血，消肿定痛，消热润肺。用于小便出血，神倦乏力，尿路结石患者。

鲜桑椹汤

配方：鲜桑椹（紫红色熟透者）60 克。

制法：锅内加清水 2 碗，加入鲜桑椹共煎至 1 碗，用白砂糖或冰糖调味即可。

用法：当小吃食。每日 1～2 次。

适应症：功效补肝益肾，滋液熄风，和血化瘀。用于头晕腰瘦，尿路结石患者。

按语：泌尿系结石为外科常见病，其病机为肾虚膀胱气化不利，下焦积热煎熬成石。因此在食疗方面要配合补肾气、清热利湿，排石

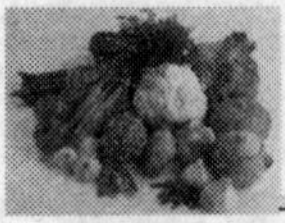

溶石的食物。对本病结石留久者表现肾气虚损，则应在食疗方面配以滋补肝肾的食物为辅助治疗。

鸡内金茶

配方：鸡内金 1 只。

制法：将鸡内金浸于茶缸内片刻，或在锅内略煎后即可饮用。

用法：代茶饮。

适应症：功效消积滞，健脾胃。用于尿路结石患者。

鲜芦根汁

配方：鲜芦根适量。

制法：将鲜芦根洗净，晾干，捣烂，绞汁即可饮。

用法：每次 1 汤匙。每日 2 次。

适应症：功效清热祛暑，明目解毒。用于利尿排石，促进草酸盐的排出。

鱼脑石粉

配方：鱼脑石 20 颗。

制法：取黄鱼头部的脑石，将黄鱼杀后取之后，焙燥、研粉备用。

用法：每次 1~2 克，温水送下。每日 2 次。

适应症：功效清热解毒，利尿消肿。用于输尿管结石患者。

胡桃糖膏

配方：胡桃肉 100 克，糖适量。

制法：先将胡桃肉炸酥，锅内加水适量和糖熬成膏后即可食。

用法：当点心吃。

适应症：功效补肾固精、润肠、健腰。用于输尿管结石患者。

胡桃肉粥

配方：胡桃肉 50 克，粳米 100 克。

制法：将粳米淘净后，加水适量，放入胡桃肉共煮成粥即可。

用法：佐餐饮。

适应症：功效补肾益肺，润肠。用于输尿管结石患者。

玉米芯汤

配方：玉米芯或玉米汤100克。

制法：将玉米芯放入锅内，加水适量煎煮10分钟后去渣取汁即可。

用法：不拘时饮用。

适应症：功效利尿泄热，平肝利胆。用于尿路结石。

炒草头

配方：苜蓿草头500克，酒、盐、味精适量。

制法：将草头洗净、切碎后入热油锅中煸炒，烹入白酒，加盐、味精等调料后起锅。

用法：不拘时食用。

适应症：功效清热利湿，利大小肠。用于输尿管结石患者。

按语：尿跳结石是泌尿系统最常见的病症之一，治疗尿路结石主要方法为手术，中医可用利尿排石之剂，现在可用体外震波碎石法。但预防结石的产生具有更大的意义，而食疗是防病的重要因素。中医学认为，尿路结石是因湿热蕴结下焦，耗灼津液所致，食疗应取清热利湿，滋阴生津之品。

玉米根汤

配方：玉米根90～50克。

制法：将玉米根洗净、切段、加水适量煎汤即可。

用法：不拘时饮用。

适应症：功效利尿祛瘀，解毒止血。用于泌尿系统结石患者。

生鸡内金鱼脑石粉

配方：生鸡内金100克，鱼脑石100克。

制法：将鱼脑石置铁锅中武火煅炒，然后与鸡内金共研为细末即可。

用法：每次6克，以蜂蜜1盅调和，开水冲服，服后多饮水，多活动。每日3次。

适应症：功效清热解毒，消积滞。用于泌尿系统结石患者。

刺猬皮生鸡内金蜂蜜膏

配方：刺猬皮50克，生鸡内金50克，蜂蜜500克。

制法：将刺猬皮和鸡内金共研为细末，再与蜂蜜调和均匀，煮沸后放入防腐剂，装瓶贮存。

用法：每次2～3食匙，开水冲服，且多饮水、多活动，每日3次。

适应症：功效利尿定痛、排石。用于尿路结石患者。

按语：据内蒙古《中草药新医疗法资料选编》载：刺猬皮有排除肾结石作用。临床也有许多关于这方面的报道。此方具有利尿、定痛、排石的功效。

猪尿脬三七汤

配方：猪尿脬（膀胱）2只，三七参10克。

制法：将猪尿脬内、外洗净，把三七参放入猪尿脬内，文火炖煮2小时，至猪尿脬熟透；或单独煮猪尿脬而三七参研为细末。

用法：

1. 煮熟的猪尿脬，去掉三七参，饮汤吃猪尿脬，一次1只。

2. 单独煮熟的猪尿脬、切成丝，蘸三七末吃，一次1只，三七末（粉）5克。

适应症：功效化瘀止血，消肿定痛。用于尿路结石。并对尿路结石和肾结核的血尿有较好的止血作用。

黄花菜根汤

配方：黄花菜鲜根30克。

制法：将黄花菜根洗净，切节放入锅内，加水适量，用武火烧沸后，转用文火煮20分钟，去渣取汁即可。

用法：不拘时饮用。

适应症：功效清热解毒，消肿。用于黄疸、石淋、小便不利等。

按语：美国泌尿医生提出“一多五少”建议。一多当然是多饮水，五少是：一少是少吃含草酸钙的蔬菜，如绿叶蔬菜（尤其是菠菜）；二是少吃维生素C；三是少吃含钙食物，钙的摄入量适可而止；四是少吃盐；五是少吃牛肉、羊肉。

竹叶绿茶饮

配方：竹叶15克，绿茶5克。

制法：竹叶洗净、横切丝状与绿茶同入大盖杯内，沸水冲泡、加盖、焖10分钟即可饮。

用法：当茶频饮，可连续冲泡3~5次。

适应症：功效利水消肿，通淋排石。用于肾结石、膀胱结石、症见少尿、口渴等症。

荸荠内金茶

配方：荸荠120克，鸡内金120克。

制法：将以上二味，加水适量煎汤，去渣取汁即可。

用法：代茶饮。

适应症：功效清热利尿，消坚涤石。用于尿路结石，症见水中有时挟砂石，尿色黄赤混浊；小便艰涩灼痛，时或突然阻塞，尿意窘迫，尿道刺痛，或觉腹痛难忍，甚至可见血尿等症。

车前绿豆汤

配方：车前子30克，绿豆60克。

制法：将车前子用布包好，与洗净的绿豆一同入锅，加水适量煮至豆烂，去药袋即可饮。

用法：佐餐饮或单饮。

适应症：功效利水通淋，清热解毒。用于尿路结石患者。

大金钱草蒸猪腰

配方：大金钱草30克，猪腰适量。

制法：将猪腰剖开去臊腺，大金钱草洗净入盘内，加水适量上笼蒸熟即可。

用法：不拘时食用。

适应症：功效补肾清热、利水，解毒消肿。用于泌尿系统结石。

苜蓿凉拌菜

配方：苜蓿嫩草头适量，佐料适量。

制法：将草头洗净后，用开水烫熟，加入佐料拌匀即可食用。

用法：佐餐食。

适应症：功效清热利湿，利大小肠。用于胃热烦闷，不欲饮食，湿热所致的小便不利，石淋，或湿热发黄。

按语：因苜蓿属渗利之物，故，不宜久食多食。有一种南苜蓿的变种，食后可产生对光过敏性皮炎，必须注意。

绿豆汤

配方：绿豆适量，白糖少许。

制法：将绿豆洗净入锅，加水适量煮绿豆至烂，加入白糖即可。

用法：佐餐饮。

适应症：功效清热解毒，祛脂保肝。用于湿热型前列腺结石。

滑石粥

配方：滑石20~30克（布包），瞿麦10克，粳米50~100克。

制法：将滑石、瞿麦入砂锅，加水适量煎汤，去渣取汁，加入粳米煮稀薄粥即可。

用法：佐餐饮。

适应症：功效健脾和胃，利尿排石。用于湿热型前列腺结石。

五汁饮

配方：梨汁、荸荠汁、鲜芦根汁，鲜麦冬汁，鲜藕汁各适量。

制法：将上述五种汁和匀即可。

用法：佐餐饮。

适应症：功效清热化痰，消积行瘀。用于肺热型前列腺结石。

车前叶粥

配方：新鲜车前叶30～60克，葱白1茎，粳米50～100克。

制法：将车前叶、葱白煮汁去渣，然后入粳米煮粥即可。

用法：佐餐食用

适应症：功效清热解毒。用于下焦湿热型前列腺结石。

酒炒螺蛳

配方：螺蛳适量，黄酒少许。

制法：将螺蛳洗净，加入黄酒在锅内炒至熟时即可。

用法：用针物挑肉吃。每日1次。

适应症：功效清热利水，明目。用于肝郁型前列腺结石。

莴苣子粥

配方：莴苣子10～15克，甘草3～6克，粳米50～100克。

制法：将莴苣子洗净、捣烂，与甘草同煎汁，去渣，加入洗净的粳米煮成粥即可。

用法：佐餐食饮。每日1～2次。

适应症：功效清热利水。用于肝郁型前列腺结石。

荠菜车前汤

配方：荠菜根、车前草各30克。

制法：将上二味分别洗净、切小，加入水适量共煎汤，去渣即可。

用法：佐餐饮。每日1～2次。

适应症：功效清热解毒，利湿通淋。用于尿路阻塞型前列腺结石。

桃仁粥

配方：桃仁 10~15 克，粳米 30~50 克。

制法：将桃仁洗净，捣烂如泥，加水适量煎汁去渣留汁，加入淘净的粳米煮烂成粥即可食。

用法：佐餐食。每日 1~2 次。

适应症：功效润肠通便，破血行瘀。用于瘀血型前列腺结石症。

制黑豆汤

配方：黑豆 500 克，熟地黄、山萸肉、黑芝麻、茯苓、补骨脂、菟丝子、旱莲草、当归、桑椹、五味子、地骨皮各 10 克。

制法：将黑豆以水泡发，加上述诸药共煎汤，去渣留豆、汤。

用法：佐餐饮。食豆。常食。

适应症：功效活血解毒，祛风利水，解表清热。用于肾阳不足型前列腺结石症。

黑豆酿梨

配方：大雪梨 1 个，小黑豆 50 克，冰糖 30 克。

制法：将梨柄一头切一盖，把梨心（核）挖去，黑豆洗净装入梨孔（心）内，再把梨柄盖上，蒸炖，水沸后 40 分钟即可。

用法：不拘时食用。

适应症：功效生津润燥，活血解毒。用于肾虚型前列腺结石症。

蚕豆冬瓜汤

配方：蚕豆 500 克，冬瓜皮 100 克。

制法：将蚕豆洗净，冬瓜皮洗净，切小片、加水适量共煎汤，去渣即可。

用法：佐餐饮。

适应症：功效醒脾和中，和血排脓，消肿解毒。用于中气虚损型前列腺结石症。

油炸核桃仁

配方：核桃仁150克，冰糖屑100克，麻油30毫升。

制法：核桃仁拣去杂质，洗净、晒干、备用。锅置火上，加麻油烧至八成熟时，下入核桃仁，不断翻炒，炸酥后装盘，加冰糖末即可。

用法：食冰糖核桃，每次30克，1日3次。

适应症：功效溶石排石、止痛，因于尿石症。

三金三七蜜饮

配方：金钱草30克，海金砂20克，鸡内金10克，冬葵子20克，车前子15克，王不留行15克，蜂蜜30克。

制法：将上6味药物分别洗净，同入锅内，加水适量，大火煮沸，小火煎煮40分钟，去渣取汁，待药汁转温后调入蜂蜜即可。

用法：上下午分服。

适应症：功效清热利湿，通淋排石。用于湿热蕴结型泌尿系结石。

荸荠芥冬茶

配方：荸荠500克，芥菜129克，冬瓜120克。

制法：先将荸荠洗净；芥菜和冬瓜洗净，切碎，加米适量煎汤。

用法：代茶频饮。

适应症：功效利尿滑窍。用于尿路结石之小便不畅，尿道刺痛者。

榕树须冰糖茶

配方：榕树须30克，冰糖适量。

制法：将以上二味加水1000毫升，煎成500毫升，去渣取汁即可。

用法：代茶饮。

适应症：功效清热解毒，通尿利淋。用于感冒发热咳嗽，眼结膜炎，百日咳，泌尿系感染，泌尿系结石等。

加味金钱草粥

配方：金钱草30克，大腹皮30克，粳米50克。

制法：

1. 将金钱草、大腹皮洗净、放入砂锅内加水200毫升，煎至100毫升，去渣取汁。

2. 加入粳米，再加水4000毫升左右，煮成稀粥即可。

用法：每日2次，趁热服食。

适应症：功效利水通淋、排石。用于尿路结石，肾绞痛，少尿甚至无尿者。

按语：金钱草是临床最常用的排石中草药，具有利尿通淋、排除结石的作用，单用大剂量煎汤代茶饮用即有较好效果。现代药理研究发现，金钱草可减少钙质在肾脏的沉积。能够促进输尿管蠕动，使输尿管松弛，增加尿量，结石易于移动。另外还发现金钱草对金黄色葡萄球菌有抑制作用。

内金赤豆粥

配方：鸡内金15克，赤小豆60克，粳米10克。

制法：将鸡内金研末，赤小豆、粳米洗净共入锅内加水1500毫升，中火煮40分钟即可。

用法：每日2次，温服。

适应症：功效溶石通淋。用于尿路结石，少尿，肾区或泌尿道刺痛等。

按语：《本草经》云：赤小豆可以“下水肿，排肿脓血”。历代药学家的临床经验说明，赤小豆有利尿消肿，清热祛湿，健脾止泻、解毒、排脓的功用。现代医学家认为，赤小豆可用于治疗心源性和肾性水肿、肝硬化腹水，脚气病水肿和外用于疮毒之症，都有一定效果。

核桃鸭子

配方：核桃仁 100 克，鸭子 1 只，葱 20 克，姜 15 克，绍酒 20 毫升，盐 8 克。

制法：

1. 将核桃去壳；鸭子宰杀后、去毛、内脏；洗净；葱切段，姜拍松备用。

2. 将绍酒、盐用手抹在鸭子的全身上。

3. 将姜、葱、核桃仁放入鸭腹内，上笼前加清汤 500 毫升于蒸盆中，放入蒸笼内蒸 1 小时即可。

用法：佐餐食。吃鸭内、喝汤。每日 2 次。

适应症：功效排石通淋，消肿止痛。用于尿路结石，表现为突然一侧腰腹绞痛、牵连少腹或向会阴放射，常伴尿频、尿急、血尿等；可伴发热、恶寒、排尿困难或尿流中断，或尿中夹有沙石、尿道窘迫刺痛等症。

按语：核桃仁是一种良好的药材。它性温、味甘，入肺、胃二经，可以补肾固精，温肺定喘，治疗石淋（即泌尿系结石），小便频数，肾虚喘咳、腰痛脚软、阳痿、遗精等症。对泌尿系各部位结石有较好的效果。一般在服药后数日即能一次或多次排石，且较服药前缩小而变软，或分解于尿液中而使呈乳白色。因此认为本品可能有溶石作用。

车前天星饮

配方：生车前草 50 克，满天星 30 克，白糖 50 克。

制法：将满头星、车前草洗净，用纱布包好，放淘米水内浸泡 1 小时，绞出绿汁，加入白糖即可。

用法：每日 1 次，1 次服完。

适应症：功效清热利尿、止痛排石。用于肾结石，见腰部剧痛，出现脓尿、血尿，甚至少尿、无尿等症。

按语：车前草味甘、性寒，具有利尿通淋，渗湿止泻，清肝明目，清肺化痰的功效，且能清热解毒。因其利尿通淋之功而常用于肾结石的治疗。现代药理学研究证明，车前草有显著利尿作用，能促进输尿管蠕动，还能促进呼吸道黏液分泌，稀释痰液，故有祛痰作用。

仙草饮

配方：金钱草30克，车前草30克，夏枯草30克，白糖50克。

制法：

1. 将以上三味药草洗净，去泥沙，装入布袋内，放入锅内注入清水1500毫升。

2. 将锅置武火上烧沸，再用文火煎熬25分钟，捞起药包不用，加入白糖拌匀即可。

用法：每日1剂，分2次服用。

适应症：功效清热溶石，排石止痛。用于肾结石湿热明显者，证见肾区或输尿管感到剧烈绞痛，常向大腿根部、会阴部放射，出现肉眼见到的脓尿、血尿、面色苍白，严重者甚至少尿、无尿等。

按语：夏枯草属于苦寒之品，具有清肝火散郁结的作用，其煎剂能够增强输尿管蠕动及兴奋子宫。与具有清热利水通淋作用的金钱草及车前草同用，能共同起到溶石排石、利尿通淋的作用。

荷叶滑石茶

配方：鲜荷叶1张，滑石120克。

制法：将鲜荷叶洗净、分成四等份；滑石亦分成四等份，每份30克；用每份荷叶分别包滑石30克，煎汤即可。

用法：代茶饮用，每日1剂。宜暑天饮用。

适应症：功效清热利湿，通淋化石。用于肾结石湿热症状明显者，常见腰痛如折，小便浑浊，刺痛短涩而有余沥，或尿频、尿急、尿色黄赤等症。

按语：滑石中含有大量镁，可与钙竞争草酸，形成可溶性的草酸镁随尿排出，对防止草酸钙结石增长有一定作用。中医认为滑石能清膀胱热结，通利水道，是治疗湿热淋证常用药，对于湿热下注之小便不利，热淋，石淋以及尿闭等病症有较好的疗效。

茯苓核桃饼

配方：茯苓60克，鸡内金15克，核桃仁120克，蜂蜜适量。

制法：将茯苓、鸡内金（焙干）研成细粉，调糊做薄层煎饼；核桃仁用香油炸酥，加蜂蜜调味，共研成膏做茯苓饼馅。

用法：佐餐食。

适应症：功效健脾补肾，利湿化石。用于肾结石病程日久，表现为脾肾亏虚之证者。常见腰冷腰痠，倦怠乏力，便溏，小便欲出不尽等症。

按语：茯苓为中药八珍之一，《神农本草经》已将其列为药中上品，历代医家非常重视茯苓的医用价值。祖国医学认为，茯苓性味甘淡，而甘则能补，淡则有渗。凡甘补则脾胃受益，中气即和，则津液自生；凡淡渗则膀胱得养，肾气旺盛，故小便多而能止，涩而能利，这是茯苓得天独后的功效。所以古往今来，一直把茯苓作为利水渗湿，健脾和胃的要药。在本方中，茯苓与补肾温阳的核桃仁合用，有健脾补肾、利湿通淋化石之效。

芝麻核桃羹

配方：芝麻100克，核桃仁100克，白糖30克，藕粉100克。

制法：

1. 将核桃仁、芝麻炒香，研成细粉，同藕粉、白糖拌匀，加水200毫升调匀。

2. 在锅内放500毫升清水，用中火烧沸，然后徐徐将芝麻、核桃仁、藕粉放入，调匀，煮沸成羹即可。

用法：每日2次，早、晚各服1次。

适应症：功效补益肺肾，清热排石。用于尿路结石，肾亏腰痛，小便淋漓等症。

按语：芝麻古时称为胡麻、油麻、脂麻、今通称为芝麻，分为黑、白两种，黑者为良，白者次之。芝麻富含蛋白质、脂肪等营养成分，是一种最佳和最理想的食品，不但易被人体吸收，而且有强身益寿和抗衰老之功。故古人又把它称之为“仙米”。由于芝麻含油多，润肠通便之力强，故平常大便稀而次数多的人不宜食用。

新鲜玉米须（见尿频食疗方）

鸡肫赤小豆汤（见尿频食疗方）

核桃荸荠子鸭煲（见尿不利食疗方）

钱草玉米茶（见小便不利食疗方）

钱草蒸猪腰（见尿痛食疗方）

核桃糖蘸（见血尿食疗方）

慈菇（见血尿食疗方）

冬瓜皮黑豆茶（见尿路感染食疗方）

车前绿豆汤（见尿路感染食疗方）

生地黄粥（见尿路感染食疗方）

向日葵饮（见尿路感染食疗方）

葫芦粥（见急性肾炎食疗方）

石韦车前茶（见尿路感染食疗方）

海带绿豆甜汤（见血尿食疗方）

车前梧桐茶（见尿痛食疗方）

钱草车前龙须饮

配方：金钱草 15 克，车前草 15 克，龙须草 15 克。

制法：将上三味加水适量，煎汤即可。

用法：1 次温服。每日 1 次。

适应症：功效通淋化石。用于膀胱炎属湿邪结者，症见小便不利，或小便涩痛，少腹拘急，或腰腹绞痛，尿中带血等。

公英木耳黄花菜汤（见尿路感染食疗方）

海金沙茶（见小便不利食疗方）

三、注意事项

泌尿系统结石在小于1厘米者可试用排石冲剂，饮食治疗，多饮水等待其自行排出。对不同成分的结石应采用不同的药食治疗。饮食宜忌如下：

1. 宜注意多饮水：使尿量保持在3000毫升/日以上，为了保持夜间尿量，可在睡前饮水，排尿后再饮水，以免尿浓缩，促使结石排出，亦有预防作用。

2. 宜补充维生素：维生素A有利尿维持尿路上皮结构的完整性。

3. 宜积极预防泌尿系统感染：细菌的菌体常为结石的核心，泌尿系统结石和感染可互为结果，互相促进。因此，防感染甚为重要。

4. 尿酸结石者忌高嘌呤饮食，如猪肉、猪肝、猪腰、猪脑、动物内脏、牛肉、鸭肉、鹅肉、各种肉汤、肉汁、鸡汤、沙丁、鱼、蛤、蟹。蔬菜有：菠菜、豌豆、扁豆及其他豆类、菜花、菌类。这些食物在代谢过程中可产生尿酸、增加血液、尿液中尿酸量，加重尿酸结石。

第四节　遗尿食疗方

一、饮食原则

1. 遗尿患者若不兼有其他病症时，可给于普通饮食；当感染其他病症时，则应该按该病症的饮食原则处理。

2. 应给予补气、补阴阳的药食、如：山药、甘草、鱼鳔、鸡肝、羊肾、鸡蛋、韭菜子、乌龟、鸡肠、大枣、虾仁、高粱、白果等。以及涩精、缩尿的食品，如银杏、鸡、益智仁。

3. 白天可正常饮水量，晚饭后应适当控制饮水量，及时小便。

二、食疗选方

肉桂粥

配方：肉桂3克（研为细末），粳米100克，砂糖适量。

制法：先将粳米、砂糖入锅内加水适量煮为稀粥，然后取肉桂粉调入粥中，改为文火，再煮沸，待粥稠便停火即成。

用法：早、晚餐时，空腹温食。

适应症：功效温中补阳，暖脾健胃，散寒止痛。用于肾阳不足，下焦虚冷，畏寒肢冷，遗尿、尿频、脾不振，脘腹冷痛，食少溏泄及寒疝、痛经、宫冷不孕等。

山药茯苓包子

配方：山药100克，茯苓粉100克，面粉200克，白糖300克，猪油、青丝、红丝、果粒各少许。

制法：先将山药粉、茯苓粉、放在大碗中，加水适量，浸泡成糊，再蒸半小时后，调入面粉、白糖、猪油、青丝、红丝（或果料）少许拌成馅。取发酵调碱后的软面与馅包成包子，蒸熟即可。

用法：佐餐食。连续食用。

适应症：功效益脾胃，补气阴，涩精气。用于虚弱，脾胃不健，食少，消渴，尿频，遗精，遗尿等症。

花生叶山药茶

配方：鲜花生叶30克，山药20克。

制法：将上二味分别洗净、切小，加水适量煎汤，去渣取汁即可。

用法：代茶饮。每日2剂。

适应症：功效益气养阴。用于遗尿症。

甘草茶

配方：甘草1克。

制法：将上味加水适量煎汤即可。

用法：代茶饮。

适应症：功效温中补肾，益精养气。用于遗尿症。

山药饭

配方：淮山药100克，粳米250克。

制法：将淮山药、粳米洗净，一起放入锅内，加清水适量，煮成粥即可。

用法：佐餐食。

适应症：功效健脾养胃，补肺益肾。用于脾胃虚弱，食少倦怠、便溏、肺虚久咳、肾气不足、遗精、遗尿等。

按语：淮山药甘、平、归脾、肺、肾三经。与粳米为饭，性味相同，功用相助，最善健脾养胃，补肺益肾。故常服山药饭，久病可愈，无痛养生，为强身保健之药饭。

白果

配方：白果适量。

制法：据《三元延寿书》记载："生食解酒"。《品汇精要》说："煨熟食之，止小便频数"。这种"缩小便"功效，古代"科举考试"时众多秀才所利用，他们常常带些炒熟的白果在临考前吃几粒，以免尿频在考场上失事。

用法：不拘时食用。

适应症：功效敛肺气，定喘嗽、止带浊、缩小便。用于哮喘，痰嗽、白带、白浊、遗精、遗尿，小便频数等。

按语：现代医学研究，白果有收缩膀胱括约肌的作用，因此，烤白果可治疗儿童遗尿症。

鸡蛋杞子枣子汤

配方：鸡蛋2个，杞子20克，枣子3~4枚。

制法：将上三味洗净，加水适量共煮，蛋熟后去壳再煮片刻即可。

用法：吃蛋喝汤。每日1次，一般3次左右可见效。

适应症：功效滋肾、养肺、补脾和胃，益气生津，调营卫。用于遗尿症。

鸡蛋蒸白胡椒

配方：鸡蛋1个，白胡椒7粒。

制法：将鸡蛋一头开一小孔，放入白胡椒，封口蒸熟即可。

用法：每晚临睡前吃2~3只鸡蛋，不喝水。

适应症：功效温中散寒，下气。用于遗尿症。

鸡蛋金樱子

配方：鸡蛋1只，金樱子10克。

制法：将金樱子去外刺及内瓤，加水适量与鸡蛋炖熟即可。

用法：喝汤吃蛋。至病愈。

适应症：功效固精涩肠，缩尿止泻。用于遗尿症。

鱼鳔补骨脂汤

配方：鱼鳔、补骨脂各20克，精盐、味精各适量。

制法：先将鱼鳔、补骨脂分别洗理净，滤干一同入锅，加水适量，然后用武火煮沸，再转文火煎熬45分钟左右，加精盐、味精调味即可。

用法：饮汤吃鱼鳔。

适应症：功效补肾益精，温阳固摄。用于肾虚所致的遗尿、遗精、夜多小便等症。

羊肾粥

配方：羊肾1个，佐料少许，大米100克。

制法：将羊肾洗净，去脂膜、切片，与洗净的大米，加水适量共煮成粥调味即可。

用法：佐餐食。

适应症：功效补肾气，益精髓。用于肾虚劳损，腰膝痠软，足膝痿弱，耳聋、消渴、阳痿、尿频、遗尿等症。

鸡肠饼

配方：雄鸡肠1具，面粉250克，油、盐和佐料适量。

制法：将鸡肠洗净，焙干，研成细末，与面粉混匀、加水适量，合成面团，可稍加油、盐少许，烙成薄饼即可。

用法：佐餐食。

适应症：功效补肾止遗。用于遗尿、遗精，痔漏等症。

淮山药鸡肠汤

配方：鸡肠1具，淮山药30克，白糖适量。

制法：将鸡肠洗净、焙干、炙黄；炒淮山药，共研细末，加适量白糖混匀即可。

用法：空腹食用。连服3~4天。白水送服。

适应症：功效止遗健脾，补肺固肾，涩精。用于肾虚所致的遗尿，小便频数。

菟丝螵蛸止遗汤

配方：菟丝子12克，桑螵蛸10~12克，覆盆子10克，五味子9克。

制法：将以上四味，加水适量共煎汤即可。

用法：代茶饮。

适应症：功效补肾固摄。用于肾虚遗尿，遗精等症。

仙茅益智仁酒

配方：仙茅30克，益智仁20克，淮山药30克，好白酒或好米酒1000毫升。

制法：将上三种药浸于酒器中，封盖，10 日后起封即可取饮。

用法：每日早、晚各 1 次，每次 1 小杯。

适应症：功效温肾固摄。用于肾虚所致的遗尿。亦治老年人尿多，尿频。

韭菜子粥

配方：韭菜子 15 克，羊肉 50 克，大米 200 克，羊肉适量，盐少许，生姜少许。

制法：将米洗净，加水适量，加入韭菜子同煮粥，熟时加少许盐，生姜。羊肉洗净、切薄片后入锅，待米熟烂，肉熟后即可。

用法：1 次温服。或分次温服。

适应症：功效温肾固摄。用于肾虚的遗尿，遗精症。

补骨脂鱼鳔汤

配方：补骨脂 12~15 克，鱼鳔 15~20 克。

制法：将鱼鳔洗净与补骨脂，加水适量共煮汤，汤沸 50 分钟后即可。

用法：取汤饮，食鱼鳔。汤内亦可加适量调味品饮用。

适应症：功效补肾益精气。用于肾虚之遗尿，遗精，夜尿多等症。

芡实茶

配方：芡实 3 克。

制法：将上味加水适量，煎汤即可。

用法：代茶饮。

适应症：功效固肾涩精，补脾止泄。用于小便不禁。尿频、遗精、白带、淋浊、泄泻。

芡实红枣酒

配方：芡实（炒黄）30 克，红枣 15 克，黄酒 15 克。

制法：将芡实、红枣（去核）。制碎兑入黄酒即可。

用法：睡前服用。

适应症：功效固肾缩尿。用于老人夜间多尿或小便失禁。

芡实粉粥

配方：芡实粉 30~60 克，粳米 100 克。

制法：将芡实煮熟、去壳、研成细粉；粳米淘洗干净，放入锅内，加入芡实粉，水适量，同煮成粥即可。

用法：佐餐饮。

适应症：功效固肾涩精，补中益气。用于遗精、淋浊、带下、小便不禁，尿频等症。

莲子鸡丁

配方：净鸡肉 250 克，莲肉 100 克，香菇 20 克，水发玉兰片 20 克，火腿 20 克，鸡蛋 1 只，精盐、料酒、味精等调料各适量。

制法：将鸡肉洗净后、切成丁，用鸡蛋清拌匀。香菇、玉兰片、火腿肉等洗净后、切成小块。莲肉先煮熟，鸡丁用热油滑至七成熟，再加上述原料和调料、炒熟即可。

用法：佐餐食。

适应症：功效补肾健脾，养心强身。用于食欲不振，消化不良，肢软无力，失眠，心烦不安，遗精，遗尿等患者。

按语：莲子性味甘、涩、平。入心、脾、肾三经。有养心安神之功。用于心虚或心肾不交所致的心悸、失眠等。也有健脾补肾作用，用于脾虚泄泻，食欲不振及肾虚所致的遗精，尿频患者，现配鸡肉以补脾肾，加强莲子的功效。

鸡肠散

配方：雄鸡肠 1 具，桑螵蛸 3~5 克。

制法：将鸡肠用醋或盐内、外洗净，焙干研细末。

用法：每日 1 剂，用桑螵蛸煎的水送下，亦可用温酒送下。

适应症：功效补肾固遗。用于肾阳虚所致的小便频数量多，遗尿等症。温酒温经作用较强。

韭籽茶

配方：韭菜子适量。

制法：将韭菜子研粉备用。或取20粒，以盐煎煮汤即可。

用法：代茶饮。

适应症：功效补肝肾，暖腰膝，壮阳固精。用于肾阳虚衰所致的腰膝痠软，尿频、遗尿及男子阳痿不举，遗精，女子阴冷、带下清稀等的治疗。

按语：方中仅韭菜籽一味，是植物韭的种子（韭的叶即蔬菜的韭菜）。韭籽味辛咸，性温，味辛能散寒，能散结，味咸入肾补肾，性温，则可补阳助阳，如《滇南本草》指出："（韭籽）补肝肾，暖腰膝……。治阳痿"，《本草纲目》则说："补肝及命门。治小便频数、遗尿，女子白淫白带"。《现代实用中药》记载："（韭籽能）治疝痛"。本方即取韭籽的温肾、助阳、固精之功。

龙马童子鸡盖交饭

配方：童子鸡250克，海马3克，虾仁50克，葱、姜、料酒、精盐、味精等调料各适量。粳米250克。

制法：

1. 将童子鸡宰杀后，洗净、切小块，装入炖盅内；海马、虾仁用温水浸泡10分钟，洗净后放在鸡肉上。

2. 炖盅内加葱、姜、料酒及少量清水，入笼用武火蒸熟。

3. 拣去葱、姜、加盐及味精，并以生粉勾芡，稍炒即可。然后盖在热粳米饭上。

用法：佐餐食。

适应症：功效补肾壮阳，调气活血。用于肾阳虚之阳痿，遗尿，虚喘等。

按语：海马味甘、性温，为补肾壮阳药品。据《本草纲目》记载：海马“暖水脏，壮阳道，消块”。《本经逢原》记载：“阳虚多用之，可代哈蚧”。虾仁有补肾壮阳之功。海马与虾仁相配为“相须”之用。虾仁以增强海马的补肾壮阳之功。童子鸡有温中、益气，补虚作用，配以粳米健脾益气，二味相合，以健脾胃，益气血，故本药饭即补先天之本——肾，又补后天之本——脾。脾肾同补，以补虚强身，又能治肾阳虚所致阳痿等症，有显著疗效。但阴虚火旺者忌食。

金樱子酒（见尿频食疗方）。

刀豆肾汤（见尿频食疗方）。

狗肉煮黑豆（见尿频食疗方）。

仙茅牛鞭煲（见尿频食疗方）。

大红枣（见尿频食疗方）。

蜜钱白果（见尿频食疗方）。

肉桂粳米砂糖（见尿频食疗方）。

虾仁韭菜（见尿频食疗方）。

高粱粥（见尿频食疗方）。

鲃鱼汤（见尿频食疗方）。

仙茅益智仁汤（见尿频食疗方）。

鹿角牛膝猪肾汤（见小便不利食疗方）。

米仁八宝鸡（见阳痿食疗方）。

河豚汤（见阳痿食疗方）。

芡实茯苓粉（见尿频食疗方）。

芡实茯苓饭（见补肾健肾食疗方）。

鸡肝菟丝子汤（见遗精食疗方）。

雀儿药粥（见肾盂肾炎食疗方）。

乌龟狗肉汤（见早泄食疗方）。

三、注意事项

小儿遗尿由于先天肾气不足、下元虚冷或病后体弱，脾肺虚弱等因所致。成人遗尿是因某种病变而致肾阳虚致小便失控所致。

治宜温补肾阳。

第五节 膀胱炎食疗方

一、饮食原则

1. 应供食清热解毒的药食，如柿饼，灯心花，竹叶，黄瓜，牛肉。
2. 宜给食清热利湿、通淋的药食，如茵陈、生地、丝瓜、猪肉。
3. 多饮水、多排尿，不憋尿。
4. 不食辛、辣刺激之物，忌烟、酒。

二、食疗选方

竹叶车前茶

配方：竹叶心10克，车前草100克，生甘草10克，白糖适量。

制法：将以上四味，加水适量煎汤，去渣取汁即可。

用法：代茶饮。每日1剂，不宜久服。

适应症：功效清热利湿，生津凉血。用于湿热下注型膀胱炎，尿道炎，小便短赤涩痛等症的治疗。

茵地茶

配方：茵陈30克，生地30克。

制法：将茵陈、生地（鲜者）洗净，加水适量煎汤，去渣取汁即可。

用法：代茶饮。

适应症：功效清热利湿，生津凉血。用于膀胱炎。

蒲公英茶

配方：蒲公英60克。

制法：将上味加工成粗末，加水适量煎汤，去渣取汁即可。

用法：代茶饮。

适应症：功效清热解毒。用于湿热蕴结所致的膀胱炎，泌尿系统感染等。

猪肉地胆头汤

配方：猪瘦肉150~200克，地胆头30克（鲜品90克），精盐适量。

制法：将猪瘦肉洗净、切块，与洗净的地胆头一同入锅，加水1600克，煎至800克，去药渣，加精盐调味即可。

用法：饮汤吃肉，日服1剂，分2~3次服完。

适应症：功效清热解毒、利尿。用于膀胱炎，尿道炎等症。

柿饼灯芯花汤

配方：柿饼2个，灯芯花6克，白糖适量。

制法：将柿饼、灯芯花分别洗理净，一同放入砂锅内，加水适量、煎汤，加白糖调味即可。

用法：饮汤吃柿饼。

适应症：功效清热、利水、通淋。用于膀胱炎、尿道炎、小便短黄、排尿不畅、尿道刺痛、血尿等。

牛肉冬瓜羹

配方：水牛肉500克，冬瓜250克，葱白100克，豆豉50克，盐，醋适量。

制法：牛肉洗净、切片，冬瓜去皮、切块，加水和豆豉、葱白共煮作羹即可。

用法：蘸醋食牛肉、饮汤，空腹食。每日1剂。

适应症：功效清热解毒。利尿消肿。用于膀胱炎。

玉米须车前粥

配方：玉米须50克，车前子20克，甘草10克，粳米200克。

制法：将玉米须、甘草洗净、车前子洗净装入布袋内，三者一同入砂锅，加清水600毫升，煮至450毫升时去渣，加入洗好的粳米煮成粥，加少许白糖调味即可。

用法：作早餐饮。每日1~2次。

适应症：功效解毒利尿，缓急止痛。用于膀胱炎。

芹菜红枣茶

配方：芹菜500克，红枣100克。

制法：芹菜洗净、切段，红枣洗净，二味加水适量，共煮汤即可。

用法：代茶饮。每日1剂，分3次服完。

适应症：功效和中养血，利尿镇痉，调胃中湿浊，除心下烦热。用于高血压，急性黄疸型肝炎，膀胱炎等。

萱草根茶

配方：萱草根20克。

制法：将上味洗净、制成粗末，加水适量煎汤，去渣取汁即可。

用法：代茶频饮。

适应症：功效清热利尿，凉血止血。用于小便不利、浮肿、流行性腮腺炎、膀胱炎、月经不调、便血等。

凉拌马齿苋

配方：马齿苋适量，佐料适量。

制法：

1. 将新鲜的马齿苋幼嫩多汁的茎，除去须根、洗净后用沸水焯1~2分钟，沥去水分，调入盐、醋、香油、味精适量拌匀即可食用。

2. 也可用肉丝烹炒，或用鸡蛋、肉丝烹成羹汤食用。味道脆嫩柔润，酸咸多汁，很有风味，具有山野特色的菜肴。

用法：佐餐食。

适应症：功效清热解毒，散瘀消肿，清肠止痢，凉血止血。用于治疗下痢脓血，肠痈腹痛或热性出血，膀胱炎。外用可治热毒内结，疮疡痈肿等症。

按语：现代药理研究表明，马齿苋对大肠菌、痢疾杆菌等均有抑制作用，特别是对痢疾杆菌的作用很强，常用于细菌性疾病、胃肠炎，急性关节炎，膀胱炎，尿道炎，痔疮出血，产后流血，功能性子宫出血，痈疖和湿疹等。马齿苋还有防治矽肺病的功能，它能消除尘毒、防治吞噬细胞变性和坏死，防止淋巴管发炎和防止纤维变化，杜绝矽肺结节的形成。

地胆草煲猪肉

配方：鲜地胆草 15 克，瘦猪肉 200 克。

制法：将猪肉洗净、放入沸水中汆掉血水、捞起、切块。地胆草洗净，与猪肉一同入锅，加清水适量，用文火煲至猪肉熟烂，加少许食盐调味即可。

用法：吃肉饮汤。

适应症：功效清热利湿，解毒润燥。用于膀胱炎。

冬瓜三豆汤

配方：冬瓜 250 克，蚕豆 60 克，绿豆 60 克，扁豆 15 克。

制法：将冬瓜洗净，去皮、切块，蚕豆、绿豆、扁豆洗净，加味共入砂锅中，加水适量共煮汤即可。

用法：每日 1 剂，连用 7～10 日。

适应症：功效健脾利水，清热消毒。用于脾虚湿热内盛而致的肾病水肿，见膀胱湿热，小便短黄等病症。

车前二豆玉米须汤

配方：车前叶 50 克，赤小豆 30 克，绿豆 30 克，玉米须 45 克，生甘草 10 克。

制法：将车前叶洗净、切碎，同玉米须、生甘草共入锅中，水煎去渣取汁，加入赤小豆、绿豆共炖烂熟即可。

用法：吃豆、喝汤，每日1剂，连服7~10日。

适应症：功效清热解毒，利尿消肿。用于急性尿道炎，膀胱炎等。

车前竹叶甘草汤

配方：车前叶100克，淡竹叶12克，甘草10克，冰糖适量。

制法：将车前叶、淡竹叶、甘草洗净后，共入锅中，水煎去渣取汁1大碗，加入冰糖，入砂锅内稍炖即可。

用法：代茶饮。每日1剂。连用7~10日为1个疗程。

适应症：功效清热消炎，利尿通淋。用于湿热下注型膀胱炎，尿道炎，小便短赤涩痛等症。

甘草苋菜汤

配方：生甘草10克，冬苋菜已结子的老根50克。

制法：将冬苋菜根、甘草洗净，加水适量煎成1000毫升，去渣取汁即可。

用法：代茶频饮。

适应症：功效清热解毒，缓急定痛。用于膀胱炎，尿道炎，小便涩痛等病症。

鱼腥草拌莴笋

配方：鲜鱼腥草100克，莴笋500克，食盐2克，生姜6克，葱白10克，大蒜10克。

制法：

1. 将鱼腥草择去杂质老根、淘洗干净，用沸水略焯后捞出，加1克盐拌合腌渍待用。

2. 鲜莴笋摘去叶子剥去皮，冲洗之后，切成3~4厘米的节，再节成丝，用食盐1克腌渍沥水待用。

3. 生姜、葱白、大蒜择洗后切成姜末、蒜末、葱花待用。

4. 莴笋丝放在盘内，加入鱼腥草，再放入酱油、味精、麻油、醋、姜末、葱花、蒜末合匀入味即可。

用法：佐餐食。每日 1 次。

适应症：功效清热解毒，利湿通淋。用于尿路感染，膀胱湿热，小便热痛、黄少等症。

滑石粥

配方：滑石 20～30 克，瞿麦 10 克，粳米约 100 克，鱼腥草 20 克。

制法：先将滑石用布包扎，然后与瞿麦、鱼腥草同入砂锅内煎熬，去渣取汁，入粳米煮成稀薄粥即可。

用法：每日 1～2 次。单服或佐餐服。

适应症：功效清热消炎，通利小便。用于急、慢性膀胱炎引起的小便不畅，尿频、尿急、淋沥热痛。

车前苋菜汤

配方：车前草 60 克，野苋菜 50 克，冰糖适量。

制法：将车前草，野苋菜洗净、水煎去渣取汁，加入冰糖即可。

用法：代茶饮。连服数日。

适应症：功效清热解毒，利水消肿。用于膀胱炎，尿道炎引起的血尿、少尿、尿道灼热等症，属于膀胱湿热者。

按语：连前草能利水、清热明目，祛痰，车前草中含有车前苷，桃叶珊瑚苷，乌苏碱，β－谷甾醇，维生素 B_1、维生素 C、车前果胶、蛋白质、胆碱、腺嘌呤等。经动物实验证明，车前草的主要作用包括利尿、增加水、尿素、尿酸及氧化钠的排出，抗菌、祛痰、镇咳、抗炎等作用。能够治疗小便不利、淋浊、带下、尿血、咳嗽多痰等多种病症。野苋菜也有清热解毒，补血止血，止痢通便的功效。经临床试验证明，本方代茶饮用，对泌尿系感染效果较好。

茅根赤豆西瓜汤

配方：西瓜皮50克，赤小豆50克，白茅根50克，冬瓜皮50克。

制法：

1. 将西瓜皮洗净后、切小块，白茅根洗净后用切成同样的小块，将赤小豆淘洗干净，冬瓜洗净。

2. 将以上四物同入砂锅内，加适量清水煎汤，以文火煮2小时以上方可。

用法：饮汤吃豆。每日2次，连服1周为1疗程。

适应症：功效清热利湿，凉血生津。用于膀胱湿热下注所致的小便淋漓不利，血尿，水肿等症。

按语：西瓜皮有利尿作用，可用于暑湿、尿毒症，黄疸性水肿等症。冬瓜皮利水、清热、化痰、解毒、去淋病，止喘咳，二者均可用于小便不利，水肿等的治疗。赤小豆健脾利水，清热解毒。李时珍称赤小豆为“心之谷”，分析其功用为“行津液，利小便、消胀、除肿，止呕”，为利尿药，并有消炎解毒的作用，主治水肿等症。白茅根清热生津，除烦、止呕、利尿，也可治疗泌尿系感染所致的小便短赤等症。全方清热利湿、凉血生津，可有效地治疗湿热下注所致的泌尿系感染的各种症状。

马蹄炖水鸭

配方：马蹄100克，水鸭肉500克，冰糖30克。

制法：

1. 将水鸭宰杀后去毛、内脏及爪、洗净，马蹄洗净、去皮、一切两半，冰糖制碎备用。

2. 将鸭、马蹄放入锅内，加水3000毫升，放入冰糖，用武火烧沸，文火炖熬1小时即可。

用法：佐餐食。或单餐，每日2次。

适应症：功效清热解毒，利水消肿。用于膀胱湿热之泌尿系感染，见尿频、尿急、尿痛、尿少或水肿等症。

按语：马蹄即荸荠，性味甘寒，具有清热、化痰、消积的功效。荸荠每100克含水分84.1克，蛋白质0.8克，脂肪0.1克，膳食纤维0.9克，糖类13.4克，维生素B_1 0.04克，维生素B_2 0.03克，烟酸1毫克，维生素C12毫克，维生素E0.32毫升，钾308毫克，钠3.2毫克，镁15毫克，磷54毫克及其他矿物质等，可用于瘟病消渴、黄疸、热淋、痞积、目赤、咽喉肿痛等。还适用于狼疮肾炎、肾癌肿、肾性高血压、泌尿系结石等病症治疗。《本草纲目》载："主血痢、下血、血崩"。鸭肉滋阴补虚，补气利水，可治疗五脏阴亏，疗气虚乏力，身面水肿等症。全方共用，对泌尿系感染疗效较好。

柳叶西瓜皮饮

配方：嫩柳叶1把，西瓜皮50~100克。

制法：将柳叶、西瓜皮洗净，加水1000毫升煮沸，去渣取汁即可。

用法：代茶饮。每日1000毫升。

适应症：功效清热利尿，降压。用于膀胱湿热之急性肾炎，急性泌尿系感染等病症。

按语：苦瓜皮含糖分，矿物质等成份、性味甘凉、具有清暑解热、止渴、利小便的功效，善治暑热烦渴，小便短少，水肿，口舌生疮等证。《本草从新》载："能化湿除烦，尿病，黄疸，并能解酒毒"，嫩柳叶清热解毒。二者共用，有利尿降压之功，对急性肾炎，急性泌尿系感染患者，有利尿消肿的作用。

黄瓜冬瓜茅根饮

配方：黄瓜3条，冬瓜1000克，白茅根30克。

制法：将黄瓜，冬瓜（不去皮）洗净、切成块，茅根切段，加水1000毫升，煮沸5~10分钟，去渣取汁即可。

用法：每日2~3次，连服1周。

适应症：功效清热除烦，利水消肿。用于膀胱湿热之尿路感染，见小便涩痛等症。

按语：黄瓜清热解毒，除湿利水，含有苷类，多种氨基酸，多种维生素，及钙、磷、铁等矿物质。《日用本草》载：黄瓜能“除胸中热，解烦渴，利水道”。冬瓜清热解毒，生津利水，含有糖类、蛋白质、钙、磷、铁、维生素等，冬瓜的皮、籽、肉、瓤、叶皆可入药，归纳其功效包括利水、化痰、清热、解毒，去淋病，止咳喘等。白茅根清热生津，除烦止呕，利尿，对小便短赤及热淋也有较好的疗效。三者共用，对热病尿路感染的多种临床症状有较好的治疗、缓解作用。

苋菜豆豉羹

配方：苋菜叶500克，葱白4根，淡豆豉30克，粳米100克。

制法：将苋菜叶洗净、切碎，与淡豆豉放油锅中炒至半熟，加入已煮稠的粳米粥中同煮成羹，最后加入葱白即可。

用法：当点心或早餐吃，连服1周。

适应症：功效清热利尿，解毒除烦。用于膀胱湿热之急性尿路感染，见发热、心烦、尿频、尿急、尿痛等症。

按语：苋菜性味甘凉，含多种维生素，维生素含量可高达89毫克，另含丰富的铁、钙等矿物质、清热解毒，补血止血，止痢通便、民间认为苋菜是补血佳蔬，与其含铁量较高有密切关系。此外，还含有甜菜碱、草酸盐。《滇南本草》载：“治大小便不通，化浊，祛寒热，能通血脉，逐瘀血”。苋菜的叶子和种子含高浓度赖氨酸，可补充谷物氨基酸组成的缺陷。淡豆豉可解表除烦。全方共用，可奏清热利尿、解毒除烦的功效，有效治疗急性尿路感染的各种症状。

炒田螺（见小便不利方）。

柿饼灯草汤（见尿路感染方）。

钱草车前龙须饮（见尿路结石方）。

尿利清茶（见尿痛食疗方）。

三、注意事项

膀胱炎是泌尿系统常见的感染性疾病之一，临床表现为高热、尿频、尿急、尿痛、排尿不畅及尿道灼热。

第六节　睾丸炎食疗方

一、饮食原则

1. 宜食行气理气的药食，如橘核、茴香、芒果核、龙眼肉等。
2. 宜温水浴。
3. 勿受寒。
4. 宜食糠米食物，少食或不食精米。

二、食疗选方

二核汤

配方：芒果核、黄皮核各适量。

制法：将二核洗净，加水适量煎汤，去渣取汁即可。

用法：湿热空服。

适应症：功效治疝气，食滞，除积止痛。用于睾丸肿大。

南茴熟地鸡蛋

配方：南茴 15 克，熟地 15 克，鸡蛋 2 只。

制法：将南茴、熟地洗净、焙干、捣碎，鸡蛋去清留黄，将二味混合药平均倒入蛋黄内，用纸糊口，外包黄泥，埋在火（豆秸火更好）里，煨熟，去蛋皮即可食。

用法：用开水送服，服后微汗即可。连服 3 剂。

适应症：功效温肾散寒，和胃理气。用于睾丸肿大，潮湿。

海带丝

配方：海带适量。盐、醋、香油各适量。

制法：将干品海带用清水浸泡变软后，切丝状，煮熟后加上调味品即为凉拌海带食之。煮海带的汤不可倒掉，蒸米饭用，或加调味汤服。海带丝也可以煮汤。切块的海带可以烧肉，味道很好。

用法：佐餐食。

适应症：功效软坚化痰，利水泄热。用于睾丸肿痛，带下，水肿，噎膈、瘿瘤、瘰疬等症。

黑金枪鱼汤

配方：黑金枪鱼适量。佐料适量。

制法：将黑金枪鱼杀后去肠杂、洗净、切块，锅内加水适量入佐料煮汤即可。

用法：佐餐食饮。

适应症：功效补气开胃，强筋骨，补肝肾。用于性功能障碍，特别是影响男性睾丸的功能，出现精子形成障碍。

按语：黑金枪鱼肉中含有丰富的微量元素硒，特别是它的白肉部分中含量更丰富。现在知道，如果身体内硒不足，将出现性功能障碍，金枪鱼对补硒很重要，有学者认为，硒有抑制癌的功能。研究指出，同时摄入硒和维生素 E，比分别摄入硒和维生素 E，其作用可大一倍以上。金枪鱼同时含有硒和维生素 E，是再好不过的了。

橘核汤

配方：橘核 30 克。

制法：将橘核洗净、捣烂、加水、酒各半煎汤，去渣取汁即可。

用法：一次温服，每日 2 次。

适应症：功效疏肝、理气、止痛。用于乳腺炎结块疼痛，疝气肿痛，睾丸炎肿胀。

芒果龙眼桔核汤

配方：芒果核10克，龙眼核10克，桔核10克，红枣15克。

制法：将以上三核洗净、打碎，红枣洗净，加水适量，煎沸即可。

用法：温热空腹服用。

适应症：功效理气止痛。用于疝气坠痛，睾丸炎。

茴香桔核汤

配方：茴香15克，桔核15克。

制法：将二核洗净，桔核打碎，加水适量共煎汤，去渣取汁即可。

用法：湿热空腹服用。

适应症：功效温中止痛。用于睾丸寒痛。

双核茶

配方：橘核、荔枝核各10~15克，红糖适量。

制法：将橘核、荔枝核洗净，加水适量煎汤，去渣取汁，加入红糖，令化即可。

用法：代茶温饮。

适应症：功效理气散寒，止痛。用于寒疝，腹痛，如少腹疼痛，睾丸肿痛，舌淡苔白，脉沉迟或弦等证的治疗。

按语：本方主治证以少腹疼痛，睾丸肿胀为特征，是因寒湿留滞厥阴肝经，气滞血瘀所致。治疝必治气，然兼寒者，又当辅以温散寒邪，气滞血也瘀，散亦应配合活血散瘀。方中橘核、荔枝核都有行气止痛，消肿散结的作用，是治疝良药，如《本草经疏》说“橘核，出《日华子》（即《日华子本草》），其味苦，性温而下气，所以能入肾与膀胱，除因寒所生病也，疝气方中多用之”。《本草纲目》指出：“（荔枝核）行散滞气，治㿉疝（指寒湿引起的阴囊肿大）气痛”。红糖在方中一可湿阳散寒，二是能行气活血。全方合用，有行气止痛，消肿散结、散寒通脉的作用。临床可用于肠绞痛，睾丸炎，副睾炎，睾丸鞘膜积液与腹股沟疝等而中医属寒滞肝脉证的治疗。

本方附方：茴香茶（《安徽卫生》）：小茴香9~15克，用纱布包后放茶杯中，以沸水冲泡代茶饮。此方功用同上方。据称亦可治嵌顿疝，但发病时间愈短，疗效愈好，若嵌顿较长，有坏死与穿孔的可能，切不可贻误病情，应立即手术处理。

茴香蛋

配方：小茴香15克，食盐4.5克，鸡蛋2个，酒适量。

制法：将茴香、盐同炒焦、研细，与鸡蛋煮成饼即可。

用法：睡前用米酒送服。

适应症：功效温肾散寒，和胃理气、行气健脾、止痛。用于胃寒胀痛，小腹冷痛，痛经。疝痛，睾丸肿痛，鞘膜积液等症。

茴香红糖水

配方：小茴香10克，红糖适量。

制法：将小茴香洗净、锅内加水适量煎汤即可。

用法：取茴香汤汁加红糖温服。

适应症：功效温肾散寒，和胃理气，益气缓中，助脾化，补血破瘀，止痛。用于胃寒腹痛，小腹冷痛、痛经、疝痛、睾丸肿痛、鞘膜积液等症。

醋面粉

配方：醋、面粉各适量。

制法：将面粉用醋和成糊即可。

用法：用醋面粉涂于睾处（睾丸上），或炙热熨之。

适应症：功效强筋，暖肾、养肝，滋润皮肤，改善皮肤的供血。用于阴囊肿痛。

糠米粥

配方：大米、米糠（即加工大米的皮糠）各适量。

制法：将大米与米糠混和，锅内加水适量沸后将大米、米糠下入锅内煮成粥即可。

用法：佐餐食饮。

适应症：功效补中益报。用于口角炎，舌炎，阴囊炎，结膜炎，脂溢性皮炎等维生素 B_2 缺乏症。

按语：大米的营养价值在粮食中占首位，营养学家测定，大米的营养价值为75（与大豆相等），玉米为60，面粉为52。大米所含的蛋白质属优等蛋白质，易被人体吸收，但品种不同，含量也不同。粳米为11.1%，籼米为9.8%。粳米比糯米的磷含量多，而钙含量较少。

米糠中和米粒的胚芽中除含有多种蛋白质、脂肪、多种维生素（特别是B族维生素和维生素E）和铁、钙、磷、铜、锌等无机盐。还含脱脂米糠油脂、糠蜡、植酸钙镁、肌醇、核黄素（维生素 B_2）。维生素 B_2 是治疗本病的主要成份。

温泉浴饮

配方：单纯温泉水、碳酸泉、硫酸盐泉、酸性泉等泉水。

制法：选用上述任一泉水即可。

用法：全身或局部坐浴，每次15～20分钟。每日1次。洗、坐浴时可饮泉水适量。

适应症：功效活血化瘀。用于慢性前列腺炎、慢性睾丸炎、慢性肾炎、慢性肾盂肾炎、前列腺肥大症，亦用于精索静脉曲张等病症。

昆布羹（见小便不利食疗方）

三、注意事项

在食疗或药疗过程中，宜做“贴功”疗法，作法是用右手将睾丸由右下推向左下，再在下推向左上，再由左上推向右上，即圆周运动。晚上临睡时和早上起床时各做一遍。每遍50～100次。可左、右交替运作。动作宜轻揉。其作用是促进血液循环，增强药效和排除废物。

第七节　急性肾炎食疗方

一、饮食原则

1. 急性肾炎患者应进低盐饮食，每日食盐量控制在2克内，禁食火腿、咸菜、榨菜、腐乳等含盐高的食品，盐分过多将加重病人的水肿和高血压。

2. 患者要控制蛋白质摄入量，每天每千克不超过1克，并用优质蛋白质食品如牛奶、鸡蛋，只有到恢复期尿量增多后才能逐步增加蛋白质摄入量。

3. 患者热量的供应主要靠糖类，可增加容易消化的蜂蜜、白糖、果汁等食物。

4. 忌辛辣刺激性食物，如辣椒、姜、蒜及烟、酒、茶、咖啡等。

5. 有许多蔬菜也属忌禁范围，如菠菜、竹笋、苋菜，它们含草酸盐较多，其排泄通过肾脏，从而加重肾的负担，而韭菜、芹菜、小红萝卜等，患者也不宜多吃，因其中含有挥发油对肾小球上皮细胞亦有一定刺激作用。

6. 忌食动物肝、肾等内脏以及豆类和豆制品，因其代谢产物嘌呤碱通过肾脏排泄，加重负担。

7. 患者可多吃些糖粥、藕粉、水果、海参、黑木耳、胡桃、莲子等。在恢复期吃些山药、红枣、桂圆、甲鱼、鸭等，以利康复。

二、食疗选方

翠衣粥

配方：西瓜翠皮（西瓜皮）200克，冰糖30克，大米100克。

制法：将西瓜皮洗净、切丝，用纱布绞出汁液，大米淘洗干净后，再将大米放入锅内，加水适量，置武火上烧沸，再用文火煮40

分钟后，放入西瓜汁液及冰糖溶化后即可。

用法：每日 2 次，每次 1 碗，单食。

适应症：功效清热解毒，利尿消肿。用于急性肾炎，慢性肾炎急性发作及泌尿系感染等病症。

翠衣香蕉皮茶

配方：西瓜皮 200 克，香蕉皮 100 克，冰糖 30 克。

制法：将西瓜皮洗净、切成 3 厘米见方的块；香蕉皮洗净，同西瓜皮放入锅内，加水 2000 毫升。将锅置武火上烧沸，再用文火煎煮 30 分钟，去蕉皮、西瓜皮，放入冰糖即可。

用法：代茶饮。每日 2 次，每次 100 毫升。

适应症：功效清热、利尿、降压。用于急、慢性肾炎水肿，小便不利，高血压等症。

姜糖鸡

配方：黄母鸡 1 只，龙葵豆 7 粒，火麻仁 7 粒，黑豆 1 把，红糖 1000 克，生姜适量。

制法：将鸡宰杀后，去毛、内脏及爪，洗净，把龙葵豆、火麻仁、黑豆放入鸡腹内，再放锅内加水适量、姜、糖煮汤即可。

用法：一天内食完，食后盖被出汗，不能受风并忌盐 3 天，每隔 3 天 1 剂为宜。

适应症：功效祛风散寒，宣肺利水。用于急性肾炎初起，眼睑及头面浮肿，继而波及全身，伴咳嗽，鼻塞、恶寒、无汗等症。

浮萍黑豆汤

配方：鲜浮萍 1000 克，黑豆 50 克。

制法：捞起鲜浮萍 1000 克，淘洗干净，把黑豆洗后用冷水浸泡 1~2 小时，再与浮萍一同放入锅内，加水适量，煎沸后去渣取汁即可。

用法：湿热饮服，每日 1 剂，分 2 次服完，连服 5~7 天。

适应症：功效祛风、行水、清热、解毒。用于小儿急性肾炎，成人参考应用。

瓜皮赤豆汤

配方：冬瓜皮、西瓜皮、白茅根各50克，玉米须50克，赤小豆200克。

制法：先把赤小豆洗净放入锅内，加水适量，浸泡1~2小时，再把冬瓜皮、西瓜皮、白茅根、玉米须一同放入赤小豆的锅内，加适量冷水，用武火煎沸后，用文火再煎半小时，去渣取汁即可。

用法：湿热服，每日1剂，分3次服，可连服至水肿消退。

适应症：功效利水消肿。用于急性肾炎引起的小便不利，全身水肿。

茯苓鲤鱼汤

配方：鲤鱼1条（约500克），茯苓片10克。

制法：将鲤鱼剖杀后，洗净，茯苓片放入鱼腹中，入锅内，加水适量及少许葱、姜、蒜等调味品，先用旺火煮沸，再改用文火煨至鱼熟，拣去葱、姜等，加盐少许即可。

用法：佐餐食。每剂2日服完，连服7~8日。

适应症：功效补气健脾，利水消肿。用于急、慢性肾炎，肾病综合征，水肿、少尿，低蛋白血症。

百合丝瓜汤

配方：百合20克，丝瓜50克，葱白30克，白糖30克，素油30克。

制法：将丝瓜洗净、去皮、切片；百合去杂质、洗净；葱切段。将素油入锅内烧热，加水适量，入百合煮30分钟，再放入丝瓜、葱白、白糖，用文火煮15分钟即可。

用法：佐餐食饮。每日2次。

适应症：功效滋阴清热，利水渗湿。用于急性肾炎水肿，小便不利，心烦不安，口渴，舌红，苔黄，脉数等症。

双花汤

配方：银花10克，菊花5克，冰糖30克。

制法：将银花、菊花洗净、去杂质，放入锅内加水适量，冰糖捣碎放入锅内。将锅置武火上烧沸，再用文火煮15分钟，用纱布滤渣即可。

用法：代茶饮。

适应症：功效清热解毒，利水消肿。用于急性肾炎、泌尿系感染的发热、口渴、小便不利、尿频、尿急等症。

香蕉冬瓜皮汤

配方：香蕉皮60克，冬瓜皮30克。

制法：将香蕉皮、冬瓜皮分别洗净，如水适量煎汤即可。

用法：佐餐饮。不拘时饮用。

适应症：功效清热解毒，利尿消肿，降压。用于急性肾炎，水肿、尿少，高血压等症。

淡豆豉葱白炖豆腐

配方：淡豆豉12克，葱白15克，豆腐4块（约300克）。

制法：先将豆腐加水适量、略煮。再放入淡豆豉、葱白，煮成一大碗汤即可。

用法：热饮食后，盖被而卧使出微汗。

适应症：功效发汗解表，祛风利尿。用于急性肾炎初期，眼睑水肿，发热恶寒、无汗、周身不适等症。

葫芦粥

配方：陈葫芦10~15克，粳米50克，冰糖适量。

制法：先将陈葫芦烧炭存性后，研末待用。粳米淘洗干净，与冰糖同入砂锅内，加水500毫升，煮至米开花时，将陈葫芦粉调入粥中，再煮片刻，见粥稠即可。

用法：佐餐食。每日2次，5~7天为1疗程。

适应症：功效利水消肿。用于急性肾炎，肾结石，四肢及面目浮肿，大腹水肿等症。

西瓜鸡汤

配方：仔鸡肉500克，火腿50克，鲜笋50克，大西瓜1个，熟猪油30克，酱油25克，生姜10克，鲜汤适量。

制法：

1. 用刀拍打带骨鸡肉，将鸡骨打碎，砍成3厘米见方的块，鲜笋、火腿切成同样大的片。

2. 锅内下猪油烧热，下鸡肉、火腿、笋片，加精盐、生姜、酱油等调料，再加鲜汤将鸡肉淹没，在文火上煨熟。

3. 西瓜洗净、用刀在一端片个盖，挖去瓜瓤，放开水中泡一下，用布揩干。鸡肉煨到熟烂时，立即舀入西瓜内，盖好盖，上笼蒸半小时，待瓜皮呈黄色即可食用。

用法：上为全日量，为2~3次食完。

适应症：功效解暑利尿。用于急性肾炎恢复期，是夏、秋季佐餐解暑之佳品。

冬瓜冬菇汤

配方：冬瓜500克，水发冬菇100克，罐头冬笋100克，菜油50克，鲜汤1000毫升。

制法：

1. 将冬瓜去皮、去瓤，洗净，切成0.5厘米厚的片，冬笋切成0.2厘米厚的片，冬菇去蒂、片成薄片。

2. 锅洗净置旺火上，倒入菜油烧至七成热时，放入瓜微炒，掺入鲜汤。将冬瓜煮至快熟时，下冬笋片，冬菇片用煮至冬瓜变软，加入精盐调味起锅，入汤盆即可。

用法：佐餐食。

适应症：功效解暑清热，利尿消肿。用于急性肾炎初期，是夏末秋初的一款佐汤。

藿香生姜汤

配方：藿香（鲜品）50克，生姜15克，红糖15克。

制法：将藿香洗净、切成短节，生姜洗净、切薄片。将姜片、藿香、红糖同放入沸水中煮3~5分钟，去渣取汁即可。

用法：每日1剂，分2次温服。

适应症：功效解表，和胃止呕。用于急性肾炎初期，颜面水肿、发热恶寒、呕吐、周身不适等症。

五神汤

配方：荆芥10克，苏叶10克，茶叶6克，生姜10克，红糖30克。

制法：将荆芥、苏叶洗净，与茶叶、生姜一起放入大盅内备用。红糖放入另一盅内，加水适量烧沸使红糖溶解备用。将盛装中药的大盅加水适量置文火上煎沸，加红糖溶液即可。

用法：每日1剂，分2次温服。

适应症：功效发汗解表，祛风止咳。用于急性肾炎初期，眼睑水肿，畏寒、身痛、无汗，咳嗽等症。

赤小豆煲鸡

配方：赤小豆60克，母鸡肉500克。

制法：将赤小豆洗净，鸡肉洗净、切块状放入锅内，加水适量，用武火烧开，再用文火炖烂即可。

用法：佐餐食。每日1剂，分2~3次食完。

适应症：功效强身滋补，利尿消肿，解毒。用于急、慢性肾炎，肾病综合征，而见水肿、尿少者（肾功能衰竭者忌食）。

木耳黄花菜汤

配方：白木耳30克，黄花菜150克（鲜品）。

制法：将白木耳用水发开、洗净，备用。新鲜黄花菜洗净，将白木耳和黄花菜入锅，加水5碗，煎煮至2碗即可。

用法：每日1剂，分2次服，7天1疗程。

适应症：功效养血明目，益胃滋肾，止血降压。用于急性肾炎初期。

绿豆冬瓜汤

配方：冬瓜500克，绿豆60克，白糖少许。

制法：将冬瓜洗净、切块，绿豆洗净，与冬瓜一起放入砂锅内，加水适量，用文火煲2小时，加白糖调味即可。

用法：每日1剂，连服数日。

适应症：功效清热解毒，利水消肿。用于急性肾炎早期，症见血尿，眼睑水肿明显，蛋白尿，高血压等症。

玉米蝉衣汤

配方：玉米须6克，玉米20粒，蝉衣3个，蛇蜕1条。

制法：将玉米须、玉米洗净置锅内，加水适量，入蝉衣、蛇蜕于火上煎煮汤汁即可。

用法：每日1剂，分2次服，1个月为1疗程。

适应症：功效疏风解毒，利水消肿，补胃益脾。用于急性肾炎，肾盂肾炎。

冬瓜二豆汤

配方：冬瓜500克，赤小豆50克，绿豆50克。

制法：把冬瓜洗净、切成块，与淘洗干净的绿豆、赤小豆一同放入砂锅内，加水适量炖烂即可。

用法：饮汤，食瓜、豆。每日2次，1个月为1疗程。

适应症：功效利水消肿。用于急性肾炎、水肿、小便不利。

葫芦双皮汤

配方：葫芦壳50克，冬瓜皮、西瓜皮各30克，红枣10克。

制法：将以上各味分别洗净后入锅内，加水400毫升，煎至约

150 毫升，去渣即可。

用法：饮汤、食枣。每日 2～3 剂，至水肿消退为止。

适应症：功效健脾利湿，消肿。用于急性肾炎之水肿。

丝瓜向日葵蛋汤

配方：老丝瓜 1 条，向日葵盘 1 只，鸡蛋 1 个。

制法：将丝瓜、向日葵盘洗净、切碎入锅内，加水 1000 毫升，放火上，煎至 400 毫升时，去渣打入鸡蛋至熟即可。

用法：饮汤、食蛋。

适应症：功效利尿消肿。用于急、慢性肾炎之水肿。

牡丹皮乌鱼汤

配方：牡丹皮 30 克，乌龟 1 只（约 250 克），精盐、黄酒各适量。

制法：将牡丹皮（干品）以冷水快速冲洗干净，沥去水分，将乌龟杀后，从侧面剖开，去内脏洗净，用烫水除去薄膜备用。将洗净的乌龟与丹皮，同入砂锅内，加冷水浸没，中火上烧开后，加黄酒 2 匙、精盐半匙，用小火煨 2～3 小时，至龟肉酥烂，龟版易干脱落时即可。

用法：饮汤、吃鱼肉。每日 2 次，每次 1 小碗。

适应症：功效滋阴补肾，清热降火，补心凉血。用于肾阴亏虚，血尿反复发作久治不愈之急性肾炎。

赤小豆煲乌鱼

配方：赤小豆 60 克，乌鱼 500 克，葱头 200 克，姜片 10 克，料酒 20 克，盐少许。

制法：

1. 将乌鱼刮去鳞，去内脏洗净，赤小豆洗净；葱洗净、切成 4 厘米长的段，姜洗净、切成片。

2. 将赤小豆放入锅内，加水适量，用武火烧开，再用文火炖熬至赤小豆开花，放入乌鱼、葱、姜、料酒及盐，再用文火煲30分钟即可。

用法：每日服1条鱼，可分2~3次，饮汤吃鱼，即可单食亦可佐餐。

适应症：功效消肿解毒，利尿。用于急、慢性肾炎所致之水肿。

四鲜消肿汤

配方：鲜冬瓜皮、鲜白茅根各150克，鲜西瓜皮、鲜玉米须、赤小豆各100克。

制法：将赤小豆淘净干净，浸泡半日，另把冬瓜皮、西瓜皮，白茅根及玉米须用冷水洗净，再与赤小豆一同放入锅内，加水适量，煎取浓汤即可。

用法：湿热服，分3次服完，连服15日左右。

适应症：功效清热凉血，利水消肿。用于急性肾炎早期，泌尿系感染等疾病。

二皮茶

配方：冬瓜皮30克，西瓜皮30克，白糖30克。

制法：将冬瓜皮、西瓜皮洗净，放入锅内，加水3000毫升，放入白糖。将锅置武火上烧沸，再用文火熬煮30分钟，过滤，除去冬瓜皮，西瓜皮即可。

用法：代茶饮。

适应症：功效清热解毒，利水消肿。用于急性肾炎、发热、咽痛、口渴、水肿、小便不利等症。

大蒜炖鸭

配方：母鸭1只（约1500克），独头紫皮大蒜15克。佐料适量。

制法：将鸭宰杀后，去毛、内脏及爪，洗净，蒜瓣洗净填入鸭腹内，炖至烂熟，加佐料（不加盐）即可。

用法：每日2次，每次一小碗。

适应症：功效抗菌消炎，利尿消肿。用于急性肾炎，水肿，尿少，血尿或发热、恶寒、咽喉肿痛等症。

苓皮椒目汤

配方：茯苓皮、椒目不拘量。

制法：将二味分别理净，加水适量煎汤，去渣取汁即可。

用法：温服。每日1剂。

适应症：功效利水消肿。用于急性肾炎水肿属水湿浸渍者，症见全身性水肿，以腹部及下肢肿甚者，按之没指，小便不利，身重困倦，胃呆胸闷等。

青龙白虎汤

配方：青果10枚，生萝卜150克。

制法：生萝卜洗净、剖开、切成萝卜条，与洗净的青果同放入砂锅内，加水适量，大火煮沸，改文火煨煮1小时，待萝卜酥烂出香即可。

用法：上下午分服，青果可入口内，嚼食咽下。

适应症：功效清热解毒，利尿消炎。用于风热犯肺型急性肾炎。

香菇汤

配方：香菇适量，葱、蒜，佐料适量。

制法：将香菇洗净、切丝，起油锅，油热后炒香葱丝、蒜片之后，放入香菇丝，略炒后加水适量，武火烧沸，文火煨炖10分钟即可。

用法：佐餐食饮。亦可单食饮。

适应症：功效清热、润肠、解毒。用于多种肾脏疾病，且无副作用。

复方绿豆汤

配方：绿豆120克，生甘草3克，茯苓9克，茅根9克，夏枯草9克。

制法：将甘草、茯苓、茅根、夏枯草洗净入锅，加适量水煎煮，去渣取汁，加绿豆再沸，用文火煮至烂熟即可。

用法：喝汤吃豆。连服14天为1疗程；间隔3天，再服第二疗程。

适应症：功效清热解毒，利水消肿。用于急性肾炎、水肿明显，小便短黄、咽喉肿痛，高血压、血尿、尿蛋白等症。

紫苏葱白饮

配方：紫苏叶10克，葱白1根，玉米须60克。

制法：将紫苏叶、玉米须分别拣洗干净、切碎，与洗净的葱白段，同放入砂锅内，加水适量，大火煮沸后，改用文火继续煨煮20分钟，用洁净纱布过滤，去渣取汁即可。

用法：代茶饮。当日饮完。

适应症：功效利水消肿，解表散寒。用于风水相搏型急性肾炎，症见眼睑浮肿，伴恶寒、腰痛、肢节酸痛、小便不利、舌苔薄白，脉浮紧等风寒表证。

冬瓜荷叶汤

配方：冬瓜500克，鲜荷叶1张，味精少许。

制法：冬瓜洗净，切下外皮（勿弃），切薄片；冬瓜皮切成碎小块，与洗净、切碎的荷叶同放入纱布袋中，扎口，放入砂锅，加水适量，大火煮沸，放入冬瓜薄片，改中火煨煮10分钟，取出药袋，滤尽药液，调入味精，拌匀。

用法：佐餐食饮。当日吃完。

适应症：功效清热解毒，利尿消肿。用于湿热蕴结型急性肾炎，见有头面水肿、妊娠水肿、口渴、心烦、肺热咳嗽、痰黄稠，小便短赤等症。

薄荷芦根饮

配方：薄荷3克（鲜品6克），鲜芦根30厘米。

制法：将薄荷、鲜芦根分别拣洗干净、薄荷切碎，鲜芦根洗净、切成碎小段，同入砂锅内，加水适量，用中火煎煮15分钟，用洁净纱布过滤，去渣取汁即可。

用法：当茶饮。早、晚分服。

适应症：功效疏风清热，利尿消肿。用于风热犯肺型急性肾炎。

双茶饮

配方：金银花10克，白菊花5克，冰糖10克。

制法：将金银花、白菊花分别拣去杂质，洗净、同入砂锅内，加水适量，大火煮沸，改用文火煎煮15分钟，用洁净纱布过滤，去渣取汁回入砂锅内，用小火煨煮，加入冰糖屑，待其溶化后即可。

用法：代茶频饮。当日饮完。

适应症：功效清热解毒，利水消肿。用于风热犯肺型急性肾炎。

冬瓜粥

配方：冬瓜500克，赤小豆30克，粳米60克。

制法：

1. 将冬瓜洗净，削去外皮（勿弃），切成薄片；冬瓜皮切成碎小块，放纱布袋中，扎口、备用。

2. 赤小豆淘净、放入砂锅内，加水适量，大火煮沸后，放入冬瓜皮纱布袋，改文火煨煮30分钟，待赤小豆熟烂如酥，取出药袋、滤取汁液，放入冬瓜片及淘洗净的粳米，煮沸后，改用文火煨煮至黏稠粥即可。

用法：佐餐食饮。早、晚分服。

适应症：功效清热解毒，凉血益肾。用于湿热蕴结型急性肾炎。

芹菜车前粥

配方：鲜芹菜250克，鲜车前草150克，粳米60克，蜂蜜20克。

制法：

1. 将连根鲜芹菜，鲜车前草择洗干净、切小段，同入砂锅内，

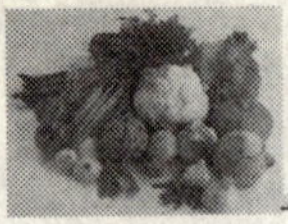

加水适量，大火煮沸后，改用文火煎煮15分钟，用洁净纱布过滤，去渣取汁于碗中，备用。

2. 粳米淘洗净，入锅内，加水适量，煮沸后改用文火煮成稠粥，粥将成时，调入芹菜、车前草煎汁，拌匀、停火，调入蜂蜜，搅拌匀即可。

用法：佐餐食饮。早、晚趁热分服。

适应症：功效清热利水，降压祛脂。用于湿热蕴结型急性肾炎。

四红利湿汤

配方：赤小豆60克，红皮花生30克，红枣10个，红糖10克。

制法：红枣用温开水浸泡片刻、洗净。赤小豆、花生仁分别洗净，同入砂锅内，加水适量，大火煮沸，放入红枣，改用文火煨煮1小时，调入红糖，改小火煨煮至赤豆酥烂即可。

用法：当点心吃。每日2次，每次1小碗。

适应症：功效健脾利湿，清热消肿。用于脾肾阳虚型急性肾炎。症见有水肿，小便不利，食欲不振，倦怠乏力等症。

山药水晶脯

配方：山药粉30克，冬瓜300克，虾仁100克，生粉20克，鲜汤100克，葱花、姜末、料酒、精盐各适量。

制法：将冬瓜洗净，削去外皮、切成双飞片，备用。虾仁洗净、剁成虾茸，放碗中，加葱花、姜末、山药粉、生粉、料酒，顺时针方向拌和均匀而有弹性，制成虾仁馅，分成若干份，逐份夹入冬瓜双飞片内，并呈花瓣状码放在蒸盘内，加少许精盐调入鲜汤，拌匀后倒入蒸盘、入笼，用大火蒸20分钟，取下即可。

用法：佐餐食。

适应症：功效健脾开胃，利尿消肿，补益肝肾。用于脾肾虚型急性肾炎，症见有水肿，小便不利，胸闷不饥，胃纳欠佳等症，

西瓜赤豆粥

配方：西瓜皮（鲜品）100克，赤小豆30克，白茅根30克，粳米50克。

制法：

1. 西瓜皮洗净、切碎，与洗净、切成碎小段的白茅根同放锅内，加水适量，大火烧沸后，小火煎煮40分钟，用净纱布过滤，去渣取汁，盛入容器，待用。

2. 赤小豆、粳米淘净、放锅内加水适量，大火煮沸、小火煨30分钟，调入瓜皮、茅根煎汁拌匀，继煨煮至赤豆熟烂呈花状，粥稠即可。

用法：早、晚趁热分食。

适应症：功效清热解毒，利水消肿。用于湿热蕴结型急性肾炎，见水肿、少尿、血尿、血压高、烦热口渴、咽喉肿痛等症。

冰糖燕窝汤

配方：冰糖碎末20克，燕窝6克。

制法：将燕窝用清水泡发2小时，用摄子夹去燕毛、杂质、洗净后，切成豆样大小的燕窝小粒，放入砂锅内，加水适量，大火煮沸后，改小火煨炖2小时，调入冰糖碎末，待其完全溶化、拌和均匀即可。

用法：早、晚趁热分服。

适应症：功效滋阴补肾，生精益血。用于肝肾阴虚型急性肾炎。

枸杞炖牛肉

配方：牛小腿肉250克，淮山药10克，枸杞20克，桂圆肉6克。

制法：将牛肉放入沸水锅中氽约3分钟捞起，洗后切成片，铁锅烧热下花生油，倒入牛肉片爆炒，烹黄酒10克，炒匀后放入装有洗净的淮山药、枸杞、桂圆的大碗中，放姜、葱，加适量白开水、盐、料酒，隔水蒸2小时至牛肉烂熟取出。

用法：佐餐食。

适应症：功效益气补肾。用于急性肾炎，症见突然出现眼皮浮肿或头面部浮肿，到午后或傍晚面部浮肿可逐渐消退，而下肢却浮肿了。病情较重者往往全身浮肿，甚至有胸水和腹水，因此感到气急、腹胀、多数病人伴有血压升高，可有头痛等症状。

陈皮鸽松

配方：鸽肉 240 克，芹菜 500 克，荸荠 90 克，泡红辣椒 15 克，陈皮 15 克，虾皮 60 克，炒熟芝麻 6 克，鸡蛋 2 枚，淀粉适量。

制法：

1. 将鸽肉、芹菜、泡红辣椒、陈皮、葱、姜、蒜等洗净、切成末、荸荠去皮拍碎。

2. 鸽肉放盐、鸡蛋清、湿淀粉调匀浆好，再放入麻油拌匀，用料酒、酱油、白糖、胡椒面，味精兑成汁，将虾片放入热花生油中，炸熟捞出。

3. 锅烧热放入油，先炒一下陈皮，再捞入荸荠、葱、姜、蒜、泡红辣椒入锅内炒匀，然后放入用猪油炒散的鸽肉，接着把兑好的汁由锅周围倒入，同时用手勺推动。

4. 芹菜末入锅炒匀，淋入醋、麻油，起锅盛入盘内，撒上芝麻，把虾片围在周围即可。

用法：佐餐食。

适应症：理气补肾。用于急性肾炎。

海金沙茶（见小便不利食疗方）。

西瓜羹（见小便不利食疗方）。

薏苡仁冬瓜盅（见血尿食疗方）。

玉米须蚌肉汤（见泌尿系感染食疗方）。

珍珠草猪肝汤（见泌尿系感染食疗方）。

田鸡煲冬瓜（见泌尿系感染食疗方）。

柳叶西瓜皮饮（见泌尿系感染食疗方）。

枸杞红枣蒸鲫鱼（见补脾食疗方）。

冬笋黄瓜拌腰花（见补肾食疗方）。

麻雀肉饼（见补肾食疗方）。

葱白灯芯丝瓜汤（见尿路感染食疗方）。

公英冬瓜皮汤（见肾盂肾炎食疗方）。

玉米蝉衣汤（见肾盂肾炎食疗方）。

荸荠冬瓜赤小豆汤（见尿毒症食疗方）。

三、注意事项

急性肾炎一般由感染链球菌引起，起病较急，宜卧床休息，合理饮食。因其饮食有各种各样的限制和要求，所以科学地调配饮食成份显得特别重要。虽然急性肾炎一般预后较好，但若在饮食方面未加调控，很可能使病程延长，甚至病情恶化。

第八节　慢性肾炎食疗方

一、饮食原则

1. 慢性肾炎患者久病损伤正气，体质虚弱，宜进食滋补营养品，补脾益肾扶正固本，如人参、麦乳精、木耳、蜂蜜等。

2. 肾病型患者有大量蛋白尿、血浆蛋白低下，应补充大量蛋白质，如牛奶、鸡蛋等。同时患者血中胆固醇浓度升高，故应控制脂肪摄入量。

3. 慢性肾炎患者常有水肿，肾病型的水肿还相当严重，故应采用低盐饮食，高血压型患者更应严格限制盐摄入，减轻水钠潴留。

4. 慢性肾炎患者中贫血也是常见症状，应多补充含铁含维生素B、C 多的食品，如木耳、红枣、桂圆、赤小豆、西红柿、萝卜等。

5. 慢性肾炎患者，特别是高血压型的病人，宜进食清淡食物，避免动风之品，少吃或不吃辛辣、刺激性强的食品或海产品，如辣椒、姜、蒜、羊肉、带鱼、海虾等。

二、食疗选方

红枣益脾糕

配方：白术 10 克，干姜 1 克，红枣 30 克，鸡内金 10 克，面粉 500 克，白糖 300 克。

制法：将白术、干姜、红枣、鸡内金入锅内，加水适量煮熬，去渣取汁，将汁倒入面粉内，加白糖、发面粉揉成面团，发酵后加碱蒸糕。

用法：每日 1 次，每次 50 克，常食。

适应症：功效益气健脾。用于慢性肾炎、浮肿消退、面色无华、食欲不振，失眠多梦等症。

大蒜乌鱼

配方：大蒜 3 克，乌鱼 150 克。

制法：将乌鱼剖杀后、洗净，大蒜装入鱼肚内、缝好，用湿纸包裹，外面用黄泥封好，于炭火中煨熟取出即可食用。

用法：单食。每日 1 次，5～7 天为 1 疗程。

适应症：功效利水消肿。用于肾病综合征、水肿渐起，自下而上，多为下肢先肿，或腹部胀满，以下半身水肿显著，按之凹陷，恢复较慢。

大蒜猪肚

配方：大蒜适量，猪肚 400 克。

制法：将猪肚洗净，大蒜一切半装入猪肚内，约达肚腔的 2/3，用线缝合，文火煮熟即可食用。

用法：每日 1 次，吃肉、蒜、喝汤。连用 6 天为 1 疗程。

适应症：功效利水消肿。用于肾病综合征，慢性肾炎引起的虚证水肿。

大蒜鲫鱼

配方：大蒜适量，鲫鱼400克。

制法：将鲫鱼剖腹去除内脏、洗净、大蒜（去皮）装入鱼腹内，以满为度，外裹白纸，用水湿透。放入谷糖火内烧熟即可食用。

用法：蒜、鱼全吃。

适应症：功效益气健脾，利水消肿，解毒。用于慢性肾炎引起的水肿，小便不利等症。

神仙鸭

配方：白果49个，党参10克，大枣10个，绍酒10克，酱油10克，鸭1只。莲子49枚。

制法：

1. 将鸭宰杀后，去毛内脏及爪，洗净，党参碾碎为粉备用。

2. 将绍酒与酱油和匀，抹在鸭的表皮和腹内，再将大枣、白果仁及莲子放在碗内，撒入党参粉末和匀后填入鸭腹内，再把鸭肉放在瓷缸内，上笼用武火蒸约3小时至鸭熟即可。

用法：佐餐食。

适应症：功效补气生血。用于慢性肾炎，肾病综合征，病久气血虚亏、面色萎黄，精神不振等症。

防风乌贼面

配方：去骨乌贼300克，面粉1杯，防风100克，胡萝卜100克，黄油75克，鸡蛋2只，水2汤匙。

制法：

1. 将面粉盛入容器内，鸡蛋破壳入面粉中，加入黄油、水和少许精盐拌匀待用。

2. 把调好的面擀平、切成细长条。乌贼肉用滚开水氽一下，再用冷水淋过，除去乌贼上的凝皮，并将乌贼肉切成细条，把防风根和胡萝卜切成细条备用。

3. 锅放火上，加入黄油，把防风和胡萝卜炸3分钟，然后再加入乌贼，精盐和适量开水，用中火煮10分钟，调好做面条的汤，下入面条，待面条浮在汤面上即可。

用法：佐餐食。每日1只。

适应症：功效滋阴养血，益气强身。用于慢性肾炎，身体虚弱，阴血亏虚之证，如形体消瘦、面部潮红、少寐多梦、小便黄赤，镜下或肉眼血尿，舌红少苔、脉细数。

怀杞煲鸽

配方：怀山药25克，枸杞子25克，光瘦鸽2只，桂圆肉1汤匙，生姜1片。

制法：将瘦鸽凉水涮过，用适量水煲滚，放入瘦鸽、怀山药、枸杞、姜、桂圆肉煲滚，慢火煲3小时，下盐调味即可。

用法：佐餐食。

适应症：功效健脾补肾。用于慢性肾炎，消瘦无力，腰部疼痛，纳差食少等症。

冬瓜煲鸭肾

配方：鸭肾2只，冬瓜900克。

制法：冬瓜洗净，连皮切成大块；鸭肾洗净、凉水涮过。用适量水煲滚，放入冬瓜、鸭肾、煲滚，以慢火煲2小时，下盐、味精调味即可。

用法：佐餐食。每日1次。

适应症：功效利水消肿。用于慢性肾炎，水肿，小便不利等症。

脂酒红枣

配方：红枣250克，羊脂25克，糯米酒250毫升。

制法：将红枣洗净放入锅中，加水煮软后倒去水，加入羊脂、糯米酒（或黄酒），煮一沸后，晾凉。将红枣和糯液倒入玻璃瓶（或瓷罐）内，密封贮存 7 天即可。

用法：每次食枣 3～5 枚，每天 2 次。

适应症：功效补气健脾。用于慢性肾炎，久病体虚，食欲不振，神疲乏力、面色萎黄等症。

鲜拌莴苣

配方：莴苣 250 克，料酒、食盐、味精少许。

制法：将莴苣剥皮、洗净，切成细丝，放入碗内，加食盐少许，搅拌均匀，然后去汁。将料酒、味精放入碗内，拌匀即成。

用法：佐餐食。

适应症：功效健脾利尿。用于慢性肾炎，脾虚小便不利、水肿、食欲不振等症。

淮山药泥

配方：淮山药 200 克，豆沙 150 克，京糕 100 克，水豆粉 50 克，白糖 150 克，猪油 100 克。

制法：

1. 将淮山药洗净粉碎成细末，加入白糖 50 克，加水少许，搅成细泥；京糕加工成细泥，另置碗中，加白糖 25 克、拌匀；豆沙另放锅中，均上笼蒸透后，取出待用。

2. 将炒锅烧热，下猪油，倒入淮山药泥，炒至浓稠时，盛在盘的中间，将炒锅下猪油，依次再炒京糕泥和豆沙，分别盛在淮山药的两边。

3. 将手勺置武火上，加清水少许，白糖 25 克，烧沸去沫，用水豆粉勾成黄汁，浇在三泥上即可。

用法：每日 1 次。不拘量食用。

适应症：功效健脾和胃。用于慢性肾炎，肢体浮肿，食少、便溏、乏力等症。

甘蔗梢红花汤

配方：甘蔗梢一把，红花5克，黄酒适量。

制法：将甘蔗梢洗净、切碎，红花浸入500毫升水中，与甘蔗梢同入锅内煎煮至200毫升，去渣后将酒浸入红花甘蔗汤内即可饮用。

用法：每日1次。连服5~7天。

适应症：功效清热利尿。活血止血。用于慢性肾炎、水肿、少尿、血尿，管型尿等症。

甘麦大枣粥

配方：大麦10克，小麦30克，甘草6克，大枣4个，粳米50克。

制法：将大麦、小麦、甘草、大枣（去核）、粳米分别洗净，共入锅内，加水适量，煮成稀粥即可。

用法：每日1剂，早、晚分服，连用7~10天。

适应症：功效养心安神，利水消肿。用于慢性肾炎（肾病型），全身浮肿，小便不利，食欲不振，蛋白尿及低蛋白血症等。

西瓜黑霜粥

配方：西瓜1只，大蒜若干，粳米100克。

制法：

1. 将西瓜从瓜蒂处切开一片，挖去瓤、籽，将剥去外衣的大蒜装满瓜内，仍以瓜蒂盖好，用纸筋泥固封，埋于谷糠热灰中煨透，呈焦存性，取出研成细末，即成西瓜黑霜，装瓶备用。

2. 另将粳米淘净、加水适量煮成粥，粥熟时放入西瓜黑霜3克即可。

用法：每日2次，连服7~10天。

适应症：功效清热解毒，利尿消肿。用于急、慢性肾炎、水肿、少尿、蛋白尿，管型尿等病症。

茶叶酿鲫鱼

配方：活鲫鱼1条（约150~200克），绿茶10~15克，黄酒少许，生姜2片。

制法：将鲜鲫鱼去肠杂、鳃、保鳞、将绿茶塞鱼腹内，用线缚丸，以酒、盐少许调味，蒸熟后，去茶叶即可。

用法：食鱼饮汤。每日1次，7~10天为1个疗程。

适应症：功效健脾和胃，利尿消肿。用于慢性肾炎，肾病综合征，全身明显浮肿。少尿、蛋白尿及出现低蛋白血症等。

豆蔻馒头

配方：白蔻15克，面粉1000克，茯苓粉30克，酵面50克。

制法：将白蔻除去杂质，打成细面。将面粉加水发面，用力揉面，直至碱液、药粉均匀后，制成馒头，上笼蒸、沸水武火蒸约25分钟即可。

用法：佐餐食。

适应症：功效健脾开胃，理气除胀。用于慢性肾炎，脾胃不和，食欲不振，胸腹胀满，下肢浮肿等症。

滑鱼汤

配方：鲜鲤鱼1000克，荜拨2.5克，花椒2.5克，香菜7.5克，葱白2根，料酒、盐、醋各适量。

制法：将鲤鱼去鳞，剖腹去内脏、洗净，切成小块。把葱、姜洗净、拍破，锅内放入鱼、荜拨、葱、姜、加水适量，放旺火上烧开，然后移文火上炖半小时，加入香菜、料酒、醋即可。

用法：食鱼饮汤。每日1次。

适应症：功效消肿除胀，逐水利尿。用于慢性肾炎，水肿不消，小便短少等症。

葱姜蘑菇豆腐汤

配方：鲜蘑菇150克，豆腐400克，大蒜1瓣，葱花、姜片、大盐、麻油、味精、胡椒粉各适量。

制法：将鲜蘑菇洗净、切丁，豆腐沸水烫后、切成小薄片、油热至六成热，爆香蒜丁、姜末，加入蘑菇丁煸炒，然后倒入清水。待沸入豆腐片，并调味，再沸，勾薄的透明芡，撒上葱花，胡椒粉，浇上麻油即可。

用法：佐餐食饮。每日1次。

适应症：功效清热开胃，益气宽中，消胀利水。用于慢性肾炎引起的四肢，头面水肿，食欲不振，脘腹胀满等症。

草鱼豆腐汤

配方：草鱼1条（约500克），豆腐250克，鲜山药50克，青蒜10克，咸雪里红10克，料酒、酱油、白糖、猪油、鸡汤各适量。

制法：

1. 将草鱼去鳞、鳃及内脏后、洗净，切成3段；雪里红洗净、切成小段；豆腐切成长约1厘米见方小块；山药去皮、切片；青蒜洗净后、切段。

2. 锅内加入猪油、烧热、把鱼、雪里红放入，再加入料酒、酱油、糖和鸡汤烧煮至鱼熟。加入豆腐、山药、把汤烧开后，改文火焖烧几分钟，待豆腐浮起，放入青蒜和熟猪油即可。

用法：佐餐食。每日1次。

适应症：功效补中利水，平肝祛风。用于慢性肾炎脾胃气虚而引起的水肿，纳少乏力，神疲倦怠等症。

绿豆鸭肉汤

配方：老母鸭1500克，大蒜4头，绿豆50克，黄酒2匙，姜片、葱段各适量。

制法：将老母鸭宰杀后，去毛、内脏及爪、洗净，以黄酒抹遍全身。将绿豆、蒜头、葱段、姜片塞入鸭腹中，以线缝合，置瓷盆中，上锅蒸3~4小时，至鸭肉熟烂即可。

用法：佐餐食。分2次吃完。

适应症：功效滋阴补肾，利水消肿。用于慢性肾炎、水肿、小便短少，腰膝痠软，心烦失眠，口干咽燥等症。

海参山药汤

配方：海参500克，香菇50克，山药50克，黑木耳25克。

制法：先用40℃温水将海参泡软，剪开参体，除去内脏，洗净泥沙，用开水煮10分钟左右，将锅离火、盖严，复浸泡3～4小时后，把发好，洗净的木耳、香菇、山药片入锅，再煮10分钟即可。

用法：佐餐食。或单食皆可。

适应症：功效益气滋阴，降压、降脂。用于慢性肾炎、肾病综合征，症见身体虚弱、消瘦乏力、水肿、高血压、高胆固醇血症等。

桃酥豆泥

配方：赤小豆60克，扁豆60克，黑芝麻10克，核桃仁5克，白糖120克，猪油120克。

制法：

1. 将赤小豆、扁豆洗净、入沸水煮30分钟，以能挤脱皮为度，捞出挤去外皮，放入碗内，加清水淹没豆粒，上笼蒸约2小时，待蒸至熟烂，取出滤水，捣成泥，以能通过漏瓢细孔为度。黑芝麻炒香，研细待用。

2. 热锅烧红后离火，揩干净，再置火上，放入猪油，待油热时，即倒入豆泥翻炒，至水分将近时，放入白糖炒勺（炒至不粘锅为度），再放入猪油、黑芝麻、白糖、核桃仁、溶化混合炒匀即可。

用法：不拘时食用。

适应症：功效健脾胃，补肝肾，利小便。用于慢性肾小球肾炎、水肿、小便不利、腰膝痠软、神疲乏力、食欲不振等。

参枣米饭

配方：党参10克，红枣10枚，糯米150克，白糖20克。

制法：党参、红枣分别拣去杂质、洗净，党参切成片，红枣去核，与淘净的糯米同入锅内，加水适量，大火煮沸后，按常法煨煮成米饭，服食时，可视需要加白糖适量。

用法：佐餐食。党参片嚼食咽下。

适应症：功效健脾益气。用于肺肾气虚型慢性肾炎，见有体虚气弱，倦怠乏力，心悸失眠，食欲不振，肢体浮肿等症。

健脾清肺汤

配方：鲜荷叶 1 张，柠檬 1 片，猪瘦肉 50 克，莲子 5 克，薏苡仁 10 克，鸡内金 3 克。

制法：

1. 鲜荷叶洗净、切碎后，放砂锅内，加水适量，大火煮沸后，改用小火煎煮 20 分钟，用洁净沙布过滤，去渣、取汁盛入碗中，备用。

2. 莲子、薏苡仁、鸡内金分别拣洗干净、晾干或晒干，共研成极细末、待用。

3. 猪肉洗净、切片与柠檬片同放入砂锅内，加水适量，大火煮沸，改用文火煮 30 分钟，待猪肉熟烂，调入莲子、薏苡仁、鸡内金细末，大火煮沸，边煨煮边调成黏稠状，加入荷叶煎汁、拌和均匀，再至沸即可。

用法：佐餐食。或不拘时服用。

适应症：功效健脾清肺，止血止泻。用于肺肾气虚型慢性肾炎，见有四肢、头面水肿、食欲不振、脘腹胀满等症。

人参汤圆

配方：人参粉 5 克，玫瑰蜜 15 克，樱桃蜜 15 克，黑芝麻 30 克，红糖 50 克，白糖 50 克，鸡油 20 克，面粉 15 克，茯苓 30 克，糯米粉 500 克。

制法：

1. 将鸡油入锅、熬熟，滤渣晾凉；面粉、茯苓粉、黑芝麻分别用微火炒香，黑芝麻趁热研成粗末，待用。

2. 将玫瑰蜜、樱桃蜜用擀面杖在案板上压成泥状，加入白糖、撒入人参粉和匀、点入鸡油调和，再加炒面粉及红糖、清水适量揉至滋润成馅，备用。

3. 将糯米粉用沸水调和，并揉匀、渗水淋湿，成滋润的粉团，搓成长条，分成小团（重 10 克），然后捏成小酒杯形，包上人参馅心，做成汤圆。

4. 汤锅加足量水，大火烧沸后，按需要量将汤圆下锅煮熟即可。

用法：佐餐食。随意食用。

适应症：功效益气健脾，提高免疫功能。用于脾肾阳虚型慢性肾炎，见有脾虚水肿，倦怠乏力，食欲不振、少气懒言，心悸自汗等症。

鲫鱼鲜菇竹笋汤

配方：鲜鲫鱼 1 条（约 250 克），鲜蘑菇 30 克，竹笋片 25 克，玉米须 60 克，料酒、葱、姜、味精、精盐各适量。

制法：

1. 将鲜蘑菇洗净、切片；玉米须洗净、切成小段，放入纱布袋内，扎紧袋口，待用。

2. 鲫鱼宰杀后，去鳞、内脏及鳃、洗净，与玉米须袋同放入砂锅内，加水适量，大火煮沸，烹入料酒、葱切段、姜切片入锅，改文火煨煮 30 分钟，取出玉米须袋，滤汁液，加蘑菇片、竹笋片，继续用小火煨煮 10 分钟，加味精、盐少许、拌和均匀即可。

用法：佐餐食。或不拘时食用。

适应症：功效健脾益气，利水消肿。用于脾肾阳虚型慢性肾炎，见四肢浮肿，小便不利，食欲不振，体倦乏力等症。

桃酥豆泥

配方：赤豆 60 克，白扁豆 60 克，黑芝麻 10 克，核桃仁 10 克，枸杞子 10 克，红糖 50 克，白糖 50 克，猪油 100 克。

制法：

1. 将赤豆、白扁豆分别拣洗干净，同入沸锅内煮 30 分钟，以能挤脱外皮为度，脱皮后转入碗内，加清水淹没豆粒，上笼蒸约 2 小时，待熟，取出滤水，捣成豆泥，过滤瓢细孔，收集豆泥糊、备用。

2. 黑芝麻洗净、入锅，微火炒香后，趁热研成极细末，待用。核桃仁，枸杞子拣去杂质、洗净，晒干或烘干，研成粗末。

3. 锅放火上，加猪油烧至九成热时，倒入豆泥糊，翻炒至水分将尽时，放入白糖炒匀（炒至不黏锅匙为度），再放入猪油、黑芝麻、核桃仁、枸杞子、红糖、翻炒溶化混合，拌匀、冷却后即可。

用法：当点心吃。

适应症：功效健脾胃，补肝肾，利小便。用于肝肾阴虚型慢性肾炎，见有水肿，小便不利，腰膝痠软，神疲乏力，食欲不振等症。

杞子红枣蒸鲫鱼

配方：鲜鲫鱼 1 条（约 250 克），枸杞子 25 克，红枣 10 枚，葱花、姜末、料酒、清汤、鸡精、精盐各适量。

制法：

1. 将枸杞子、红枣分别洗净、红枣去核、待用。

2. 鲫鱼杀后，去鳞、鳃及内脏，入沸水锅烫一下，用温水略洗，将枸杞子、红枣肉纳入鱼腹，用细线扎缝，放入蒸碗中，加清汤、葱花、姜末、料酒、鸡精及少许精盐，入笼，用大火蒸 20 分钟即可。

用法：佐餐食。

适应症：功效益气养血，健脾去湿。用于肝肾阴虚型慢性肾炎，肾病综合征，见有饥而不食，气血不足，精神倦怠、水肿，小便不利等症。

党参玉竹母鸡汤

配方：党参 30 克，玉竹 15 克，母鸡 1 只（约 1000 克），葱段、姜片、料酒各适量。

制法：将党参、玉竹分别拣去杂质、洗净、切片，同入砂锅内，加水浸泡片刻。母鸡宰杀后，去毛、内脏及爪，入沸水锅焯透，捞出，放砂锅内，加水以淹没母鸡为度，大火煮沸，烹入料酒、加葱段、姜片，改小火煨煮1小时，待鸡肉熟烂、汤汁浓香即可。

用法：佐餐食。

适应症：功效益气养阴，健脾利尿，增强免疫力。用于气阴两虚型慢性肾炎，症见有水肿反复发作，伴面色无华，倦怠乏力，少气懒言、食少、便溏等症。

葱白冬瓜炆鲤鱼

配方：鲤鱼1条（约300克），葱白5根，冬瓜500克，精制油适量。

制法：

1. 将葱白拣洗干净、切小段，备用。冬瓜洗净、刨去外皮（勿弃）后，冬瓜肉切块，冬瓜皮切碎、入锅，加水适量，大火煮沸后，改用中火煎煮20分钟，滤汁，放入碗内。

2. 鲤鱼杀后、去鳃及内脏，鳞不可弃、洗净后，下入热油锅内，煸翻两面，加清水足量（以淹没鱼体为度），加葱段、冬瓜块，大火煮沸，改文火煨40分钟即可。

用法：佐餐食。

适应症：功效健脾补虚，祛湿消肿。用于气阴两虚型慢性肾炎，症见水肿，小便不利，食欲不振，蛋白尿，低蛋白血症等。

荸荠梗茶（见小便不利食疗方）。

荠菜粥（见血尿食疗方）。

玉米须茶（见小便不利食疗方）。

黄芪粥（见小便不利食疗方）。

荠菜粥（见血尿食疗方）。

荠菜菜饭（见血尿食疗方）。

白莲酿藕（见尿路感染食疗方）。

葱白灯芯丝瓜汤（见尿路感染食疗方）。

龟肉鱼鳔汤（见尿频食疗方）。

赤小豆煲鸡（见急性肾炎食疗方）。

白果苡米汤（见肾盂肾炎食疗方）。

姜苓粥（见肾盂肾炎食疗方）。

姜丝炒扁豆（见肾盂肾炎食疗方）。

韭菜蛤蜊肉（见尿毒症食疗方）。

芡实核桃粥（见尿毒症食疗方）。

当归生姜羊肉汤（见尿毒症食疗方）。

车前发菜汤（见尿毒症食疗方）。

肉桂莲米汤（见尿毒症食疗方）。

玉米山药粥（见尿毒症食疗方）。

葫芦双皮汤（见补脾健脾食疗方）。

鱼蓉白奶羹（见补脾健脾食疗方）。

双红炖猪排（见补脾健脾食疗方）。

党参炖牛肉（见补脾健脾食疗方）。

美味西兰花

配方：西兰花60克，干松鱼0.3克，酱油3克，汤汁3克。

制法：

1. 把西兰花洗净，掰成小瓣儿，用开水焯过后，再控干水分。

2. 把酱油和汤汁混在一起搅拌均匀，放在一旁备用。

3. 把控干水分的西兰花放进容器内，浇上刚调好的酱油汤混合液，轻微调拌。

4. 在菜上撒些干松鱼即可。

用法：佐餐食，或单食。

适应症：功效补蛋白质、钾、磷元素。用于慢性肾炎，肾功能有障碍的患者。

三、注意事项

慢性肾炎是由多种原因引起的，药物治疗效果不佳，饮食治疗则大有作为，久病损伤正气，宜气养血，健脾补肾，同时避免剧烈劳动，受凉、受湿，防止感染。经过一段时间的饮食治疗，可使病情缓解，肾功能得以恢复。

第九节　肾盂肾炎食疗方

一、饮食原则

1. 大量饮水，每日两升以上，以增加尿量，不使细菌滞留繁殖。

2. 宜吃清淡，富含水分的食物，如各种蔬菜、水果。

3. 肾盂肾炎湿热较重，因此忌食油腻及热性食品，如羊肉，狗肉。

4. 忌食辣椒等辛辣刺激性食品及烟酒。

5. 宜多吃清热利尿类食品，如荠菜、菊花、马兰头、冬瓜、绿豆芽等。

6. 慢性肾盂肾炎患者，久病致脾、肾两虚，宜适当进补，但不能温阳大剂，应滋阴清补，可进食鸭子，龟、鳖、银耳、百合等。

二、食疗选方

白果苡米汤

配方：白果仁 10 克，苡仁 100 克，冰糖适量。

制法：将白果仁、苡仁共入锅中，加水适量煮熟，入冰糖稍炖即可。

用法：每日 1 剂，连服 1 周为一疗程。

适应症：功效健脾补肺、清热利湿。用于慢性肾炎、肾盂肾炎，见水肿、尿少尿频等症。

芪豆薏米粥

配方：生黄芪 30 克，生薏仁 30 克，赤小豆 15 克，鸡内金 10 克，金橘饼 2 枚，糯米 30 克。

制法：将薏米、赤小豆、糯米分别淘净，鸡内金研为细末。水煮黄芪 30 分钟后，去渣，入生薏仁，赤小豆，煮 30 分钟，再入鸡内金，糯米，煮成粥即可。

用法：分 2 次温服，1 日内服完。每日食后，嚼食金橘饼 1 枚。

适应症：功效益气健脾，利水消肿。用于慢性肾炎，慢性肾盂肾炎，小便不利，四肢倦怠，纳食减少，自汗出等症。

牛肉炒白瓜

配方：牛肉 150 克，白瓜 300 克，冬菜 1 汤匙，甘笋数片，姜适量。

制法：将牛肉切成薄片，加调味腌 10 分钟，白瓜去瓤、切成薄片，炒熟铲起。下油爆香姜，下牛肉炒至将熟时，下白瓜、甘笋炒匀，加入冬菜再炒匀，入调味，勾芡上碟。

用法：佐餐食用。

适应症：功效补脾胃，消水肿。用于慢性肾盂肾炎、体重减轻、面色萎黄、食欲不振、轻度的面部及下肢浮肿等症。

加味车前粥

配方：车前子 15 克，石韦 15 克，瞿麦 15 克，粳米 50 克。

制法：先将车前子用布包好，与石韦，瞿麦用置砂锅内，加水 200 毫升，煎至 100 毫升时，去渣加入粳米，再加水 400 毫升左右，煮成稀粥即可。

用法：每日 2 次，温热服食。

适应症：功效清热利水、通淋。用于紫癜性肾炎、急性肾盂肾炎、小便不利、淋漓涩痛、尿血、水肿等。

怀杞煲螺头

配方：干螺头100克，怀山药25克，枸杞25克，鸡爪10只，瘦猪肉300克，生姜2片，葱2根。

制法：螺头用清水浸2小时，姜、葱洗净，瘦肉、鸡爪洗净。用适量水煲开，放入螺头、鸡爪、猪瘦肉、怀山药、枸杞、姜片煲开，慢火煲3小时，下盐调味即可。

用法：佐餐食。

适应症：功效补肾健脾。用于慢性肾盂肾炎、体质虚弱、食欲不振、腰部酸痛、头昏目眩、健忘等。

雀儿药粥

配方：麻雀5只，菟丝子30～40克，覆盆子10～15克，枸杞子20～30克，粳米100克，细盐少许，葱2根、姜少许。

制法：

1. 先将菟丝子、覆盆子、枸杞子一同放入砂锅内，加水适量、煎取药汁，去掉药渣。

2. 再将麻雀淹死去毛及肠杂、洗净用酒炒，然后与粳米、药汁加适量水一并煮粥；欲熟时，加入细盐、葱白、生姜、煮成稀粥即可服食。

用法：当晚餐食，每日1次。

适应症：功效养肝补血，益肾壮阳。用于慢性肾盂肾炎，反复发作，肾气不足所致的身体羸弱，腰膝冷痛、头晕眼花、耳鸣耳聋、小便淋漓，遗尿、多尿等症。

青豆炒鱼粒

配方：石斑鱼肉450克（切粒），青豆3汤匙，笋肉150克（切粒），干笋3汤匙（切粒），姜末半汤匙、蒜茸半汤匙，面包1个。

制法：青豆煲熟后用凉水涮过。笋肉用上汤煨煮5分钟，石斑鱼粒和调味腌10分钟，泡油。面包切粒，炒脆盛碟中，下油、笋、鱼肉、姜、蒜、料酒、爆炒匀、下青豆、干笋再炒匀，勾芡上碟。

用法：佐餐食。每日1次。

适应症：功效益阴补虚。用于慢性肾盂肾炎。

沙参鱼翅

配方：南沙参、鱼翅、冰糖各30克。

制法：将沙参、鱼翅用温水浸泡2小时，煮翅撕成丝、沙参切成片，冰糖打碎备用。把沙参、鱼翅放入炖锅内，加水300毫升，放入冰糖、置中火上烧沸，文火炖40分钟即可。

用法：佐餐食服。

适应症：功效滋阴养血。用于慢性肾盂肾炎，屡犯尿热，尿频、尿痛、口干烦渴、腰瘦无力、头晕、盗汗、干咳等症。

破故纸蒸猪腰

配方：破故纸15克，猪腰2只，葱20克，姜5克，绍酒15克，盐6克。

制法：将猪腰去白筋，一切两半，将破故纸放入猪腰两半中，加入绍酒、盐、葱、姜、加清水30毫升。将盛有猪腰的蒸盆，置蒸笼内，蒸25分钟即可。

用法：空腹顿服。每日1次。

适应症：功效补肝肾、益肾气。用于慢性肾盂肾炎，小便频数，腰膝酸痛，头晕耳鸣等症。

公英冬瓜皮汤

配方：蒲公英30克，冬瓜皮30克，鸭跖草20克。

制法：将蒲公英、鸭跖草洗净，入锅内加水浓煎，去渣取汁即可。

用法：每日1剂，分次服。连服5~7日。

适应症：功效清热利水。用于急性肾炎，急性肾盂肾炎引起的水肿、小便不利等症。

绿豆马齿苋瘦肉汤

配方：绿豆150克，马齿苋200克，瘦猪肉150克，蒜仁4粒。油、盐酌量。

制法：将用料洗净，马齿苋切成段、放适量清水于煲内，先把绿豆煮约15分钟。再放入其他材料，煮约1小时，至瘦肉软熟，调味即可。

用法：佐餐或单食。每日1次。

适应症：功效清热解毒，凉血、利尿。用于急性泌尿系感染，肾盂肾炎等病症。

芪苓猪骨汤

配方：黄芪30克，土茯苓30克，猪脊骨500克。

制法：将猪脊骨洗净、斩碎。土茯苓、黄芪分别洗净，与猪脊骨一起放入砂锅内，加清水适量，先用武火烧沸，再用文火煲2小时，调味即可。

用法：佐餐食。每日1次。

适应症：功效健脾益气，滋肾强腰。用于慢性肾盂肾炎，脾虚湿聚所致的水肿，小便不利，四肢乏力，腰膝疲软，食少神疲等症。

赤豆桑皮汤

配方：赤小豆100克，桑白皮15克。

制法：将赤小豆、桑白皮洗净、共入砂锅内，加水适量煎煮至烂熟后离火即可。去桑白皮。

用法：吃豆、喝汤。每日1剂。7天为1疗程。

适应症：功效健脾、利湿、消肿。用于肾盂肾炎，肚腹胀满，胃纳食少，时而腹泻及脾虚水肿，小便不利等症。

田七金龟汤

配方：金龟400克，带骨鸡肉500克，田七10克，姜片5片，葱白5克，料酒5毫升，精盐1克，胡椒粉0.3克，味精1克，鸡汤

1500毫升。

制法：

1. 将金龟宰杀后、去内脏，用开水烫去血污，搓去皮衣，清水洗净。鸡肉斩块，入开水锅内氽一下，去污物，用清水逐块洗净。

2. 汤盆1个，先放鸡块及拍裂的田七，再放金龟及姜片、葱、料酒、鸡汤、精盐、味精，盖上盖。上笼用大火蒸约2小时，出锅去姜、葱、撒上胡椒粉即可。

用法：吃肉喝汤。每日1次，每次1小碗。

适应症：功效滋阴补肾。用于老年肝阴虚或气血不足的慢性肾盂肾炎，腰膝瘦软，行动迟缓，少气乏力，面色无华，耳鸣目眩等症。

姜苓粥

配方：干姜5～10克，茯苓15克，红枣5个，粳米100克。

制法：先将干姜、茯苓洗净、煎汁、去渣，再与红枣、粳米煮为稀粥即可。

用法：1次1碗，每日1次。

适应症：功效温中散寒，渗湿利水。用于慢性肾盂肾炎及慢性肾炎，小便不利、水肿胀满、肢冷便溏等症。

赤豆雄鸭粥

配方：青头雄鸭1只，赤小豆50克，粳米适量，葱白3根。

制法：将青头鸭宰杀后，去毛、内脏及爪，切细煮极烂，再加粳米、赤小豆、葱煮成粥即可。

用法：佐餐食。5～7天为1疗程。

适应症：功效滋阴养胃、利水消肿。用于慢性肾盂肾炎，体弱水肿者。

茅根公英粥

配方：白茅根60克，蒲公英60克，金银花30克，粳米50～100克。

制法：先将白茅根、蒲公英、金银花加水适量煎汤，去渣取汁，再入粳米煮成粥即可。

用法：任意服用。

适应症：功效清热解毒，凉血止血。用于急慢性肾盂肾炎、水肿、腰痛、尿频、尿急、尿痛。

核桃杜仲炖龟肉

配方：核桃仁50克，龟肉200克，冰糖30克，杜仲15克。

制法：将核桃去壳，杜仲用盐水炒焦；龟去头及内脏、洗净，冰糖打碎备用。将核桃仁、杜仲、龟肉放入炖锅内，加水500毫升，放入冰糖，用武火烧沸，文火炖熬30分钟即可。

用法：吃龟肉、核桃仁、喝汤。每次100克。每日2次，即可佐餐又可单餐。

适应症：功效补肾养肝，健脾益气。用于急、慢性肾盂肾炎，老年体弱者，证见尿频、尿热、小便赤涩但不甚，或尿色混浊，腰膝痠软，神疲乏力，少腹坠胀等。

淡菜汤

配方：淡菜10克，荠菜50克。

制法：将荠菜洗净、切碎，淡菜洗净共加水适量煮熟，然后放少许盐、味精调味即可。

用法：佐餐食。每日1次。

适应症：功效益肾补虚，祛风利水，止血。用于慢性肾盂肾炎、小便余沥、腰部痠痛、眩晕头痛、高血压、血尿等。

荸荠茅根汤

配方：荸荠120克，茅根60克。

制法：荸荠取皮、茅根洗净，加水500毫升，煮沸，再烧20分钟即可。

用法：吃荸荠喝汤。每日1次，连服1~2周。

适应症：功效清热生津、凉血止血，利水。用于肾盂肾炎，尿频、尿急、尿痛并伴血尿等症。

黄花菜汤

配方：黄花菜 60 克，白糖 60 克。

制法：将黄花菜洗净，加水 2 碗、加白糖煎汤 1 碗即可。

用法：每日 1 剂，连服 1 周。

适应症：功效清热、利尿、止血。用于伴血尿的肾盂肾炎。

姜丝炒扁豆

配方：扁豆 250~500 克，生姜丝 20 克。

制法：将扁豆洗净、生姜洗净、切丝备用。油热八成熟时放入姜丝，然后下扁豆丝煸炒，当扁豆将熟时放少许盐、味精即可。

用法：佐餐食。每日 1 次。

适应症：功效健脾化湿。用于慢性肾炎，慢性肾盂肾炎等病症。

荠菜小蓟拌马兰

配方：荠菜、小蓟各 50 克，马兰 100 克。

制法：将荠菜、小蓟、马兰分别洗理干净，放沸水中煮沸即捞出沥干、切碎，加盐、糖、味精、麻油冷拌。

用法：佐餐食。连服 1 周。

适应症：功效清热、凉血、止血。用于伴有血尿的肾盂肾炎。

香菇炒菜心

配方：香菇 8 朵，菜心 250 克，生油、干生粉、味精、麻油、白糖、绍酒各适量。

制法：

1. 将菜心洗净、择好，入锅内加盐、放入少许生抽略煎后、捞出滤干，装盘。

2. 将香菇用温水浸软，去蒂洗净、入锅内、炒香菇，加入绍酒、生抽、糖少许，炒匀，用生粉勾芡。

3. 将菜心整齐放置盘的周围，香菇出锅倒入盘的中央，淋上麻油即可。

用法：佐餐食。

适应症：功效醒脾开胃。用于泌尿系感染之慢性肾盂肾炎，见食欲不振，恶心呕吐等症。

按语：香菇性味甘平，有健脾益气，治风破血、化痰、涩小便等功效。是一种营养好、高蛋白、低脂肪的健康食品。每100克香菇中含蛋白12.5克，脂肪1.8克，糖类60克，维生素 B_1 0.32毫克，维生素 B_2 0.72毫克，烟酸18.9毫克，钙12.4毫克，磷41.5毫克，铁25.3毫克，及相当数量的维生素 B_{12} 和麦角固醇（维生素A原）。经现代科学研究证实，香菇能抗癌，还有降低血中胆固醇及降血压的作用。《随息居饮食谱》云香菇“开胃，治溲浊不禁”。菜心能通利大小便。对慢性肾盂肾炎患者，本方能开胃健脾而疗疾，且味道鲜美，可长期食用。

酿黄鸭

配方：白鸭500克，蒸饭250克，地骨皮15克。

制法：将白鸭宰杀后，去毛内脏及爪、头、洗净，在鸭腹中放入蒸饭、葱、姜、椒及布包地骨皮，缝合鸭腹放入蒸笼内蒸熟即可。

用法：弃药包及葱、姜、椒、食鸭肉及蒸饭。分2~3次当点心吃。

适应症：功效滋阴补虚，利水消肿。用于阴虚热恋之慢性肾盂肾炎及肾结核，见骨蒸劳热，腰部痠软、水肿，小便涩少等症。

河虾汤

配方：淡水河虾200克，油菜心50克，水发黑木耳10克，枸杞子10克。

制法：

1. 将河虾洗净、剪去须刺、木耳、油菜心洗净用开水烫一下，冷水浸透，捞出沥干、将油菜心切成段、备用。

2. 将植物油放入锅内，然后加入河虾烧炒，加调料、油菜心和木耳，炒几下后注入清水，下枸杞子、烧开后加味精即可。

用法：佐餐食。

适应症：功效补肾壮腰，凉血止血。用于阴虚热恋之肾盂肾炎所致的腰部痠软疼痛等。

按语：河虾性味甘温，每100克虾肉含蛋白质20.6克，脂肪0.7克，钙35毫克，磷150毫克，铁1.3毫克，尚含有维生素A，维生素B_1、B_2、和烟酸等，有补肾壮阳，滋阴健胃之功效，对肾虚者，可作食疗补品。木耳性味甘平，每100克黑木耳含能量858kJ，水分12.9克，蛋白质12.4克，脂肪1.2克，膳食纤维33.4克，糖类36.2克，烟酸1.7克，维生素E41.56克，钾518毫克，钠136.4毫克，钙227毫克，镁253毫克，铁19.4毫克，锰349毫克，锌1.38毫克，铜0.52毫克，磷242毫克，硒0.043毫克等，具有凉血止血功效。用于血痢、血淋、崩褐、痔疮。由于木耳在凉血止血的同时又补血，对妇女月经过多，咯血、吐血，痔疮出血等患者具有标本兼治的功效。枸杞子滋肾固肺、补肝明目。以上原料共制为汤，适用于肾盂肾炎患者食用。

玉米蝉衣汤

配方：玉米须6克，玉米20粒，蝉衣3个，蛇蜕1条。

制法：将以上四味洗净后置锅内，加水适量，于火上煎煮为汤即可。

用法：每日1剂，每日饮服2次，1个月为1个疗程。

适应症：功效疏风解毒，利水消肿，补胃益脾。用于辅助治疗急性肾炎和肾盂肾炎。

按语：玉米须、性味甘、平，具有利尿、泻热，平肝、利胆功效。《现代实用中药》载：“为利尿药、对肾脏病、水肿性疾患，糖尿病等有效”。《民间常用草药汇编》载：“能降低血压，利尿消肿”。

《四川中药志》载："清血热，利小便"。药理研究证明，玉米须有利尿作用。蝉衣、甘寒、疏散风热。蛇蜕、性味甘咸、平。功能祛风，定惊。因此，玉米蝉衣汤名为饮食，其药效更可靠。

五元全鸡

配方：母鸡1只，桂圆15克，荔枝15克，黑枣15克，莲子15克，枸杞子15克，冰糖30克。

制法：

1. 将母鸡宰杀后去毛、内脏及爪，洗净，桂圆、荔枝去壳；莲子去皮、心；黑枣、枸杞子洗净。

2. 先将上述四味与鸡同放在大钵内，加入冰糖及少许盐、适量水，上笼蒸2小时，再放入枸杞、蒸5分钟，取出后撒上少量胡椒粉即可。

用法：佐餐食。每日1次。

适应症：功效补血养阴。用于慢性肾盂肾炎，由肝肾阴亏所致腰痛、耳鸣、面色苍白及体虚无力等症。

海带绿豆甜汤（见血尿食疗方）。

黄鳝煲猪肉（见尿路感染食疗方）。

红枣虫草鸡（见尿路感染食疗方）。

凉拌芹菜（见尿路感染食疗方）。

石花菜汤（见小便不利食疗方）。

百合绿豆粥

配方：百合20克，绿豆50克，大米60克。

制法：净绿豆、百合、大米分别洗净后，同放入锅内，加水适量，置武火上烧沸，再用文火熬煮成粥即可。

用法：佐餐食。

适应症：功效利尿消肿，滋阴清热。用于急性肾盂肾炎。

黄鳝煲猪肉

配方：黄鳝250克，猪肉100克，核桃仁30克。

制法：将黄鳝洗净、切段，猪肉洗净、切块，加水适量于盆内，再放入核桃仁、葱、姜和调料，上笼蒸熟即可。

用法：佐餐食。

适应症：功效补五脏，通血脉。用于肾盂肾炎，肾虚，腰痛的食物疗养。

三、注意事项

肾盂肾炎急性者来势凶猛，属湿热蕴结的实证；而慢性者症状顽固，久治不愈，由实转为脾、肾亏虚或虚实夹杂。食疗中应采取清热解毒，利水通淋的原则，对慢性患者则酌情加入滋阴清补食品。

第十节　尿毒症食疗方

一、饮食原则

现代研究表明，低蛋白饮食对于延缓尿毒症病人的病情进展，防止病情恶化，具有重要的临床意义。这一现代营养疗法的基本要求是：二低（低蛋白、低磷），二高（高热量，高必需氨基酸），二适当（适当的维生素和适当的矿物质，与微量元素）。

1. 优质低蛋白饮食

（1）开始时间：一般认为，当血尿素氮（BUN）在21.4mmol/L时，应开始低蛋白饮食，营养不良可以避免，症状也得以改善。但单凭尿素氮水平常不准确，须同时观察血肌酐水平互相参照。而凡肾功能已有损伤或有发展至尿毒症的可能者，均应限制蛋白摄入，至于何时执行严格的低蛋白饮食，则应根据病人的具体情况而定。

（2）蛋白质的摄入量：一般认为每日0.5～0.6g/kg，对于多数尿毒症病人可以维持氮平衡，但每日摄入量蛋白质总量中至少 24g 为优蛋白，而且同时须有足够的能量供给病人。

(3) 合理供应：优质蛋白如鸡蛋、牛奶、瘦肉等摄入量应达 50%~70%，且均分配在三餐，以利于更好地吸收利用。含植物蛋白高的食品如豆类、豆制品、硬果类（花生、核桃、瓜子、杏仁等）均在限制范围，这类食品可增加尿毒症病人的恶化程度，可部分采用麦淀粉（玉米淀粉、土豆淀粉或用含淀粉较高的食物如白薯、山药、芋头、藕粉等作为主食，或采用淀粉类制品如粉丝、粉条、粉皮等代替小米、面粉。为了达到足够的热量，可增加食糖和植物油）。

2. 供应足够的热量 充足的热量供应可减少负氮平衡。为减少非必需氨基酸摄入，可选用麦淀粉、藕粉、甜薯、蜂蜜、白糖、植物油作为热量来源。麦淀粉可以自制，方法：将面粉加适量水揉成面团，用手捏至光泽不粘手为止，放置室温下 1~2 小时，然后在面团内加水为面团 3~4 倍，用手捏面团，将淀粉洗入水中，反复加水数次，至洗不出淀粉为止，再将浆水集中、过滤、静置，去上清水，沉淀物置于布中晒干，即为麦淀粉。因其含蛋白很低，适用于尿毒症病人，可用为低蛋白饮食的主食。为了补充热量，脂肪可占 40%~50%，因此可以多吃一些含脂肪和热量的食品，如肥肉。一般素油食不限，可以吃奶油、黄油、猪油，但不可吃奶酪。

3. 水、盐的平衡 尿毒症时，尿量可能减少，也可能增多，特别是夜尿增多。由于肾脏功能下降，体内代谢产物需要较多的水才能从肾脏排泄。因此，如无水肿、心衰等，不应盲目限水，每日入水量应补足前 1 日尿量，并外加入水量 400~500ml/d，如有出汗，发热、室温高等情况下，入水量应适当增加。如果尿量少，体内水、钠潴留，特别是已有肺水肿、心衰、稀释性低钠血症是，入水量必须严加限制。钠的摄入可根据病人体重、血压、尿量、肌酐清除率、血清钠，24 小时尿钠等予以调整，一般每日食盐量应在 2~3 克左右。

4. 低磷饮食 磷的摄入量一般须控制在 500~600 毫克/日。食物食用时一般用水煮，弃汤后再服食，有助于减少磷的摄入。为了减少磷的摄入，除尽可能不食用含磷丰富的食品（如鸡蛋、动物内脏、脑、骨髓等）外，一般瘦肉、鱼可煮后去汤再食用，或服用碳酸钙片，可与肠道中的磷结合而排泄，使血磷降低。

二、饮食要点

由于饮食疗法在尿毒症中占据重要地位，而上面讲的方法虽然科学，但由于在具体掌握时难度较大。鉴于这种情况，我们在临床上多年研究认识体会到，若从血清尿素氮（BUN）和血清肌酐（Scr）数值来参考把握饮食要点比较简单：这就是依据每个病人自己的化验结果，如病人的饮食不增加上述二者化验数值，则表明病人目前的饮食摄入合理，如果增加尿素氮的数值，表明病人的饮食中蛋白质的摄入量须降低；若发现病人的血清肌酐数值上升，则表明病人的蛋白质目前摄入量不足，则需要增加蛋白质的摄入量。在具体的实际饮食生活过程中，还要注意以下方面的问题：

1. 健脾益气，和胃降浊，重在食欲、尿毒症病人多见的症状有食欲缺乏，因此，在饮食上要注意选用能开胃、和胃、增进食欲，并兼能益气健脾、利尿降浊的食物，如莲子类食物，山药、米仁类食物，笋及瓜类食物。

2. 阴阳并补、掌握适度，以利康复　尿毒症病人多有进行性贫血，因此出现一系列阴阳两虚的症状，如头晕耳鸣、腰酸乏力，畏寒怕冷，皮下出血等，这时须选用阴阳并补的食物，但不能峻补，须缓缓进补，补中带清，补中有疏，如虫草炖鸡、黄芪蒸鸡、蒜头鸽肉煲、清汤越鸡，冰糖甲鱼、红烧龟肉。在食用时可分餐、分次、少量多次，不强求一次顿服，并视食欲增减食量。

3. 标本兼治，扶正固本，祛邪治标　尿毒症病人由于全身衰弱，因此常弱不禁风，容易外感，外感常致病情恶化，这时需要用标本兼治之法，即用清利之品，又兼补养之属，如奶油冬瓜、虾皮烧冬瓜，扒黄花菜、金针木耳汤、开洋萝卜汤等。

4. 淡、清、利、消、补的基本饮食原则　淡即无盐饮食；清即清凉解毒、养阴清火之品；利为利尿消肿、排浊化湿之物；消为消导和胃、增进食欲之品；补为补益五脏、调节机体有利康复之物。并尽可能地根据条件和爱好选择多样化的食谱以促进食欲，改善病人的营养，提高机体抵抗力。

5. 麦淀粉食谱参考　一个病人若每天摄入20克蛋白质的食谱（下面各种食物后面括号内数量均为蛋白质的含量）如下：

早餐方

麦淀粉油塌饼

配方：麦淀粉100克（0.6克），果酱少许，粳米粥25克（1.7克），油适量。

制法：上料共制成油塌饼100克。

用法：佐餐食。

适应症：功效养心、益肾、补中益气、消渴、健脾。用于尿毒症患者。

年糕汤

配方：小白薯100克（1.1克）、麦淀粉100克（0.6克）。

制法：做成年糕。

用法：佐餐食。

适应症：功效养心益肾，除热止渴。用于尿毒症患者。

桂花白糖芋头汤

配方：芋头125克（2.8克），桂花、白糖各适量，麦淀粉少量。

制法：共做成糊。

用法：佐餐食。

适应症：功效清疠散结，温中散寒，暖胃止痛、化痰散瘀，益气健脾，润肺生津，养心益肾，除热止渴。用于尿毒症患者。

桂花白糖红薯汤

配方：红薯125克（2.8克），桂花、白糖各适量，麦淀粉少量。

制法：共做成糊。

用法：早餐食。

适应症：功效补中和血，益气生津，宽肠通便，解毒利尿，健胃通乳，消痈肿，益气健脾、润肺生津，养心益肾，除热止渴，温中散寒，暖肠止痛，化痰散瘀。用于尿毒症患者。

按语：上述四项中任选一项，或轮流服用。

上午点心：麦淀粉甜饼50克（0.3克），牛奶100毫升（3.1克）。

午餐方

麦淀粉油塌饼包蛋包心菜

配方：麦淀粉油塌饼100克（0.6克），鸡蛋1只（6.3克），包心菜150克（1.95克）。

制法：麦淀粉做成油塌饼，鸡蛋烧成荷包蛋，加油炒成包心菜即可。

用法：佐餐食。

适应症：功效养心益肾、除热止渴，代谢免疫，健脾胃。用于尿毒症患者。

麦肉鱼丸

配方：麦淀粉油塌饼100克（0.6克），肉丸50克（肥瘦各半5.0克）或鱼丸32克（6.0克），莴笋250克（1.5克），麻油适量。

制法：肥瘦肉各半做成肉丸，鱼肉做成鱼丸，加油炒莴笋或用麻油拌用。

用法：佐餐食。

适应症：功效养心益肾，除热止渴，补虚，增气力。鱼园健脾利湿，除湿热，小便不利，尿血。麻油润肠通便，解毒，生肌。用于尿毒症患者。

白菜蛋花年糕汤

配方：大白菜 100 克（1.4 克），鸡蛋 1 只（6.3 克），麦淀粉 100 克（0.6 克）。

制法：大白菜（1.4 克）、鸡蛋烧成蛋花汤，麦淀粉做成年糕片。

用法：佐餐食。

适应症：功效清热利水，养胃解毒，代谢免疫，养心益肾，除烦止渴。用于尿毒症患者。

鸡毛菜肉丝年糕汤

配方：鸡毛菜 100 克（2.0 克），肉丝 50 克（肥瘦各半 5.0 克），麦淀粉 100 克（0.6 克）。

制法：做成年糕汤。

用法：佐餐食。

适应症：功效补虚，增气力，养心益肾，除热止渴。用于尿毒症患者。

油塌饺子蛋花

配方：小白菜 100 克（1.1 克），鸡蛋半只（3.2 克），麦淀粉 100 克（0.6 克）。

制法：小白菜 100 克，鸡蛋半只（3.2 克）为馅，麦淀粉 100 克做成油塌饺子。另小白菜少许，鸡蛋半只（3.2 克）做成蛋花汤。

用法：佐餐食。

适应症：功效通肠利胃，代谢免疫，养心益肾，除热止渴。用于尿毒症患者。

白菜肉糜饺子蛋花

配方：小白菜 100 克（0.6），肉糜 50 克（5.0 克），麦淀粉 100 克（0.6 克），鸡蛋半只（3.2 克）。

制法：以小白菜、肥瘦各半的肉糜为馅，麦淀粉做成油塌饺子。

另小白菜少许，鸡蛋半只做成蛋花汤。

用法：佐餐食。

适应症：功效通肠利胃、补虚，增气力，养心益肾，除热止渴，代谢免疫。用于尿毒症患者。

白菜肉糜淀粉饺子肉丝汤

配方：小白菜100克（1.1克），肉糜50克（5.0克），麦淀粉100克（0.6克），榨菜少许，瘦肉丝20克（3.2克），肥瘦各半肉丝25克（2.5克）。

制法：以小白菜，肥瘦各半的肉糜50克为馅，麦淀粉做油塌饺子，另榨菜少许加瘦肉丝20克（3.2克）或肥瘦各半肉丝25克（2.5克）做成榨菜肉丝汤。

用法：佐餐食。

适应症：功效通肠利胃，补虚，增气力，养心益肾，除烦止渴。用于尿毒症患者。

以上7方中任选一项，或轮流服用。

下午点心：麦淀粉甜饼50克（0.3克），可加水果糖数粒，或加苹果100克（0.2克），或橘子100克（0.9克），或生梨100克（0.3克），或番茄100克（0.6克），或西瓜（可食部分）100克（1.2克）。

晚餐方

塌饼蛋萝炒

配方：麦淀粉油塌饼100克（0.6克），鸡蛋半只（3.2克），胡萝卜150克（1.5克）。

制法：麦淀粉为油塌饼，加鸡蛋、胡萝卜油炒。

用法：佐餐食。

适应症：功效养心益肾，除热止渴，代谢免疫，健脾化滞。用于尿毒症患者。

塌饼虾米煎饼

配方：麦淀粉为油塌饼 100 克（0.6 克），虾米 5 克（2.4 克），土豆 100 克（1.9 克）。

制法：麦淀粉为油塌饼，加入虾米 5 克，土豆 100 克为馅做油煎饼。

用法：佐餐食。

适应症：功效养心益肾，除热止渴、补肾壮阳，通乳、托毒、健脾、健胃、益气和中。用于尿毒症患者。

塌饼茭白肉丝

配方：麦淀粉油塌饼 100 克（0.6 克），茭白 100 克（1.5 克），炒肉丝 25 克（4.2 克）。

制法：麦淀粉为油塌饼，茭白炒肉丝。

用法：晚餐食。

适应症：功效养心益肾，除热止渴，清湿热、解毒。用于尿毒症患者。

塌饼鲫鱼河虾炒小白菜

配方：麦淀粉油塌饼 100 克（0.6 克），鲫鱼或河虾 100 克（带壳为 4.7 克），小白菜 100 克（1.1 克）。

制法：麦淀粉为油塌饼，油煎鲫鱼或河虾，炒小白菜。

用法：佐餐食。

适应症：功效养心益肾，除热止渴，健脾利湿，通肠利胃。用于尿毒症患者。

塌饼鸡蛋小白菜

配方：麦淀粉油塌饼 100 克（0.6 克），鸡蛋 1 只（6.3 克），小白菜 150 克（1.65 克）。

制法：麦淀粉为油塌饼，加熟鸡蛋 1 只，炒小白菜。

用法：佐餐食。

适应症：功效养心益肾，除热止渴，代谢免疫，通肠利胃。用于尿毒症患者。

上述这五个方面可以说是调配尿毒症病人的基本饮食原则，必须时时兼顾。

三、食疗选方

山药粥

配方：生山药粉适量。

制法：将适量山药粉和凉开水调入锅内，煎煮2~3沸成粥，注意须不停搅拌，以免粘糊锅底。

用法：不拘量、不拘时服用。

适应症：功效健脾除湿，益肺固肾，益精补气。用于慢性肾衰，尿毒症。

芡实核桃粥

配方：芡实粉30克，核桃仁15克，红枣（去核）5~7枚。

制法：先把芡实粉用凉开水调成糊，再冲入沸水搅拌，加入核桃仁，大枣煮成粥。

用法：每日1剂，分2次服。

适应症：功效固肾涩精，补脾止泻，温肺定喘，润肠。用于慢性肾炎，尿毒症。

黄芪蒸母鸡

配方：母鸡1只，黄花120克。

制法：将母鸡宰杀后，去毛内脏及爪、洗净，纳入黄芪同煮烂即可。

用法：吃鸡、喝汤。

适应症：功效益卫固表，利水消肿，托毒生肌，益气添髓。用于尿毒症水肿。

韭菜蛤蜊肉

配方：韭菜 100～150 克，蛤蜊肉 150～200 克。

制法：将韭菜、蛤蜊内分别理净、洗净后，加水适量煮熟，调味服食。

用法：每日 2～3 次。

适应症：功效温肾助阳，化结、利尿化痰，固精滋阴，润燥软坚。用于慢性肾炎，尿毒症阴阳两虚者。

当归生姜羊肉汤

配方：当归 15 克，生姜 30 克，羊肉 500 克。

制法：上三味洗理净，放入锅内，先用大火煮开，再用微火煨 2 小时。

用法：吃肉喝汤，每日 3 次，日服 1 剂。

适应症：功效补血活血、润燥滑肠、健胃去湿、补气养血、温中暖肾。用于慢性肾炎，尿毒症证属脾肾虚弱者。

荸荠冬瓜赤小豆汤

配方：鲜荸荠 100 克，带皮冬瓜 200 克，赤小豆 30 克。

制法：加水适量先煮赤小豆 20 分钟，再放入洗净的冬瓜片和荸荠共煮至熟即可。

用法：每日 1 剂，分 3 次服。

适应症：功效清热消积，利水解毒，活血排浓，除湿消肿。用于急性肾炎，尿毒症外感风热证者。

三根汤

配方：葱白三根，生姜 10 克，萝卜 1 个。

制法：将上三味洗理净、切小段、片、块共煮熟即可。

用法：吃萝卜喝汤，分数次食用。

适应症：功效发表通阳，解毒、温中逐寒，回阳通脉。用于急、慢性肾炎，尿毒症外感风寒、水肿不重者。

车前发菜汤

配方：车前子（布包），发菜10克，冰糖适量。

制法：将上二味同放锅内，加水煎煮半小时，出锅前可捞出纱布，加冰糖适量即可。

用法：吃发菜喝汤，每日3次。

适应症：功效利水清热，明目祛痰，解毒化痰，止咳，利尿渗湿。用于慢性肾炎，尿毒症证属湿邪困脾者。

萝卜粥

配方：大萝卜2个（约750克），粳米150克。

制法：将萝卜洗净、切块，加水适量，粳米淘净入锅煮成粥即可。

用法：佐餐食饮或单食服用。

适应症：功效消积滞，补中益气。用于急、慢性肾炎，尿毒症证属湿热者。

杏仁百合胡桃汤

配方：杏仁10克，百合、胡桃肉各30克。

制法：将上三味洗理净，加水200毫升煎煮，沸水半小时即可。

用法：温服。每日1次。

适应症：功效补肾固肾、温肺定喘、润肠清肠，止咳。用于慢性肾炎、尿毒症肺肾气虚咳喘者。

肉桂莲米汤

配方：肉桂3克，莲子心、薏苡仁各50克，粳米适量。

制法：将上味洗净后，加水、粳米适量熬成粥即可。

用法：温服。每日2次。

适应症：功效补脾止泻，益肾涩精，养心安神，温中补阳，除积冷、行血脉、增加胃液分泌。用于慢性肾炎，尿毒症脾阳虚弱引起的水肿。

玉米山药粥

配方：玉米粉150克，山药100克。

制法：将山药洗净、上笼蒸熟后、切小块，玉米粉用沸水调成稠糊，在砂锅内放入清水，烧开用竹筷拨玉米糊，小火煮熟后加入山药粉，一同熬成粥即可。

用法：温服。每日1剂。

适应症：功效健脾补肺，固肾益精，利尿降压，止血利胆，降糖。用于慢性肾炎，尿毒症水肿伴下焦有热者。

西瓜（见尿痛食疗方）。

四、心理调治

尿毒症病人精神情志的好坏，对疾病有重要的影响，良好的精神状态，顽强的意志、坚强的信念，即有利于药物发挥疗效，又有利于脏腑功能恢复，促使疾病的好转，稳定病情，加速痊愈，缩短病程。所以，保持病人良好的精神状态，增强战胜疾病的信念，能起到一般药物治疗所起不到的作用。

1. 恬愉乐观，增强战胜疾病的信心，古人云："凡人之生地，必以其欢"。"忧则失纪，怒则失端。忧悉喜怒，道乃无处"。乐观欢愉是一种有利于健康的情绪活动，患病后要保持心情愉快，对疾病不过于忧虑担心，即来之，则安之，乐观对待，谨遵医嘱，配合医生安心治疗。正如苏东坡诗中所写的那样，"因病得闲殊不恶，安心是药更无方"。

保持喜悦畅达、清静不乱的精神状态，可使药物、针灸等发挥最佳疗效。乐观情绪能安定神气，促进健康。心情愉快，使气血流通，能滋养神气，神气调和，则志意舒畅。《素问·汤液醪醴论》云：“精神进，志意治，故病可愈”。若精神萎靡不振，对疾病的治疗失去了信心，精神防线崩溃，药物、针灸等各种治疗方法则难以产生应有的治疗效果。服药千种，难见一效。

2. 避免情感刺激，使身体早日康复　避免对病不利的各种情感刺激，医务人员、家庭成员、同事邻里、亲朋好友对病人的精神安慰、体贴照顾是非常重要的。特别是医护人员，除了对疾病精心治疗外，还要对病人有同情心，能亲切而热情地对待病人，能为病人保守秘密，把病人的利益放在首位，视病人如亲人，具有救死扶伤的人道主义精神。在治疗上可征求病人的意见，发挥病人的主动性，消除病人的消极心理，增强同病魔作斗争的信心，争取早日康复。

五、家庭调护

尿毒症病人由于病情漫长，因而家庭调护就显得格外重要。对病人的一般护理应同慢性肾炎，但由于病人已进入肾功能不全的失代偿期，并且病情会继续进展，因此，还应注意以下几点内容：

1. 加强心理疏导、鼓励病人面对现实，积极配合医护人员接受各种治疗。家人应多予以关心、交流，使病人对生活充满信心，平时注意要有适当的户外活动，活动量不可过大，以轻松为主。

2. 预防各种加重因素发生，如呼吸道、泌尿系感染，血压的增高，饮食不节制、饮水过多或过少等。

3. 做好皮肤护理，预防皮肤感染及褥疮等并发症产生。长期卧床病人应每2~3小时翻身1次。体内毒素水平较高者，易出现皮肤瘙痒影响睡眠，应避免抓破继发感染，为减少瘙痒症对病人的困扰，可采用中药外洗疗法，详细内容见后面所述。

4. 强化顺势排毒法　顺势疗法是源于自然医学的一种，它所强调的内容之一就是充分发挥机体自身的抗病祛病毒能力，尿毒症时由于病人体内毒素大量的潴留，机体为了促使这些毒素从体内排出，积极动员体内各种代偿功能参与排毒，用以减轻自身的中毒。尿毒症时体内排毒素的方式目前研究认为主要有三方面：一是呼吸道排，如病人呼出的气中有大量尿味，就是体内通过呼吸作用从肺部排毒的表现，为了加强体内这种排毒功能，病人可在空气新鲜的地方，做一下缓慢而深长的呼吸，使体内通过肺部排出毒素充分通过呼吸交换而达到排毒的目的。所作呼吸排毒时间可由短到长，以自己感到不疲劳为准。二是皮肤排毒素，不少的尿毒症病人都有皮肤瘙痒或皮肤有尿素霜的排出，这是体内从皮肤排毒的表现，为了强化这种皮肤排毒素的功能，可采用皮肤的洗浴疗法，充分利用皮肤排毒功能，特别是洗浴出汗后其排毒效果更佳，后面介绍的洗浴方药可参考选用。三是肠道排毒，不少的尿毒症病人都有大便次数增多的现象，这种体内充分利用肠道排毒的表现，一般情况下，每日大便 2～3 次稀便，病人要保持这种排便习惯，不是每日超过 5 次以上的排便，不要随便应用收敛止涩的药物，以免体内毒素无法排出。以上三种排毒途径，每位尿毒症病人由于机体的代偿及排毒途径的差异，这三方面哪个方面的现象较为突出，就是机体的最佳代偿排毒途径，因而要顺势因人而异分别选用某一种方法。

六、尿毒症的预防

尿毒症主要是由于肾脏疾病失治，误治、持续不愈，肾气逐渐损伤以至衰竭而形成，故其未病先防应从以下几个方面着眼：

1. 积极正确的治疗原发病，尤其肾脏本身的疾病、糖尿病，以其前列腺肥大（增生）症是预防尿毒症发生的关键。

2. 祛除诱发因素：①避免使用损伤肾功能的药物，特别是氨基糖苷类抗生素，如链霉素、庆大霉素、卡那霉素等，中药类的如木通、朱砂等。②节制饮食，忌食生冷寒凉及炙炸厚腻之品，以免伤脾胃、损肾气，主要应注意低蛋白饮食，或适量加用必要氨基酸等。同时还要注意饮食禁忌，严防加重病情，如对葱、姜、蒜、蒜苗、辣椒等从肾排泄的食物不可多食，芥菜应禁食。③适时令着衣，避免风寒暑湿外袭，预防外感、腹泻疾病的发生。④肾脏病在急性发作期，应避免妊娠、节制房事，防加重肾气肾精的损害。⑤保持心情舒畅，避免恶性情志刺激。

3. 适当锻炼身体，尿毒症病人要适当锻炼身体，增加机体抗御外邪的能力，在医生的指导下，做一些有利疾病康复的保健操等。

4. 防动风动血，控制高血压，阻止肾小球硬化进展，特别是尿毒症病人冬季血压多数偏高，应积极治疗。尿毒症中、后期，病人常有鼻出血，甚至消化道出血，如有出血倾向者，应避免使用抗凝剂，同时安静休息，适当用止血中药，如参三七、云南白药、白及粉、栀子粉。

5. 尿毒症病人中、后期，如尿少者往往易见胸闷、心悸、咳喘等症状。此时注意通利小便，控制血压，防治感染。

七、洗浴方药

一味柽柳煎

配方：柽柳60克

制法：将上味药加水适量煎汤

用法：沐浴

适应症：功效疏风、解表、利尿、解毒。用于尿毒症身痒。

一味苦参煎

配方：苦参60克。

制法：将上味药加水适量煎煮即可。

用法：洗浴。

适应症：功效清热、燥湿、杀虫。用于尿毒症皮肤瘙痒症。

地肤蛇床煎

配方：地肤子60克，蛇床子60克，明矾30克。

制法：将上三味入锅共加水适量煎煮即可。

用法：洗浴。

适应症：功效利小便，清湿热，祛风，燥湿，杀虫。用于尿毒症皮肤湿疹瘙痒症。

尿毒症药浴汤

配方：麻黄、桂枝、细辛、附子各20克，羌活、防风、当归各45克，益母草60克。

制法：上药加水适量药液20升即可熏浴。

用法：令病人在38℃浴室内用药液先熏后洗浴，同时揉搓或用梳子梳洗全身皮肤，每次30~45分钟，每日2次，浴后卧床休息，7天为1个疗程。

适应症：功效发汗，平喘、利水、解肌、温经通脉、活血祛瘀、消水、祛风散寒、开窍发表止痛。用于慢性肾衰尿毒症。

肾衰水浴方

配方：浮萍、桂枝、桑叶、桑白皮、生防子、川芎、桃仁、红花、赤芍、益母草、六月雪、土茯苓、苦参、白藓皮各15~60克。

制法：上药适量，加水适量浓煎至半浴缸，水量以平躺浴缸中盖体为宜。

用法：每次浸泡15~30分钟，达到出汗的目的，每日1次，14天为1个疗程。

适应症：功效发汗祛风，行水清热、解毒，凉血明目，消肿，活血通络、止痛祛瘀、燥湿杀虫。用于慢性肾衰尿毒症。

肾衰浴足方

配方：花椒、红茶、苍术、防风、羌活、独活、麻黄、桂枝、细辛、艾叶各25克。

制法：上药加水煎煮后，倒入水桶中，待温时将双脚浸入水中，然后逐渐加热水，直至水桶加满为止。

用法：共浸泡40分钟，使周身出汗，每日1次，用此法连续浸泡足，直至水肿，尿素氮下降为止。

适应症：功效温中散寒，除湿止痛、杀虫，解鱼腥毒，活血通络、祛瘀、解郁辟秽、健脾发表、胜湿，发汗利水。用于慢性肾衰尿毒症。

肾衰沐浴方

配方：麻黄、细辛、桂枝、羌活、独活、苍术、白术、红花各30克。

制法：上述加水煎煮后，倒入浴盆中，洗浴。

用法：洗浴30分钟，浴间为保持温度应不断加热水，使周身出汗，每日1次或隔日1次直至水肿消失、尿素痰下降为止。

一味蝉蜕煎

配方：蝉蜕60克。

制法：煎水外洗。

用法：全身或局部洗浴。

适应症：功效散风热，宣肺、定痉。用于肾炎水肿，尿毒症瘙痒。

长卿薄荷煎

配方：徐长卿60克，薄荷30克。

制法：水煎外洗。

用法：全身或局部洗浴，每日1次至症状消失。

适应症：功效疏风、散热、辟秽、解毒。用于尿毒症皮肤瘙痒、阴部湿肿症。

藓皮蛇床煎

配方：白藓皮 60 克，蛇床子 60 克。

制法：水煎外洗浴。

用法：全身或局部洗浴。至症状消失。

适应症：功效温肾助阳，祛风、燥湿、杀虫。用于尿毒症皮肤瘙痒症。

一味荆芥煎

配方：荆芥 60 克。

制法：水煎外洗。

用法：全身或局部洗浴。

适应症：功效发表、祛风、理血；炒炭止血。用于尿毒症之皮肤瘙痒症。

一味胡荽煎（香菜）

配方：胡荽 60 克。

制法：煎汤熏洗。

用法：全身或局部熏洗。

适应症：功效发汗透疹，消食下气。用于尿毒症身痒。

一味浮萍煎

配方：浮萍 100 克。

制法：煎汤外洗。

用法：全身或局部洗浴。

适应症：功效发汗、祛风、行水、清热、解毒。用于尿毒症皮肤瘙痒症。

八、注意事项

尿毒症病人由于病程漫长，并且尿毒症的各种并发症较多。因此，病人生活起居要规律。如保证充足的睡眠，保持稳定乐观的情绪及良好的居处环境和适时增减衣服、防止外邪侵袭等都很重要，适度的休息对于防止病人出现各种并发症具有重要意义，因此，尿毒症病人要适当增加躺卧时间，以减少体力消耗。但当代名医赵绍琴教授发现适当的活动，可延缓尿毒症病人的病情恶化程度，因其发现适度的运动可改善肾脏的血流供应状态，防止其肾脏萎缩，甚至可扭转病情。但这个运动一定要适度，切不可过劳，以自己感觉不疲劳为度。并且病人应根据自己的身体情况及病情的不同阶段，安排好日常工作、学习、休息、娱乐、锻炼。在医生护士的指导下，摸索出适合自己病情特点的生活方式，并使之规律化，严防各种应激情况的发生打乱其规律化的生活，以免加重病情。

第四章 脏器食疗方

“脏器疗法”在食疗、药膳中占有十分重要的位置。以“以脏补脏”的原理，动物脏器是“血肉有情之品”，能产生“同气相求”的效果。它不只是动物的脏器可以补益人体同名脏器，而且通过调整、控制其有关的生理功能，可以广泛地用于疾病的治疗的补益。

心、肝、肺、脾、肾、胃肠在病证治疗过程中，由于偏食、偏药给脏器的正常生理功能带来一定的“损伤”，所以在病愈后吃食一段或间隔补脏食疗方是十分必要的，以巩固疗效乃能恢复脏器的正常生理功能增进身体康壮。

因肾、脾二脏与小便关系转为密切，因此本章重点叙述肾、脾二脏食疗方，方内辅以其它脏器疗法。

第一节 补脾健脾食疗方

一、概述

脾主运化水谷、水液，统摄血液。脾运失司，可见消化不良而胀满，水湿停聚而水肿，腹泻，或营养不良而萎黄消瘦，脾失统血则出血。

用动物脾脏治病，能补脾胃，增饮食，消痞积，以猪脾、牛脾为常用。

《圣济总录》治脾胃气弱不下食，米谷不化，用猪脾等好米熬粥服。《滇南本草》以水牛脾脏配鸡内金治疗消化不良，吐泻、面黄肌瘦。又如：

1. 脾胃虚弱　用猪脾羹。猪脾一个，橘红 3 克，人参 3 克，生姜、葱白、陈米适量，作羹食。

2. 痔疮、小便出血，用牛脾淡煮食之，日食 1 次。

二、食疗选方

健脾汤圆

配方：山药 50 克，白糖 90 克，糯米 500 克。

制法：

1. 将山药洗净、捣碎成粉，放入蒸锅内蒸熟，加白糖，调成馅、备用。

2. 糯米泡后、磨成汤圆米粉，分成若干小团。

3. 将山药馅与糯米小团包成汤圆，下沸水锅中煮数沸熟后即可。

用法：每日 1 次，每次吃汤圆适量。

适应症：功效补脾益肾。用于脾虚食少，肾精亏损等症。若用治糖尿病，则应去白糖。

薯蓣酒

配方：薯蓣 250 克，山茱萸 50 克，五味子 25 克，人参 25 克，白酒 2000 毫升。

制法：将上述药物拣净、切薄片，放入纱布袋内，再与白酒一起置酒坛内，密封浸泡 15 日后即可饮用。

用法：每次 15 毫升，每日 2 次。

适应症：功效健脾益肾。用于体虚，产后、病后所致之神疲乏力，头晕目花。心悸气短，腰痛足软，失眠多梦，腹泻遗精等。

按语：本方源于《本草纲目》：薯蓣为淮山药的古称，其性味甘、平，为常用的滋补药，具有健脾、养肺、益肾固精、止泻等功能。《神农百草经》将薯蓣列为上品，说它能“补虚羸，除寒湿邪气，补中益气力，长肌肉，久服目聪明”。方中尚有人参，功能补元气，固本强壮；再配以萸肉，五味子皆为收涩固精之佳品，尚有养心益胃，安神止泻等功效。

参芦茶

配方：参芦 10 克，冰糖 30 克。

制法：将参芦切成薄片，与冰糖一起加水适量炖煮后取汁饮用。

用法：每次 15 毫升，每日 2 次。

适应症：功效益气升提，健脾益肾。用于中气下陷所致之脱肛、子宫下垂、肾下垂等。

按语：本品由一味参芦组成，参芦之功效与人参相近似，并有升提中气之功效。民间常以它辅助治疗脱肛等中气下陷之病症。有学者通过科研证实参芦与人参有着相似的滋补作用，可以代替人参饮用。

酥油茶

配方：酥油（系以鲜奶提炼而成的奶油）100 克，砖茶、精盐各适量，牛奶 1 杯。

制法：

1. 先用酥油 70 克，精盐 5 克与牛奶一起倒入干净的茶桶内。

2. 再倒入 1000~2000 毫升以砖茶煎煮而成的茶水，然后用清洁的细木棍捣匀。

3. 再加入 30 克酥油、再捣匀，倒入茶壶内加热 1 分钟左右（不可煮沸，否则茶、油要分离）即可饮用。

用法：佐餐饮。饭前，需轻轻摇匀，使水、乳、茶、油四者均匀混和，则香美可口。

适应症：功效益气滋阴，健脾提神。用于气阴两虚及产后、病后和体质虚弱者。

按语：本方源于《偏方大全》，酥油茶，为我国西藏地区藏族同胞的一种风尚和习俗，酥油茶营养丰富，除有蛋白质、脂肪、碳水化合物之外，尚含有钙、磷、铁、维生素 A、胡萝卜素、维生素 C、肌醇等。功能补五脏，益气血，止渴润燥。酥油茶对于病后、产后之人饮之确有滋补强身之功。体弱之人常服饮，可增进食欲，增强体质、加快康复、老年人常服饮，可增强活动力，延年益寿；产后饮之，可补身体，增加乳汁。

赤豆红枣汤

配方：赤小豆 250 克，大枣 100 克，红糖适量。

制法：先将赤小豆洗净、放入锅内，加水适量煮至将要熟烂时再加入大枣、同煮至烂、然后加入适量红糖即可。

用法：佐餐食饮。

适应症：功效补养气血，健脾利湿，安神活血。用于气血两虚，老年体弱体虚，产后、病后所致之神疲乏力，头晕眼花，气短足肿等症。

按语：本品由赤小豆、大枣、红糖所组成，赤小豆功能益气健脾，利水消肿，可用于维生素 B 族缺乏症以及肝脏病、肾脏病、心脏病所致引起的浮肿；大枣功能补气养血、健脾健中，可用于气血两虚所致之神疲乏力，头晕眼花等虚症，而红糖则有补血活血之功效，三者相互配合，则为民间经常饮用之滋补食品。

核桃奶露

配方：炸核桃肉 30 克，生核桃肉 45 克，粳米 60 克，牛奶 200 克，白糖 12 克。

制法：

1. 将粳米淘洗净后，用水浸泡 1 小时，捞起，滤干水分，和生核桃肉、炸核桃肉、牛奶、清水拌匀磨细，再用纱布袋滤出细茸待用。

2. 将锅内水烧沸，加入白糖，待全部溶化后，过滤去渣，再烧沸，将核桃茸慢慢倒入锅内，不断推动成露，待熟后，装入碗内即可。

用法：当点心吃。

适应症：功效补脾健肾，和胃补精。用于虚弱劳损，肾虚喘咳，头眩耳鸣、阳痿、遗精等症。

按语：本品主要由核桃组成，核桃具有良好的滋补功效，功能强肾补脑、延年益寿。《开宝本草》就说核桃功能“润肌、黑发”，它具有补气养血，补肺益肾，润燥化痰的功效。适用于肺肾两虚，久咳痰喘，阳痿、遗精、心悸气喘，失眠多梦等病症。现代营养学也证实核桃含有大量的亚油酸甘油脂，适合于高血压、冠心病、高脂血症，动脉硬化者食用。

香砂糖

配方：白砂糖500克，香橼粉10克，砂仁粉6克。

制法：

1. 将白砂糖放入锅内，加水少许，用文火煎熬至较稠厚时，加入香橼粉、砂糖粉调匀，再继续煎熬至同锅铲桃起成丝状，而不粘手时，停止煎熬。

2. 将糖倒在表面涂过油的搪瓷盘中，稍冷、将糖切成小块即可。

用法：当点心吃。

适应症：功效开胃健脾，行气。用于食欲不振，食后腹胀。

按语：胃主受纳，脾主运化。如脾胃气滞，气机失调，会导致食欲不振，食后腹胀，本药糖中香橼粉有宽中理气作用；砂仁有醒脾和胃，行气宽中的功效。故，香砂糖能增进食欲、健脾调气机的功效。

姜汁糖

配方：白砂糖250克，生姜汁5毫升。

制法：

1. 将白砂糖放入铝锅锅中，加水少许，以煎至稠厚时，加入生姜汁，调匀，再继续煎熬至用锅铲挑起即成丝状而不粘手时熄火。

2. 将糖倒在表面涂过食用油的搪瓷盘中，待稍冷，用刀将糖割成小块即可。

用法：当点心吃。

适应症：功效健脾和胃，温化寒痰。用于肺寒型老年慢性支气管炎咳嗽，多白痰，食欲不振及呕吐等。

按语：生姜汁是将生姜洗净后致烂、绞取其汁，其性味辛、微温。有化痰、止呕的功效。

蜜饯龙眼

配方：龙眼肉250克，大枣250克，姜汁30毫升，蜂蜜250毫升。

制法：将大枣、龙眼肉洗净、放入锅中，加水适量，煎煮至七成熟时，加入生姜汁和蜂蜜、煮沸调匀即可。

用法：当点心吃。

适应症：功效补脾气，益心血。用于产后浮肿，病后体虚。

按语：龙眼肉又名桂圆肉、甘、平、质润，有很好的滋补作用，能补益心脾。据《泉州本草》记载桂圆能“壮阳益气，补脾胃，治妇女产后浮肿，气虚肿、脾虚泄泻”。大枣健脾益气。姜汁辛温散寒。故三味食品相合制成的蜜饯龙眼对产后、病后体虚寒浮肿有一定辅助治疗作用。

百果糕

配方：糯米750克，粳米250克，白糖250克，核桃仁100克，熟黑芝麻100克，苡仁100克，淮山药100克，枸杞子50克，蜜桔红10克，麻油10克。

制法：

1. 核桃仁用开水泡胀去衣，入油锅炸酥，捞起切细；淮山药研成末，蜜桔红切细粒。将以上用料加入枸杞子、苡仁等一起再加入白糖拌匀即为果糕料。

2. 糯米和粳米洗净后、研成粉加水少许，揉匀、分成小块，放入笼内蒸熟；倒入盘内，稍冷，加入白糖与香油揉匀，然后铺一层糕粉，做成夹心百果糕即可。

用法：当点心吃。

适应症：功效补肝肾，健脾胃。用于肝肾不足，脾胃虚弱。

按语：百果糕中黑芝麻、核桃仁、枸杞子有滋补肝肾功效。而淮山药、苡仁、桔红有健脾渗湿利气作用。所以百果糕不仅香、软、甜，而且是一种补肝肾，调脾胃的滋补品。

人参山药糕

配方：生晒参6克，芡实60克，山药100克，莲子60克，茯苓60克，糯米粉500克，粳米粉500克，白糖适量。

制法：将人参、山药、莲子用温水浸泡后，去皮洗净，与茯苓、芡实一同制研成末。将糯米粉、粳米、糖混合，加入上述药末拌匀，加水和成面团，制成糕状。将糕上笼蒸30分钟、熟后即可。

用法：当点心吃。

适应症：功效益气健脾。用于气虚乏力，体质虚弱，脾虚便溏。

按语：人参山药糕糯米软、香、甜、美味可口。对老人、儿童属脾胃虚弱者均宜食用。

莲子凉糕

配方：干莲子500克，绵白糖500克，琼脂20克。

制法：

1. 把莲子洗净、加清水，用大火烧沸后，转文火慢慢烧至颗饱满时出锅，用冷水冲洗净，用刀切去两头，抽出莲心。

2. 将莲子放入盆内，加清水，上笼蒸至酥烂时取出，冷后磨成细泥。

3. 将琼脂浸泡后、洗净，加清水500毫升，用小火溶化、待用。

4. 取一净锅，放入绵白糖、莲子泥可和琼脂拌匀，倒入盘内，冷却后放入冰箱，凝结后即可。

用法：当点心吃。

适应症：功效补脾益肾、安神。用于脾肾虚弱，心悸失眠等。

按语：莲子琼糕宜在夏天食用的点心，其味甘甜、凉爽可口，即有解暑热之功，又有补脾、肾、养心、安神之效。

扁豆糕

配方：扁豆500克，白糖200克，豆沙（已加糖）200克，食用玫瑰色素少量。

制法：

1. 将扁豆洗净、用沸水泡20分钟，等皮衣浮起，捞出皮衣，把扁豆放入盛器内，加清水适量，上笼蒸酥，取出。冷后放入冰箱冷藏室约30分钟，用纱布包紧压干水分即成豆泥。

2. 将压干的豆泥平摊在布上。将豆泥按成30厘米宽、60厘米长的薄方块，平放在板上、切成两大块，一块上面铺豆泥，另一块覆盖在上面。然后切成小方块即可。

用法：当点心吃。

适应症：功效健脾化湿。用于脾虚泄泻、妇女白带等。

按语：扁豆补脾不滋腻，化湿而不燥烈，因其健脾化湿，故可用于脾虚泄泻及妇女白带之症。

山药糕

配方：山药1000克，糯米粉250克，白糖500克，猪油100克，豆沙（已加糖）75克。

制法：

1. 将山药洗净，蒸熟去皮，放在案板上用力压成泥；将糯米粉用冷水拌成浆状。

2. 锅内放猪油、白糖、用小火熬成糖水，放山药泥内拌和，再将粉浆徐徐倒入，边倒边搅，搅至粉浆干厚均匀成山药泥。

3. 在盘内放一层山药泥，中间放一层豆沙，再盖上山药泥。将糕坯上笼蒸30分钟即可。

用法：当点心吃。

适应症：功效健脾和胃。用于脾胃虚弱，食少体倦、泄泻等。

按语：山药补而不滞，不热不燥，能补脾气而益胃阴，故，为培补脾胃性质平和的药食。

佛手山楂卷

配方：精白面粉1500克，猪油50克，绵白糖500克，花生油500克，麻油200克，山楂泥500克，佛手50克，桂花适量。

制法：

1. 酥皮面，用精白面粉500克，加猪油50克，精白糖100克，水适量和好待用。

2. 油酥料用精白面粉500克、熟花生油250克和好待用。

3. 馅的配制用山药泥、绵白糖200克，佛手打成细末及麻油、桂花放在一起拌匀。

4. 用酥油面包好油酥，擀成厚0.5厘米、宽3厘米的薄片，中间抹上1厘米厚的馅。每段切成5条，成手状，将中间3条弯曲，两边两条翻回，再入烤箱内、烤熟即可。

用法：佐餐食。

适应症：功效健脾消食，理气和胃。用于脾胃虚弱，消化不良，胃脘闷胀等。

按语：佛手有清香之气，有和中理气，醒脾开胃的功效，对胸闷气滞，胃脘疼痛，食欲不振或呕叶等有一定治疗作用。本药点中配以山楂，山楂有助脾健胃，促进消化之功，尤能消油腻肉积。所以佛手山楂卷有理气、消食之功效。

健脾豆沙包

配方：面粉500克，白扁豆250克，淮山药250克，白砂糖250克。

制法：先将白扁豆煮烂，加入淮山药粉及白沙糖拌匀做成豆沙馅；面粉发酵后和成面团，分成10个小面团，分别包入豆沙馅，上笼蒸熟即可。

用法：佐餐食。

适应症：功效健脾和胃。用于脾虚、食少、便溏、泄泻水肿等。

按语：白扁豆有健脾化湿之功效，其补脾而不滋腻，化湿而不燥烈。淮山药性平不燥，作用和缓，为一味补脾胃的药品。两味相合，使健脾豆沙包有较好的健脾和中，化湿功效。

山楂包

配方：面粉500克，山楂500克，白砂糖250克。

制法：先将山楂加白糖制成山楂酱；面粉发酵和成面团，摘成小块，分别包入山楂馅，上笼蒸熟即可。

用法：佐餐食。

适应症：功效补脾胃，助消化，散瘀血。用于食积停滞、油腻内积、胃脘痞积、高血压、冠心病、高血脂等。

按语：山楂不仅是人们喜爱的果品，同时也是极好的中药。山楂酸、甘、微温、入胃、脾、肝经，有助脾健胃，促进消化之功，尤为清油腻肉积之要药。且有舒张血管、增加管脉流量，降血脂等作用。故对冠心病、高血脂、高血压有一定防治作用。

山药包

配方：淮山药粉100克，茯苓粉100克，白糖100克，面粉250克，猪油、果料等适量。

制法：

1. 将山楂粉、茯苓粉、白扁豆粉放碗内加水适量调成糊状，蒸半小时，加猪油、白糖、果料调成馅备用。

2. 面粉发酵后，将上述馅入面皮内，加水适量，蒸熟即可。

用法：主餐食。或当点心吃。

适应症：功效健脾益气。用于脾不健运，食少、大便溏薄等。

按语：本点心用健脾益气的山楂、茯苓、白扁豆作馅，故有很好的健脾益气功效，且香甜适口，营养丰富。

益气小笼包

配方：面粉500克，瘦猪肉500克，生晒参5克，精盐、味精、酱油、糖、料酒、调料等适量。

制法：

1. 先将生晒参研成细末，瘦猪肉洗净剁成肉浆，放在锅内加生晒参，再加各种调料拌匀成馅。

2. 把面粉加水和成面团，摘成60只坯子，用手将坯按扁，按成中间略厚，边缘薄的皮子，包入馅心，捏成包子形，上笼用旺火烧沸蒸约八分钟左右，见包子呈玉色，底不粘手即可。

用法：佐餐食。

适应症：功效健脾益气。用于体质虚弱、气虚乏力等。

按语：人参是名贵补益中药，其功善于大补元气，补肺健脾，又可用于急救虚脱，为补虚扶正要药。《神农本草经》记载："人参主补五脏，明目益智，久服轻身延年"。生晒参即移山参不用冰糖汁灌制而晒干者，性平，一般人均宜食用。

芋头红枣桂花糖

配方：芋头100克，红枣10只，桂花、糖各适量。

制法：将芋头洗净、切块，红枣洗净，加水适量同桂花、糖共煮熟即可。

用法：佐餐食。或单食。

适应症：功效健脾益肾。用于脾肾阴虚及精神不振等症。

按语：本品有水、旱两种，旱芋山地可种，水芋水田莳之，叶皆相似，但水芋味胜，茎也可食用，常可食用，药用煎汤或入丸散。

鲌鱼汤

配方：鲌鱼1条，枸杞子30克。

制法：将鲌鱼杀后、去鳞、鳃、内脏，洗净和枸杞子放锅内，加水适量，煮汤即可。

用法：佐餐食饮。每日1次。

适应症：功效健脾胃，补肝肾。用于肝肾阴虚之流泪，视物模糊等。

按语：鲌鱼形窄腹扁，鳞细，头尾俱向上，肉中有细刺，常煮食，但“多食泥人心，久食令人腹诸病”（孟诜）。“患疮疖人不可食，甚发脓”（《日华子本草》）。

黄精粥

配方：黄精50克，精米200克，白糖适量。

制法：先将黄精加水适量煎取浓汁，将淘净的米放入药汁内煮成粥，加入白糖即可。

用法：佐餐食。早晨空腹服用最宜。

适应症：功效健脾润肺。用于脾胃虚弱，口干咽燥或肺痨咳血等。

按语：黄精为补气益阴之品，其性平和，古人认为久食能“轻身如飞”。验之于临床确有强身及抗衰老作用。

什景蒸饼

配方：面粉500克，桂圆肉100克，核桃仁250克，百合100克，茯苓100克，淮山药100克，莲肉200克，白砂糖250克。

制法：

1. 先将桂圆肉、核桃仁、茯苓、淮山药、莲肉加白糖一起煮烂，拌匀成馅。

2. 将面粉加水适量和成面团并分成小面团，分别包入馅料，压成扁园形，蒸熟即可。

用法：佐餐食。

适应症：功效补肝肾，益脾胃，养心肺。用于体质虚弱者。

按语：桂圆肉有补心益脾养心，益胃作用。百合有润肺清心，安神之功。茯苓有健脾宁心功效。淮山药具有健脾补肺益肾作用。所以，什景蒸饼有补益五脏功效，对于体质虚弱的人常食有健壮身体作用。

党参大米粥

配方：党参 30 克，炒大米 30 克。

制法：将党参、炒大米共加水 4 碗，煎至 2 碗即可。

用法：佐餐饮。每日 1~2 次。

适应症：功效益气健脾，消食和胃。用于病后体虚，食欲不振，消化不良，亦可调治慢性胃炎，十二指肠球部溃疡等。

按语：党参对神经系统有兴奋作用，能使周围血管扩张而降低血压，抑制心跳过速；能升高血糖，增加红细胞及血红蛋白、能使因化疗和放疗引起白血球下降回升；能增强网状内皮系统的吞噬作用，提高机体免疫功能，增强抗病能力。

党参性甘、平和缓、不腻不燥，为滋补强身要药。其补气作用与人参相似，但功力较弱，故一般慢性虚弱病症多选用之。唯气虚暴脱之急重病症，宜用人参不宜党参。

凡外感邪实、内热火盛者忌用。服用党参期间，忌食萝卜、浓茶。

健脾止泻粉

配方：锅焦、炒糯米各 1000 克，莲子肉 120 克，炒白术 120 克，炒薏米 240 克，炒白扁豆 1000 克，陈皮 100 克。

制法：将莲肉去心、蒸熟，干燥与炒糯米、炒白术、炒薏米、炒白扁豆，陈皮、锅焦共研为细末。

用法：每次 6~10 克，加白糖开水冲服，趁热空腹服，每日 2 次。

适应症：功效健脾益气，和胃渗湿。用于老少脾虚泄泻等证，如形体消瘦，面色萎黄，纳差腹胀，大便稀软，或完全不化，或泄泻清水，舌淡、脉虚的治疗。

按语：本方实为《行箧检秘》中的“玉露霜”，主治老少脾虚泄泻证。脾虚泄泻乃中焦脾胃之气虚衰，运化力弱，脾气不升，精气不布，胃气不降，气滞于中，脾胃不能腐谷消食，或水湿停滞引起。因老人气弱，中土虚衰，常有脾胃虚弱；小儿常有脾不足，加之乳食不知自调，脾胃极易损伤虚衰，故脾虚泄泻也多为老少患者。治宜补脾益胃，渗湿止泻，方中锅焦、炒米、莲肉益气健脾、和胃、止泻是主药；白术、薏米、扁豆渗湿止泻，并有健脾益胃之功，是为辅药；佐以陈皮和胃降逆，理气健脾；白糖和尿渗湿，取“利小便即所以实大便”之义，为使药。以上组方合理，配伍得当，有健脾益气，和胃渗湿的作用，可用于慢性胃炎，单纯性消化不良所致泄泻而属脾虚证的治疗。

本方附方有二：（1）和脾茶（《光绪皇帝代茶饮方》）：白术6克，茯苓10克，炙甘草3克，白芍10克，水煎代茶饮。此方以健脾益气为主，兼以止泻止痛，用于脾虚泄泻，腹中虚痛的治疗。（2）党参红枣茶（《家庭食疗手册》）：党参15克，大枣10枚，水煎代茶饮。一日1剂，不拘时温服。此方补脾益胃，养血安神，除于脾虚泄泻治疗之外，也用于气血亏损心悸失眠的调治。

八仙茶

配方：粳米、粟米、黄豆、绿豆、赤小豆各750克，芝麻375克，细茶500克，炒晶盐30克，干姜30克，花椒75克，小茴香150克。

制法：

1. 将以上豆、米炒香熟，然后将十一味共制细末，混和；另取小麦面粉适量，炒黄熟与上十一味细末等份拌匀，瓷罐贮藏。

2. 服用时，大枣、胡桃肉、松子仁、白砂糖之类均可随意加入。

用法：每次 6～9 克（3 匙），白开水冲服。每日 1～2 次。

适应症：功效益气养血，健脾补肾，温中行气。用于气血不足，脾胃虚衰所致的倦怠乏力，形体消瘦，皮肤燥涩，纳差腹胀，腹痛，腹泻与命门火衰，肾气不足引起的畏寒肢冷，腰膝痠软，易患外感的治疗，也可做为中老年延缓衰老之用。

按语：本方以豆、米、面为主，加上芝麻，茶叶共八味，故名“八仙茶”。粳米、粟米、黄豆、绿豆、赤豆、麦面均有补中益气，健脾和胃的作用，粟米、黄豆尚可补肾固元；绿豆、赤小豆兼可渗湿利尿。芝麻养血生精，补益肝肾；茶叶利尿渗湿，以助脾运；干姜、花椒、小茴香温中散寒、行气止痛。炒盐调味。以上各味，共奏益气养血，健脾补肾，温中行气之功，由于是气血双补，脾肾兼顾，既补先天，又调后天。因此，即可用于气血不足，脾胃虚衰与命门火衰，肾气不足所致各种病症的治疗，又可做为抗衰延年调补之用。

佛手露

配方：佛手 120 克，陈皮 15 克，青皮 12 克，砂仁 9 克，木香 6 克，良姜、肉桂各 9 克，公丁香 6 克，当归 18 克，木瓜 12 克，五加皮 30 克，栀子 15 克。白酒 8 公斤，冰糖 2.5 公斤。

制法：将上药装在布袋内置入酒器内，密封，用文火隔水加热 20 分钟后、过滤，入冰糖令化，以瓷坛或玻璃瓶存贮。

用法：每次 30～50 毫升。每日早、中、晚各服 1 次。

适应症：功效疏肝理气，健脾和胃为主兼以驱痹止痛。用于肝郁气滞，肝胃不和所致胸胁满闷、脘腹胀满、恶心呕吐、食欲不振等症的治疗。也可用于风寒湿痹关节疼痛，活动不利，或肢体沉重等的治疗。

按语：本方以佛手为主药，取其辛散温通可行气理气，并入肝胃二经的作用，达到疏肝理气，和胃止痛的目的。砂仁、木香、陈皮与青皮均可加强佛手疏肝理气、健脾和胃的功能，砂仁芳香，重在醒脾和胃，以治脾虚湿困脘腹胀闷，不思饮食；木香辛温，具行气止痛，温中和胃之功，主治肝胃不和的脘胁疼痛与脾胃虚弱或感受外邪所致的呕吐、泄泻、脘腹胀痛；陈皮行气和胃、降逆止吐；青皮即植物橘未成熟幼果的皮，其功用类似陈皮，偏重于破气止痛，兼以疏肝消食。良姜味辛性热，主治中阳虚衰，感胃痛；丁香温中止痛，行气止呕；肉桂温助阳、通脉止痛，上三味合用温中散寒，振奋脾阳以其温通之力来调畅中焦气机。当归补血和血，在方中一者取其“气痛治血”之义，二则可协助五加皮活血祛瘀通脉；五加皮驱痹健胃，治血祛瘀，可治风寒湿痹关节疼痛，也能和化湿，降止呕。栀子苦寒以防辛香温燥太多伤阴耗液。以上配伍，本方即有疏肝和胃、理气健脾，除痹止痛的作用，临床可用于肝胃不和脘胁胀痛，恶心欲呕与风寒湿痹证中寒湿之邪偏重病症的治疗。

本方附方有二：(1) 佛手酒（《全国中成药处方集》）：佛手 18 克，青皮、枳壳、木瓜、五加皮各 9 克。上药以白酒 100 毫升密封浸泡，10 日后即成。一日 2 次，每次 1～2 盅，温服。此方功用均同上方，但芳香行气、温中和胃之力不及上方。(2) 大佛酒（《百病饮食自疗》）：大佛手、大砂仁、大山楂各 30 克。上药洗净，以黄酒或米酒 500 毫升浸泡 1 周，随量饮用，功能疏肝行气，醒脾和胃（与上方比较，此方理气调中之功稍逊，也无除痹止痛的作用），主治肝胃不和所致脘胁胀痛，恶心欲吐、纳食不化的病证。

上述二方行气破气之力较强，易动胎气，孕妇服用有损胎元，故孕妇应慎用或禁用。

六和茶

配方：党参 30 克，苍术 45 克，甘草 15 克，白扁豆 60 克，砂仁 15 克，藿香 45 克，厚朴 30 克，木香 45 克，半夏、赤茯苓各 60 克，杏仁 45 克，茶叶 120 克。

制法：上述药共为粗末。

用法：每次 9 克，沸水冲泡，或加生姜 3 片，大枣 5 枚煎汤，代茶饮送。

适应症：功效健脾益胃，理气开郁，利湿化痰。用于脾胃虚弱，饮食痰湿积滞的病证，如脘腹胀满，食欲不振，恶心呕吐，大便溏泻，面色不华，形体消瘦，倦怠乏力，舌淡胖嫩，苔白腻或水滑，脉缓弱或滑的治疗。

按语：脾胃位于中焦，一脏一腑，一升一降、阴阳相合、燥湿相济，共同完成饮食的受纳，消化与吸收，能把水谷化生为精微物质，脾主运化升清，即主运化水谷，又主运化水湿，胃主受纳降浊。因此脾胃一虚，升降逆乱，一方面可使饮食痰湿积滞而为伤食食积等症；另一方面又可导致气血化生不足而为气血虚损等病症。对此脾胃虚弱，饮食痰湿积滞的病证，治宜健脾益胃、理气开郁，利湿化痰。方中参、术、草及白扁豆健脾益气补中，扁中尚能和中化湿，可治脾虚呕吐，食少泄泻。砂仁、藿香、厚朴、木瓜理气开郁醒脾，砂仁行气和胃，能缓解胃肠胀气，减轻脘腹疼痛，调中醒脾，可健胃开胃，增进食欲；藿香行气和中，藿香挥发油能促进胃液分泌，抑制胃肠过激蠕动，故有健胃止吐、解痉、防腐之功。半夏、赤苓、杏仁、茶叶利湿化痰祛邪，赤苓为茯苓生长较短者，因切开后菌核色暗红，故名赤茯苓，功同茯苓，但作用较弱，一般不入补益剂，多用于利湿泄热剂中；茶叶味甘、甘、性凉、功能消食、化痰、除湿、清热。另外，因本方所治病证为饮食、痰湿实邪积滞，而实邪阻滞，易致气机阻滞，气滞日久又易化热，故本方除有祛邪、理气的药物之外，同时还有象赤苓、茶叶等清解邪热之品。诸药配用、即奏和脾、益胃、理气、开郁、利湿、化痰六效于一方，对上述诸证均有良效，故名“六和茶”。临床可用于脾胃虚弱、饮食痰湿积滞证的治疗。

桂圆橘饼糖

配方：橘饼 100 克，桂圆肉 100 克，白砂糖 500 克。

制法：将白砂糖放入铝锅中，加水少许，以小火煎熬至较稠厚时加入橘饼、桂圆肉调匀，再继续煎熬至用锅铲挑起即成丝状而不粘手时，停火。将糖倒在表面涂过食用油的大搪瓷盘中，待稍冷，将糖分割成条，再分割约100块即可。

用法：当点心吃。

适应症：功效开胃理气，止咳润肠，健脾和胃。用于久泻久痢等症。

淮山药鸡内金鳝鱼汤

配方：黄鳝250克，鸡内金10克，淮山药10克，生姜4片，白糖适量。

制法：

1. 将活鳝鱼活杀后，去内脏、洗净、切段，用于水拖去血腥、粘潺；鸡内金、淮山药洗净。

2. 起油锅，用姜爆香鳝鱼肉，溅白酒少许，加清水适量，转入锅内，加鸡内金、淮山药，用武火煮沸，文火煮1小时调味即可。

用法：佐餐食。

适应症：功效健脾开胃，消食导滞。用于小儿消化不良，或病后食欲减退属脾虚食滞者。症见食欲不振，胃脘饱胀，时有嗳气，或食后消化不良，便不下消化食物，形瘦体倦，舌苔白腻，脉滑。

党参红枣鳝鱼汤

配方：黄鳝250克，党参12克，陈皮3克，红枣5个，生姜4片。

制法：

1. 将黄鳝活杀后，去内脏、洗净、切段，用开水拖去血水、粘潺；党参、陈皮、红枣（去核）洗净。

2. 把全部用料放锅内，加清水适量，武火煮沸，文火煮1~2小时，调味即可。

用法：佐餐食。

适应症：功效补气健脾，行气和胃。用于溃疡病属脾胃虚弱者。症见胃脘隐隐作痛，体倦气短，饮食减少，食后微胀，时有嗳气，大便溏，或病后气血两虚者。

山楂山药鳝鱼汤

配方：鳝鱼1条（约300克），山楂子30克，淮山药30克，生姜适量。

制法：将鳝鱼去鳞、鳃及内脏、洗净、切块。起油锅，用生姜爆香，取出备用；山楂、淮山药洗净；将全部用料一齐放入锅内，加水适量，武火煮沸，文火煮1小时，调味即可。

用法：佐餐食。

适应症：功效补脾健胃，消食导滞。用于滞疡病，慢性胃炎属脾虚食滞者。症见脘腹饱胀，食饮减退，食入不化，甚至厌食，时有恶心嗳气，大便不爽，或泻下不消化食物。

乌鱼汤

配方：鲜乌鱼1尾（约500克），茶叶200克，茅根500克，冬瓜皮500克，生姜50克，红枣300克，冰糖250克，苍白20克。

制法：先将茶叶、茅根、冬瓜皮、生姜、红枣加水适量熬成汤，去渣后浓缩至1000克左右，放入去肠杂后的乌鱼，用小火煮至鱼熟烂时加入冰糖和葱白、略煮即可。

用法：佐餐食。

适应症：功效健脾补肾，利尿消肿。用于肾炎消肿。

焦大麦茶

配方：焦大麦10克。

制法：用沸水冲泡后，即可饮用。

用法：代茶饮。每日1剂。

适应症：功效清暑解热，健脾养胃。用于热天伤暑，胸闷纳差。

山药茶

配方：山药250克。

制法：将山药洗净、去皮、切片，加水适量煎汤，滤汁即可。

用法：代茶饮。每日1剂。

适应症：功效健脾补肺，固肾益精。用于糖尿病患者。

白术茶

配方：炒白术60~90克。

制法：将白术放锅内，加水适量、煎汤，去渣取汁即可。

用法：代茶饮。每日1剂。

适应症：功效健脾燥湿、和中。用于脾湿腰痛。症见腰痛重滞，纳食不香，大便溏薄等症。

淫羊藿木瓜茶

配方：淫羊藿15克，川木瓜12克，甘草9克。

制法：把上三味共研为粗末，沸水冲泡即可服。

用法：代茶饮。每日1剂。

适应症：功效补肾壮阳，祛风除湿，舒筋活络，健脾和中。用于风湿痹痛，四肢麻木。

红参枸杞茶

配方：红参3克，枸杞子30克。

制法：将二味，加水适量、煎汤即可。

用法：代茶饮。每日1剂。

适应症：功效补脾益肺，大补元气，安神益智。用于气虚型失眠。

豆麦茶

配方：黑豆30克，浮小麦30克，莲子7个，黑枣10克。

制法：将黑豆、浮小麦、莲子、黑枣洗净、入锅内加水适量，煎汤去渣取汁即可。

用法：代茶饮。每日1剂。

适应症：功效健脾养心，养血安神。用于虚烦不眠，夜寐盗汗，神疲乏力，记忆力减退，健忘等。

野鸭大蒜汤

配方：野鸭 1 只，大蒜 30 克。

制法：将野鸭宰后、去毛、内脏及爪，洗净。大蒜放入鸭腹内缝合，入锅内加水适量，同武火烧沸，再用文火慢炖至鸭肉熟烂，再加调料即可。

用法：佐餐食。

适应症：功效补脾利水、消肿。用于脾虚气弱所致的慢性肾炎水肿，纳差腹胀，身倦乏力等。

山药紫荆皮汤

配方：山药 30 克，紫荆皮 9 克，红枣 20 克。

制法：将山药、紫荆皮、红枣洗净，加水适量一同煎汤即可。

用法：佐餐食饮。每日 1～2 次。

适应症：功效健脾益血，补肾养阴。用于低热贫血患者。

鲫鱼黄芪汤

配方：鲜鲫鱼 1 条（约 250 克），黄芪 25 克，炒枳壳 10 克，生姜、精盐各适量。

制法：

1. 先将黄芪、枳壳洗净放入锅内，加入清水、煎煮 40 分钟，去渣取汁。

2. 再将鲫鱼去鳞、鳃及内脏、洗净放锅内，加入药汁、酌加生姜、精盐等调料，用武火烧沸后，再用文火慢炖至鱼肉熟烂即可。

用法：佐餐食。

适应症：功效补气升阳，健脾和中。用于脾气下陷所致的胃下垂、脱肛、子宫脱垂等。

羊肾羹

配方：羊肾 2 副，羊肉 200 克，肉苁蓉 50 克，陈皮 5 克，草果、荜拨、胡椒各 10 克，面粉 150 克，酱油、精盐、葱各适量。

制法：先将面粉加工成面片，再将羊肾洗净去臊腺、筋膜、羊脂洗净。将肉苁蓉、陈皮、草果、荜拨、胡椒装入布袋与羊肾、羊脂、同入锅内加水适量，同武火烧沸后，转文火上炖至羊肉熟透，加入酱油、精盐、葱和面片，煮熟即可。

用法：佐餐食。

适应症：功效健脾暖胃，补肾壮阳。用于肾虚阳衰，腰膝无力，脾虚食少。胃寒腹痛等。

温补鸡汤

配方：公鸡1只，桂皮、陈皮各5克，干姜、胡椒各10克，党参30克，草果3克，葱、酱油、精盐各适量。

制法：将公鸡宰杀后、去毛、内脏及爪、洗净；锅内加水适量，将鸡同其它药物一同下入锅内、炖汤，待鸡肉熟烂后、过滤去渣即可。

用法：佐餐食。

适应症：功效补益脾胃，温中散寒。用于脾胃阳虚或气虚所致的不思饮食，胃脘及腹部隐痛症。

火腿鸡爪羹

配方：陈火腿、鸡爪各1个，精盐少许。

制法：将火腿、鸡爪洗净，加水适量，用小火煮炖约1天，直至火腿、鸡爪烂熟成羹汤，加盐少许即可。

用法：不拘时食用。

适应症：功效健脾燥湿。用于脾虚久泻等。

羊肉山药汤

配方：羊肉500克，淮山药50克，葱白30克，生姜15克，胡椒粉6克，黄酒20克，精盐3克。

制法：

1. 将羊肉剔去筋膜、洗净，略划几刀，再入沸水中氽去血水；

葱、姜洗净、姜拍松、葱切段；淮山药用清水浸透后、切成2厘米厚的片与羊肉一同入锅。

2. 锅内加水适量，放入葱白、生姜、胡椒粉，黄酒，用武火烧沸，撇去浮沫，转用文火炖至羊肉酥烂，捞出羊肉晾凉后、切片，装碗内。

3. 将原汤除去葱、姜、加盐和味精，搅匀，连淮山药一起倒入羊肉碗内即可。

用法：佐餐食。

适应症：功效补脾益肾，温中暖下。用于虚劳骨蒸，畏寒肢冷，脾虚泄泻等症。

刀鱼汤

配方：鲚鱼肉200克，黄酒、葱白、生姜、味精、精盐、香油各适量。

制法：将鲚鱼肉洗净、放入锅内，加水适量，下入黄酒、葱、姜、用武火煮沸，再用文火慢炖至鱼肉熟烂、加精盐、味精、香油调味、稍沸即可。

用法：佐餐食。

适应症：功效补益脾胃。用于脾胃虚所致的饮食减少，脘腹作胀，大便稀溏等症。

猪肚姜桂汤

配方：猪肚150克，生姜15克，肉桂3克，精盐适量。

制法：将猪肚洗净，放入碗内或陶瓷器皿中，加入生姜、肉桂、精盐和清水适量，隔水炖熟。

用法：佐餐食。

适应症：功效补益脾胃，温中散寒。用于胃脘隐痛，吐清水等。

仙术汤

配方：苍术、干枣（去核焙干），白面（炒）各500克，茴香，炙甘草各60克，盐120克。

制法：先将白面之外的原料分别研成细末与白面和匀，炒熟后即可。

用法：每晨起用开水冲服50克，每日1次。

适应症：功效滋补脾胃，祛寒止痛。用于脾胃虚寒所致的腹部隐痛，消化不良等症。

太子参乌梅甘草汤

配方：太子参15克，乌梅10克，甘草3克，冰糖适量。

制法：先将太子参、乌梅、甘草放入锅内，加清水煎熬60分钟左右，去渣取汁，加入冰糖调味即可。

用法：不拘时饮用。

适应症：功效补肺健脾，补气生津。用于气阴不足之口渴欲饮，自汗、肺虚咳嗽，体弱易倦，易感冒等症。

党参龙眼肉黄鳝汤

配方：黄鳝2条（约90克），党参24克，龙眼肉30克，黄芪15克，白术6克，当归6克。

制法：将黄鳝剖净、去粘液、肠杂；党参，龙眼肉、黄芪、白术、当归洗净。把全部用料一齐放入锅内，加清水适量，文火煮2小时，调味即可。

用法：不拘时服用。

适应症：功效补脾益气，引血归经。用于紫癜属于脾不统血者。症见皮下出血、斑色淡红，隐而不愈，舌淡苔白，脉缓而沉。

鲫鱼杏仁汤

配方：鲫鱼1条，甜杏仁9克，红糖适量。

制法：先将鲫鱼去鳞、鳃及内脏，洗净后与甜杏仁、红糖一同放入砂锅内，加水适量。用武火烧沸，再转文火炖至鱼肉熟烂即可。

用法：佐餐食。

适应症：功效健脾益气，滋阴活络，理肺。用于慢性支气管炎气阴不足而有痰之咳嗽者。

扁豆红枣白芍汤

配方：白扁豆25克，红枣20克，白芍、陈皮各5克。

制法：将白扁豆、红枣洗净与白芍、陈皮一同放入砂锅内，加水1000毫升，煎至800毫升即可。

用法：佐餐食饮。

适应症：功效益气健中，运脾化湿。用于慢性肠炎、慢性胃炎、大便稀溏等。

沙参山药汤

配方：北沙参，淮山药各30克。

制法：将北沙参、淮山药洗净，切片一同入锅内加水适量，先浸渍2小时，再煎煮40分钟取汁。往药渣中再加水适量，煎煮30分钟去渣取汁，合并两次药汁即可。

用法：每日1剂，早、晚分服。

适应症：功效滋阴益气，补脾养胃。用于脾胃气阴不足所致的慢性胃炎、急性感染性发热，暑热症。

乳鸽山药汤

配方：乳鸽1只，淮山药30克，砂仁15克，生姜5克，胡椒10克，精盐适量。

制法：先将乳鸽宰杀后，去毛、内脏及爪、洗净，锅内油热后，下入乳鸽用姜爆至微黄，再将乳鸽与洗净的淮山药、胡椒一同放入砂锅内，加水适量，用武火煮沸，再转用文火炖2小时，然后加入打碎的砂仁，再炖15～20分钟，加精盐调味即可。

用法：佐餐食。

适应症：功效温中健脾，行气止呕。用于慢性胃炎、胃溃疡。症见胃脘隐隐作痛，嗳气、腹胀、反胃、口淡，时泛清涎、舌淡而胖，苔滑、脉虚弱。

乌梅红糖汤

配方：乌梅10克，红糖250克。

制法：将乌梅洗净与红糖一同放入锅内，加清水500毫升，用武火煮沸，再用文火熬30分钟左右即可饮用。

用法：不拘时饮用。

适应症：功效健脾固肾。用于脾气虚陷，痢疾日久，便下脓血，滑泄脱肛，乏力厌食等症。凡内有痰湿者不宜服用。

猪肉蘑菇汤

配方：瘦猪肉、蘑菇各100克，精盐适量。

制法：将瘦猪肉洗净、切片，蘑菇洗净、切成条，一同放入砂锅内加水适量、煮汤，加少许精盐调味即可。

用法：佐餐食。

适应症：功效滋阴润燥，健胃补脾。用于白细胞减少，慢性肝炎等症。

猪脊骨红枣莲子羹

配方：猪脊骨1具，红枣150克，莲子（去心）100克，木香3克，甘草10克。

制法：将猪脊骨洗净、剁碎，木香与甘草入布袋，再与红枣、莲子洗净后一同入锅，加水适量，用武火煮沸后转文火煮炖4小时，去药袋即可。

用法：佐餐饮。

适应症：功效补脾益肾，生津止渴。用于糖尿病之消渴，善饥，尿多。

猪胰黄芪汤

配方：猪胰1个，黄芪60克，薏苡仁30克，淮山药120克。

制法：将猪胰洗净、切片；黄芪洗净、切小片，装入布袋内；薏苡仁用水浸泡一夜；山药洗净、切片。再将诸味一同入锅煮汤，汤沸后5分钟，去黄芪不用，稍加调味即可。

用法：不拘时饮用。

适应症：功效益气健脾，润燥止渴。用于因气化不利、津液不能上蒸之消渴症。

猪脊骨茯苓汤

配方：猪脊骨500克，土茯苓50~100克。

制法：将猪脊骨洗净，剁成小块放入锅内，加水适量，小火炖熬至汤约800毫升时即可。

用法：佐餐食。

适应症：功效健脾利湿，补阴益髓。用于糖尿病。

黄鱼绿豆汤

配方：黄鱼3条，绿豆100克，大蒜3瓣，黄酒、葱、生姜、胡椒粉，味精各适量。

制法：将黄鱼剖净、洗净放锅内，再加入洗净的绿豆、大蒜、加清水适量，调入黄酒、葱段、生姜片，用武火煮沸，再转文火慢炖至鱼肉和绿豆熟烂，加味精即可。

用法：佐餐食。

适应症：功效补益脾胃，利水消肿。用于脾虚水泛所致的肢体水肿、腹水、湿痹等症。

鲫鱼冬瓜汤

配方：鲜鲫鱼1条（约250克），冬瓜皮60克，薏苡仁30克，生姜、精盐各适量。

制法：将鲫鱼去鳞、鳃及内脏、洗净，冬瓜皮、薏苡仁洗净一同入锅，加水适量，酌加生姜、精盐等调料，用武火煮沸，再用文火煎煮30~40分钟，待薏苡仁熟烂即可。

用法：佐餐食。

适应症：功效补脾益气，利水消肿。用于脾虚所致的水肿、尿少等症。

鲤鱼黄芪汤

配方：鲜鲤鱼1条（约500克），黄芪30克，生姜、葱、蒜、精盐各适量。

制法：将鲤鱼去鳞、鳃及内脏，洗净后与黄芪一同放入锅内，酌加生姜、精盐，用武火煮沸，再转文火慢炖，待鱼熟烂时加入葱、姜、烧沸即可。

用法：佐餐食。

适应症：功效益脾胃，利水消肿。用于脾水泛所致的肢体浮肿、腹胀、关节肿痛等。

黑豆薏苡仁汤

配方：黑豆100克，薏苡仁30克。

制法：将黑豆、薏苡仁洗净后，下入锅内，加水适量，先用武火煮沸，再转用文火煎熬约1小时即可。

用法：佐餐食饮。

适应症：功效补骨健脾，利水消肿。用于脾肾虚所致的水肿（腰以下为甚），脘腹胀满，纳少便溏，身倦乏力等。

麻雀茅根汤

配方：麻雀2只，白茅根30克。

制法：将麻雀用水淹死，去毛、内脏、洗净、剁块。白茅根洗净放入锅内，加水适量煎煮，去渣取汁，再将麻雀放药汤内，煮至熟即可。

用法：不拘时食用。

适应症：功效温肾健脾、利水消肿。用于肾虚，腰腿乏力、水肿。

鸭肉川朴汤

配方：活鸭 1 只，川朴、杜仲各 10 克，车前子 20 克。

制法：将活鸭宰杀后、去毛、内脏，洗净；川朴、杜仲、车前子共下入锅内，加水适量，煎煮，去渣取汁，再放入鸭块炖熟，酌加调料即可。

用法：佐餐食。

适应症：功效健脾益气。用于病后身体虚弱浮肿。

鸡肉冬瓜汤

配方：鸡肉 300 克，冬瓜 500 克，党参、葱各 10 克，薏苡仁 20 克，生姜 6 克，精盐 4 克，味精 2 克。

制法：

1. 将党参烘干、研碎；薏苡仁去壳洗净；鸡肉洗净、切条；冬瓜刮去粗皮、切块。葱洗净、切节、姜洗净、切片。

2. 净锅置旺火上，放清水适量，加入鸡肉烧开，撇去浮沫，再加薏苡仁、生姜片、葱节。烧至鸭肉刚熟时加入冬瓜、党参、烧开后改用文火炖熟，加精盐、味精调味即可。

用法：佐餐食。

适应症：功效补中益气，健脾利湿，消肿轻身。用于体虚暑热者，作为夏令清补食品。

葫芦双皮汤

配方：葫芦壳 50 克，冬瓜皮、西瓜皮各 30 克，红枣 10 克。

制法：将上各味洗净，一同放入锅内，加水 400 毫升，煎至 150 毫升，去渣取汁即可。

用法：不拘时饮用。至浮肿消退为度。

适应症：功效健脾利湿，消肿。用于慢性肾炎患者。

白扁豆小米粥

配方：白扁豆 30 克，小米 60 克，白糖 15 克。

制法：

1. 将白扁豆洗净；小米淘洗干净。

2. 将白扁豆、小米同放锅内，加水，置武火上烧沸，再用文火炖煮30分钟加入白糖即可。

用法：每日1次，每次服完，正餐食用。

适应症：功效健脾胃，止呕吐。用于脾胃虚弱，暑湿泄泻，白带等症。

猪肉参枣汤

配方：瘦猪肉250克，人参5克，淮山药50克，红枣20克，精盐适量。

制法：将瘦猪肉洗净、切片，与洗净的人参、红枣、淮山药一同放入砂锅内，加水适量，然后用武火烧沸，再转用文火炖至猪肉熟烂，加精盐调味即可。

用法：佐餐食。

适应症：功效益气健脾，滋阴养血，抗衰老。用于气血双亏，脾胃虚弱，消化不良，再生障碍性贫血等。

鱼蓉白奶羹

配方：鱼肉100克，西红柿15克，豌豆25克，面包100克，肉汤250克，干香菇1.5克，植物油150～200克（实耗约25克），黄酒、味精、精盐、干淀粉各适量。

制法：

1. 将香菇用开水泡发、洗净、去皮、切成小丁；西红柿洗净、切丁；面包切丁；淀粉用水调好；鱼肉下开水锅内，微火煮熟后捞出，碾成碎泥。

2. 将肉汤烧开，倒入鱼肉泥、豌豆、香菇丁、西红柿丁、味精、黄酒、精盐，待水再开时加入湿淀粉，略搅几下，加入猪油做成鱼蓉羹。

3. 再取植物油倒入锅中，在旺火上烧开，倒入面包丁，待炸成橙黄色时取出，放在碗中，倒上鱼蓉羹即可。

用法：佐餐食。

适应症：功效补益脾胃。用于脑血管疾病、高血压、冠心病、牙痛咀嚼能力差、结核病、消化不良、术后恢复期，慢性肾炎等。

大肠槐米柏仁汤

配方：猪大肠1条，槐花米100克，柏子仁15克。

制法：将猪大肠洗净，然后将槐花米、柏子仁塞入猪大肠内，再将猪大肠放入砂锅中，加水适量，煮汤3~4小时即可。

用法：佐餐食饮。

适应症：功效健脾收敛，止泻止血。用于大便稀，腹泻、血便。

黄精生地鸡蛋汤

配方：黄精60克，生地60克，鸡蛋4个，蜂蜜适量。

制法：将黄精、生地洗净、切片，与煮熟去壳的鸡蛋一同入锅内，加水适量，武火煮开后，文火煮约半小时，放凉至饭前调入蜂蜜即可。

用法：佐餐饮。

适应症：功效补脾益肾，滋润养颜。用于脾肾阴亏，精津不足。症见肌肤失养，颜面枯槁，发枯脱落，发白面皱，大便秘结，肌肤粗糙等。凡中焦虚寒之大便溏泄、痰湿痞满者不宜服用。

猪肉莲子芡实汤

配方：猪肉200克，莲子、芡实肉各50克，精盐适量。

制法：将猪肉洗净、切片与莲子、芡实一同入锅，加清水适量，煨汤，熟后加少量精盐调味即可。

用法：佐餐食。

适应症：功效补肾固脾，宁心安神。用于肾虚腰膝痠痛、心烦失眠，多梦、遗精或滑精、液多小便，时有心悸，不便溏泄等。

鲦鱼陈皮汤

配方：鲦鱼 1 条，胡椒 1.5 克，陈皮 6 克，干姜 3 克，草果 2 克。

制法：将鲦鱼去鳞、鳃、内脏、洗净，再与草果、陈皮、干姜、胡椒一同入锅，加水适量，用武火煮沸，再转用文火慢炖，至鱼肉熟烂即可。

用法：佐餐食。

适应症：功效温补脾胃。用于胃、十二指肠溃疡出血，消化不良，慢性胃炎，慢性肠炎等症。

鲫鱼参术汤

配方：鲜鲫鱼 1 条、党参、白术各 15 克，淮山药 30 克。

制法：将党参、白术、淮山药洗净一同入锅，加水适量，武火煮沸，再转用文火煮 30 分钟，去渣取汁；然后将鲫鱼去鳞、鳃、内脏，洗净后与药汁一同放入砂锅内，再用文火慢炖至鱼肉熟烂即可。

用法：佐餐食。

适应症：功效补益脾胃。用于慢性胃炎，消化道溃疡、胃下垂。

健脾牛肚

配方：牛肚 500 克，新鲜荷叶 2 张，食盐 10 克，黄酒、茴香、桂皮各适量。

制法：

1. 用盐和醋揉搓牛肚，去掉腥气后、洗净、荷叶洗净备用。

2. 把洗净的荷叶铺进沙锅，在上面放进牛肚，加水适量，用武火煮沸后，改用中火烧 30 分钟。

3. 取出牛肚，切成条状，再放进砂锅，撒入黄酒、桂皮、茴香、用文火再烧。

4. 至牛肚熟烂，停火，撒入适量食盐调味即可。

用法：佐餐食。或单食。

适应症：功效补中益气，健脾消食，提高脾胃的生理功能。用于病后虚羸，气血不足等病。

益寿鹌鹑蛋

配方：鹌鹑蛋50克，莲子10克，百合10克，银耳3克，冰糖30克。

制法：

1. 莲子洗净，用水泡发，去皮、芯、百合洗净、银耳用水发透，鹌鹑蛋蒸熟后剥去壳。

2. 往锅中加适量水，煮沸后倒进处理好的莲子、百合、银耳、煮到烂熟，加入冰糖。

3. 至冰糖融化，再加入鹌鹑蛋，稍煮一会儿即可饮汤吃蛋。

用法：佐餐食饮。或单食饮。

适应症：功效益寿健脾。用于食欲不振，头晕气虚等症。

猪骨龙眼炖鱼肉

配方：乌龟肉500克，猪脊骨250克（连肉带髓），龙眼肉50克，大葱、生姜各10克，食盐10克，料酒5克。

制法：

1. 把乌龟肉剁成块状，猪脊骨剁成大块，用沸水烫过，洗净浮沫。龙眼肉洗净，大葱、生姜分别切成段和片备用。

2. 把处理好的乌龟肉、猪脊骨块、龙眼肉一起放入砂锅内，加入适量清水。

3. 放入料酒、撒上食盐，放入葱段和姜片，用武火炖煮熟。

4. 水开后，改用文火继续煮，熬到乌龟肉烂熟即可。

用法：佐餐食。

适应症：功效健脾生血，滋肾养阴。用于体虚患者。

益气红枣粥

配方：红枣10枚，粳米100克。

制法：

1. 把红枣洗净，去核。

2. 粳米淘净，放入锅内，加入红枣，水适量共煮成粥即可。

用法：佐餐食饮。

适应症：功效补益脾胃。用于体质虚弱，失眠、营养不良，脾虚腹泻等症有很好的疗效。

八宝粥

配方：龙眼肉 10 克，银耳 10 克，玉竹 15 克，枸杞子 10 克，莲子 5 粒，红枣 5 个，葡萄干 10 克，粳米 30 克。

制法：

1. 将银耳用水泡发洗净，莲子泡发洗净去皮，粳米淘净备用。

2. 把莲子和玉竹放入锅内，加入水适量煮烂。

3. 再加入其他六味原料，加热煮熟，直至变成粥状即可。

用法：佐餐食。

适应症：功效补气养血，健脾利肾。用于强健体质。

八宝饭

配方：白扁豆、薏苡仁、莲子肉、核桃肉，龙眼肉各 25 克，红枣 10 个，糖青梅 10 克，糯米 20 克，白糖 50 克。

制法：

1. 将薏苡仁、白扁豆、莲子肉以温水泡发后煮熟；红枣洗净以水泡之，核桃炒熟，糯米淘净，放盆中加水适量蒸熟。

2. 取大碗 1 个内涂猪油，碗底摆好糖青梅、龙眼肉、大枣、核桃肉、莲子、白扁豆、薏苡仁，最后放熟糯米饭，再上锅蒸 20 分钟，然后把饭扣大园盘中，再用白糖加水熬成汁浇在饭上即可。

用法：佐餐食。

适应症：功效养胃健脾。用于上腹不适，嗳气、恶心、呕吐、食欲减退，有时上腹疼痛，食后疼痛加重。

五香鹅

配方：肥鹅肉 150 克，干姜 6 克，吴茱萸 3 克，肉豆蔻 3 克，肉桂 2 克，丁香 1 克，酱油、黄酒、白糖、味精各适量。

制法：将鹅肉洗净、切块、干姜、吴茱萸、肉豆蔻、肉桂、丁香共研细末。将药末涂在鹅肉表面，放入适量酱油、黄酒、糖、味精调成的汁中浸泡 2 小时，然后放入烤箱内，文火反复烤 30 分钟，熟透即可。

用法：佐餐食。

适应症：功效固涩止泻，温胃健脾。用于腹痛、腹泻、大便含脓、血，不消化食物，消瘦，食欲减退。

羊骨粥

配方：羊骨 1000 克，粳米 100 克。

制法：先将羊骨洗净、打碎，加水适量煎汤；取羊骨汤代水，同米煮粥，待粥将成时，加入细盐、生姜、葱白、稍煮 2~3 分钟即可。

用法：作早、晚餐食饮。

适应症：功效健脾补血。用于皮肤苍白，面色无华、头痛、头晕、耳鸣、乏力、心悸、失眠、食欲减退、恶心、呕吐、腹胀、消化不良等症。

开元寿面

配方：白面条 500 克，豆芽 250 克，黄花菜 15 克，芹菜 6 克，水发香菇 30 克。

制法：

1. 将面条放入沸水锅内浸透、捞出沥干水分，抖松后淋上熟菜油；香菇、嫩姜切丝，芹菜焯一下、切碎，豆芽洗净、去根，黄花菜切段。

2. 锅内放菜油 60 克，加热，烧至 9 成熟时，取出一半，把姜丝倒入锅中，加入香菇、黄花菜、酱油、味精翻炒，加水 250 毫升煮沸

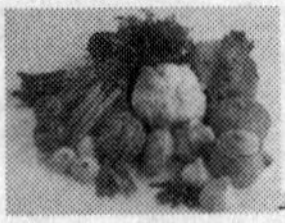

后下面条、豆芽，盖上盖焖至汤干熟透，将留下的熟菜油拌入芹菜当菜码。

用法：佐餐食。

适应症：功效益气健脾。用于心肌缺血，缺氧的一种心脏病，特别是胸骨后、心前区出现发作性或持续性疼痛或憋闷，疼痛常放射至颈、臂或腹。

花生菇菜煲排骨

配方：猪排骨 650 克，花生仁 5 克，冬菇 50 克，发菜 15 克，圆肉 15 克。

制法：

1. 将猪排洗净，斩成大件，飞水；冬菇浸泡后洗净，去其菇蒂；花生、发菜、圆肉分别淘洗净。

2. 洗净煲后，放进 3000 毫升（约 12 碗）清水，再将煲置炉上烧滚后，把所用汤料全部倒进煲内煲之。先用中火煲 90 分钟，再用小火煲 90 分钟即停。煲好后取出药渣，放油、盐调味、咸淡随意。

用法：佐餐食。

适应症：功效补气益精，健脾养胃。用于调脏补益。

栗子鸡爪汤

配方：鸡爪 10 只，瘦猪肉 500 克，栗子 150 克，胡桃肉 100 克，陈皮 15 克。

制法：

1. 将鸡爪用滚水拖过，去皮、爪甲，洗净；猪瘦肉洗净。两料同时放入清水锅内，用武火煮 5 分钟，取起洗净。

2. 栗子去壳，陈皮浸软，刮白、洗净、放入锅内，加水适量，武火煮开，放入其余用料；煮滚后，改文火熬煮 3 小时，加盐调味即可。

用法：佐餐食。

适应症：功效补肾强筋，健脾益气。用于调脏补益。

淮山莲鳖汤

配方：鳖1只，淮山药30克，莲子30克。

制法：将鳖鱼放入盆中并浇以热水，使它排出污物和屎尿，再用开水烫死，去内脏洗净、软件；莲子、淮山药洗净。将用料全部放入煲内，加清水适量，用旺火煮沸后，改用文火煲3小时，调味即可。

用法：佐餐食。

适应症：功效健脾补肾，疏肝理气。用于调脏补益。

燕窝椰子炖鸡

配方：燕窝25克，椰子半个，淮山药15克，枸杞子15克，生姜2片，红枣2个，嫩母鸡1只。

制法：

1. 将燕窝用清水浸透发开、洗净，沥干水分；嫩母鸡宰杀后，去毛、内脏及爪，洗净；椰子去壳取肉，保留椰子汁；淮山药、枸杞子浸洗干净；生姜去皮、洗净、切片；红枣去核、洗净。

2. 把全部用料连同椰子汁放入炖盅内，加入适量冻开水，盖上盖，放入锅内，隔水炖4小时，下盐调味即可。

用法：佐餐食。

适应症：功效补益脾胃，养肝明目。用于调肺利益。

冬菇芹菜兔肉汤

配方：冬菇30克，芹菜100克，兔肉150克，黑木耳30克，葱、姜适量。

制法：

1. 将兔肉洗净、切块，用调料腌片刻；冬菇、黑木耳分别用水浸发、去蒂、洗净；芹菜去叶、根、洗净、切段。

2. 起油锅、下葱、姜爆香，放入兔肉爆过，溅入少许米酒、搁起。下芹菜炒熟。将兔肉、冬菇、木耳放入砂煲内倒入适量清水用武火煮沸后改用文火煲至兔肉熟，加入芹菜煲沸调味即可。

用法：佐餐食。

适应症：功效健脾开胃，清肝降压。用于调脏补益。

清补凉鸡脚排骨汤

配方：清补凉1包，鸡脚12只，排骨300克（斩件），盐适量。

制法：

1. 清补凉盛筲箕内，洗一洗滴干水；鸡脚用少量盐搓擦片刻、洗净；放入滚开水中煮5分钟，取起洗净；排骨放入水中煮5分钟，取起洗净。

2. 加水十一杯或适量放入煲内煲开，放入清补凉、鸡脚、排骨入煲内煲开，慢火煲3小时，下盐及少许生抽调味即可。

用法：佐餐食。

适应症：功效清润、健脾胃，清肝明目。用于调脏补益。

淮山药黄芪鳝鱼汤

配方：黄鳝500克，黄芪45克，淮山药30克，桂圆肉15克，生姜3片，红枣5个。

制法：

1. 先将鳝鱼剖净、去内脏，用盐腌去粘液，洗净，并用滚开水拖去血腥、切片，下油锅内用姜爆香，加少许好酒、片刻、铲起。

2. 黄芪、淮山药、桂圆肉、红枣（去核）、洗净，与鳝鱼一同放入砂锅内，加清水适量，武火煮沸后，改用文火煲1小时，调味即可。

用法：佐餐食。

适应症：功效健脾胃，补气血。用于调脏补益。

参芪鳅鱼汤

配方：泥鳅250克，黄芪30克，党参30克，淮山药30克，红枣5个，生姜3片。

制法：

1. 泥鳅用清水养1~2天以后以去污泥，剖去鳃及内脏，用少许盐腌去粘液，再用开水拖过，下油锅放姜爆香，铲起备用。

2. 将黄芪、党参、红枣（去核），淮山药洗净，与泥鳅同放砂锅内，加清水适量，用文火煲2小时，调味即可。

用法：佐餐食。

适应症：功效补益气血，健脾除湿。用于调脏补益。

珧柱红枣鸡肉汤

配方：鸡1只（约750克），江珧柱25克，红枣10个，莲子50克，生姜3片。

制法：

1. 鸡活杀剖净，去内脏及肥油、滴干水、斩件，下油锅内，爆姜下鸡块，爆片刻铲起；江珧柱用水浸软；红枣（去核），莲子（去心）洗净。

2. 将用料一齐放入砂煲内，加清水适量，武火煮沸后，改用文火煲3小时，调味即可。

用法：佐餐食。

适应症：功效健脾补气，滋阴养血。用于调脏补益。

仙莲鸡肉汤

配方：光鸡半只，荷花2朵（含苞未开），莲子60克，莲藕500克，红枣10个，生姜2片。

制法：

1. 光鸡洗净，去肥油和鸡皮、斩块，用半汤匙油起锅，放入鸡块和姜片稍爆、铲起；荷花（去梗），连子、莲藕（去节）洗净，莲藕切块。

2. 将鸡肉、莲子、莲藕、红枣一起放入煲内，加清水适量，武火煮沸后改用文火煲1.5小时，再放莲花煲10分钟，调味即可。

用法：佐餐食。

适应症：功效健脾益血，补肾养颜。用于调脏补益。

参归鲳鱼汤

配方：鲳鱼500克，党参50克，当归50克，生姜3片。

制法：

1. 将鲳鱼剖净，去鳞、鳃、内脏，下油锅内，爆香姜片，放入鲳鱼煎至两面微黄；党参、当归洗净。

2. 将党参、党归放入砂煲内，加清水适量，用文火煲1小时，再放鲳鱼煲半小时，调味即可。

用法：佐餐食。

适应症：功效补气养血，健脾开胃。用于调脏补益。

龙眼大枣鳝鱼汤

配方：龙眼20克，大枣20个，鳝鱼250克。

制法：

1. 龙眼肉、大枣（去核）洗净；鳝鱼剖开去内脏，洗净、切段。

2. 先用植物油起锅炒香鳝鱼，再与龙眼肉，大枣放入煲内，加清水适量，用小火煲2小时，调味即可。

用法：佐餐食。

适应症：功效补虚益肾，健脾生血，开胃消食。用于调脏补益。

红萝卜羊肉汤

配方：羊肉500克，红萝卜250克，淮山药100克，生姜5片，蜜枣5个。

制法：

1. 羊肉洗净，切块，下油锅用姜爆香，胡萝卜煮沸后，改用文火煲3小时，调味即可。

2. 把全部用料入锅内，加清水适量，武火煮沸后，改用文火煲3小时，调味即可。

用法：佐餐食。

适应症：功效健脾养肝，补虚开胃。用于调脏补益。

杞子熟地炖鹌鹑

配方：鹌鹑2只，枸杞子12克，熟地8克，北芪6克，生地2片。

制法：

1. 鹌鹑杀后、去毛、内脏，洗净、切成4块，用沸水烫去血污；杞子、熟地、北芪、生姜浸透洗净。

2. 将所用材料置于炖盅，加入1碗半沸水，炖盅加盖，隔水炖，待锅内烧开后，用中火炖150分钟即可。

3. 炖好后，取出药渣，加入适量油、盐、味精便可服食。

用法：佐餐食。

适应症：功效补脾健胃，养心润肝。用于调脏补益。

香酥鱼块

配方：五花猪肉250克，生菜50克，白砂糖5克，大葱，生姜各10克。料酒、醋、糖色、味精各适量。

制法：

1. 把大葱、生姜洗净，分别切成段和片，生菜洗净，平铺在大盘中。

2. 洗净五花肉，放入盆内，加进适量清水、葱段、姜片、料酒、醋、食盐、味精、盖上盖，用微波炉高段火力加热煮30分钟。

3. 取出盆，把肉晾干，切成适口大小的块，抹上糖色、白砂糖，用微波炉高段火力再烤20分钟。

4. 见肉变色，取出，放在铺有生菜的盘内即可。

用法：佐餐食。

适应症：功效滋阴润燥。用于羸瘦、便秘、食欲不振、瘦弱、健脾。

果仁排骨煲

配方：草果10克，薏苡仁30克，莲米30克，猪排骨500克，花椒5克，绍酒50克，味精5克，鸡精5克，姜5克，葱5克，棒骨汤2500毫升。

制法：

1. 将薏苡仁去杂质、洗净；草果去核，留皮；猪排骨洗净、剁成4厘米长的节；姜切片、葱切节、放入煲内，加入绍酒、姜、葱拌匀，加入棒骨汤，放入调料。

2. 将煲置武火上烧沸，文火煲熟上桌即可食用。

用法：佐餐食。

适应症：功效健脾燥湿，行气止痛，消食平胃。用于脾虚湿重，骨节酸痛，食少便溏等症。

双红炖猪排

配方：猪排500克，枸杞子10克，红枣5个。

制法：

1. 把猪排洗净，剁成适口大小的块状，洗净生姜、大葱，分别切成片和段。

2. 枸杞子洗净、红枣去核备用；把色拉油倒进锅内，加热后投入葱段、姜片爆香。

3. 再放入排骨块，煸至半熟，加进适量水（没过排骨），倒入酱油、料酒，用文火炖1小时左右。

4. 加进洗理好的枸杞、红枣，再炖片刻，至排骨烂熟，加适量食盐调味即可。

用法：佐餐食。

适应症：功效养肝明目，补脾养血，滋阴润燥。用于慢性肾炎引起的腰软无力，食欲不振，气血两虚等症有很佳的治疗作用。

双宝排骨汤

配方：排骨500克，党参10克，当归5克，色拉油适量，食盐，味精各10克。

制法：

1. 把猪排洗净，剁成小块，用沸水氽过，控干水分，党参、当归洗净备用。

2. 把色拉油倒进锅内加热，放入猪排，煎炸后，加入适量高汤、汤开后，把猪排捞出，放入汤罐，把洗净的党参、汤开后，把猪排捞出。放入汤罐，把洗净的党参、当归放入煮炖。

3. 煮熟后、把汤、党参、当归倒入装猪排的汤罐中，用文火煮1.5小时，至排骨烂熟，加入适量食盐，调味即可。

用法：佐餐食。

适应症：功效滋阴润燥，补气血，健脾温阳。用于病后、术后调养之病者有补益作用。

药料腰花

配方：猪腰500克，当归、当参、山药各10克、生姜、大蒜各10克，食盐8克，酱油、醋、味精、香油各15克。

制法：

1. 切开猪腰，剔净筋膜臊腺、清洗干净；把当参、当归、山药洗净，制成同样大小、装入纱布袋内，扎紧口放锅内。

2. 加入猪腰、清水适量（没过原料），用武火煮沸后，改文火炖至猪腰熟透后，捞出晾凉、切成薄片，放入盘中。

3. 用酱油、醋、香油、味精、食盐，姜、蒜制成调味汁、浇在猪腰上即可。

用法：佐餐食。

适应症：功效养血补气、益肾。用于血损肾亏引起的心理、气短、腰腿无力等症。

葱爆头骨浇饭

配方：羊肉250克，熟粳米饭150克，大葱15克，淀粉、料酒、酱油、色拉油各适量，生姜5克，食盐、味精各15克。

制法：

1. 把羊肉洗净、切片，入碗内，加入适量淀粉、料酒、酱油拌匀、略腌；大葱洗净、切段，生姜洗净、切片备用。

2. 把争拉油倒进锅内加热、爆香葱段、姜片，再入羊肉片，爆炒 15 分钟，再加葱段、食盐少许和味精炒熟；把熟粳米饭盛入盘，浇上刚出锅的葱爆羊肉即可。

用法：佐餐食。

适应症：功效益气血，补虚损，暖脾胃。用于阳气不足，气血亏损，体弱羸瘦等症。

党参炖牛肉

配方：五花牛肉 500 克，党参 100 克，大葱、生姜各 10 克，食盐 5 克，料酒、胡椒粉各适量。

制法：

1. 把牛肉切成块状，用沸水烫过后、捞出，洗净浮沫，党参洗净、切成段，大葱、生姜洗净，分别切成段、片。

2. 把牛肉块、党参、葱段、姜片放入砂锅内，加入适量清水，撒入胡椒粉、食盐、料酒适量；用武火烧开，再用文火炖约 3 小时，至牛肉烂熟即可。

用法：佐餐食。

适应症：功效补脾胃，养血，强筋骨。用于脾弱不运，腰膝痠软等症。亦适用于慢性肾炎引起的食欲不振，精神不振等症。

拌四样

配方：胡萝卜 35 克，黄瓜 25 克，豆腐干，香菇各 15 克，醋 10 克，白砂糖 5 克，食盐 0.5 克。

制法：

1. 把黄瓜、胡萝卜洗净、切成细丝，用热水过后，控干水分；把豆腐干也用热水过一遍，之后、烤干、切成细丝。

2. 把香菇根部去掉、洗净，同样烤干、切细；将切好的黄瓜、胡萝卜、豆腐干、香菇丝放在容器内，加入适量醋、白砂糖、食盐，调拌均匀即可。

用法：佐餐食。

适应症：功效明目健脾，补气活血，益胃助食。用于增进肾炎患者食欲并补充矿物质及维生素。

枸杞红枣蒸鲫鱼

配方：新鲜鲫鱼5条（约750克），枸杞子25克，葱姜汁20克，胡椒粉2克，料酒15克，食盐7克，鸡精10克，清汤1300毫升，红枣10个，醋3克。

制法：

1. 将鲫鱼去鳞、鳃及内脏、洗干净；用沸水烫一下，再用温水冲过。

2. 往每条鲫鱼腹中放2个红枣，再将鲫鱼放入汤碗内，倒进枸杞子，料酒、醋、清汤、葱姜汁，撒入胡椒粉、食盐适量。

3. 把汤碗放入蒸锅内蒸20分钟左右，撒上鸡精即可。

用法：佐餐食。

适应症：功效健脾利湿，补气养血。用于肾炎综合症，小便不利，神精倦怠，气血两亏等症。

蚝油牛肉

配方：牛里脊肉250克，蚝油适量，青椒50克，食盐10克，料酒、湿淀粉、酱油、清汤，色拉油各适量。

制法：

1. 将牛里脊肉洗净、切片、装盘，加入料酒、酱油、湿淀粉、色拉油、食盐调匀；将盘子罩上保鲜膜，放进微波炉，用高段火力加热3分钟取出。

2. 把青椒洗净，去籽、蒂后、切成小块状，装进另一盘内、加入色拉油，用微波炉高段火力加热2分钟取出。

3. 往盘内加食盐、料酒、蚝油、清汤及湿淀粉适量拌匀，浇在肉片上，同微波炉高段火力加热1分钟，取出即可。

用法：佐餐食。

适应症：功效补脾胃，补气养血，强筋健骨。用于脾虚不运，水肿，虚弱，腰膝痠软等症。

参枣米饭

配方：党参10克，生黄芪30克，大枣20克，糯米250克，白糖50克。

制法：

1. 将党参、黄芪、大枣放在瓷锅或砂锅内，加水泡发，然后煎煮30分钟左右，捞出党参、大枣，药液备用。

2. 先将糯米淘洗干净，放在大瓷碗中，加水适量，经蒸熟后，扣在盘中，然后把党参、大枣摆在糯米饭面上。

3. 将药液加白糖、煎成浓汁倒在枣饭上即成。

用法：每日1次，正餐食用。

适应症：功效健脾益气。用于体虚气弱，乏力倦怠，心悸失眠，食欲不振，便溏浮肿。

益脾饼

配方：白术30克，干姜10克，红枣250克，鸡内金15克，面粉500克，菜油、食盐各适量。

制法：

1. 将白术、干姜用纱布包成药包扎紧，放入锅内，下红枣，加水适量，先用武火烧沸，后用文火熟煮1小时左右，除去药包和红枣的核，把枣肉搅拌成枣泥待用。

2. 将鸡内金粉碎成细粉，与面粉混合均匀，再将枣泥倒入，加水适量，合成面团。

3. 将面团分成若干小团，做成薄饼，用文火烙熟即可。

用法：每日 1 次，每次吃饼 100 克。

适应症：功效健脾温阳，开胃消食。用于食欲不振，食后胃痛，慢性腹泻，慢性肠胃病。

羊脂红枣

配方：红枣 250 克，羊脂 25 克，糯米酒 250 毫升。

制法：

1. 将红枣放入锅中，加水煮软后，倒去水，加入羊脂，糯米酒（或黄酒），煮一沸后，晾凉。

2. 将红枣和酒液倒入玻璃瓶（或瓷罐）内，密闭贮存 7 天即可。

用法：每次食用红枣 3～5 枚，每天 2 次。

适应症：功效补虚健脾。用于久病体虚，消渴，脾虚气弱等症。

茯苓鲜肉包子

配方：茯苓 50 克，面粉 1000 克，鲜猪肉 500 克，生姜、胡椒、香油、料酒、食盐、酱油、大葱、骨头汤各适量。

制法：

1. 将茯苓块放入锅内，每次加水约 250 毫升，加热煮提 3 次，每次煮提 1 小时（以沸计时）；3 次药汁合并滤净待用。

2. 将面粉倒在案板上，加入发面或酵母适量，湿热茯苓水 500 克，使成发酵面团。

3. 将猪肉剁茸，倒入盆内，加酱油拌匀，再加调料，搅拌成馅。制作成包子，上笼用武火蒸约 15 分钟即可。

用法：佐餐食。可常期食用。

适应症：功效养心安神、健脾开胃，除湿化痰，利水肿。用于脾胃虚弱，小便不利，痰饮咳逆，心悸失眠等症。

山药鸡蛋面

配方：白面粉 3000 克，山药粉 1500 克，鸡蛋 10 个，豆粉 200

克，生姜、食盐、味精、胡椒粉、猪油、葱各适量。

制法：

1. 将面粉、山药粉、豆粉放入盆中，加鸡蛋、水、食盐适量，揉成面团，擀成薄面片、切成面条。

2. 将锅内加水适量，放入猪油、葱、生姜，烧开，再将面条下入，煮熟，放入味精、食盐即可。

用法：每日 1 次，每次吃面条适量。

适应症：功效健脾固肾。用于脾虚，泄泻，慢性痢疾、遗精、带下、小便频数等症。

红枣炖兔肉

配方：红枣 20 枚，兔肉 200 克。

制法：

1. 选色红、肉质厚实的大红枣，洗净备用。

2. 将兔肉洗净，切块，与红枣一起放砂锅内，隔水炖熟，即可服用；亦可调味服用。

用法：每日 1 次，每次吃兔肉 100 克。

适应症：功效健脾益气，补血壮体。用于脾虚气弱，病后体虚，过敏性紫癜等。

果仁排骨

配方：草果仁 10 克，薏苡仁 50 克，排骨 1500 克，冰糖屑、生姜、葱、花椒、料酒、卤汁、香油、味精各适量。

制法：

1. 将草果仁、薏苡仁炒香后，捣碎，加水煎煮两次，提取滤液 3000 毫升；将排骨洗净，放入药液中，加生姜、葱、花椒、将排骨成七成熟，捞取排骨、晾凉。

2. 将卤汁倒入锅内，用小火烧沸，放入排骨，卤至透熟，即可起锅。

3. 取适量卤汁倒入锅中，加冰糖、味精、食盐，在文火收成浓汁、烹入料酒后，均匀倒在排骨外面即可。

用法：每日1次，每次吃排骨100克，佐餐食用。

适应症：功效健脾燥湿，行气止痛，消食和胃。用于脾虚湿重，骨节疼痛，食少便溏等症。

赤小豆鸭羹

配方：青头鸭1只，草果1个，赤小豆250克，食盐、葱各适量。

制法：

1. 将青头鸭宰杀后，去毛、内脏，洗净，备用。

2. 将赤小豆淘洗干净，连同草果装入青头鸭腹内。

3. 将鸭放入锅内，加水适量，用火炖煮，待鸭炖熟后，加食盐、葱即可。

用法：空腹食鸭肉100克，喝汤。

适应症：功效健脾，开胃，利尿。用于脾虚水肿病人。

木瓜汤

配方：木瓜1000克，草果5个，羊肉1000克，豌豆300克，粳米500克，白糖、食盐、味精、胡椒粉各适量。

制法：

1. 将草果、羊肉、豌豆、粳米淘洗干净；木瓜煮取汁待用。

2. 将羊肉切成2厘米见方的小块，放入锅内，再加入木瓜汁、草果、豌豆、粳米，加水适量，放置武火上烧开，移文火上炖熬至豌豆熟烂、肉熟。

3. 放入白糖、食盐、味精、胡椒粉即可。

用法：佐餐食。亦可单食，每日1次，每次吃羊肉200克。

适应症：功效健脾除湿。用于脾湿下注之腿、足肿痛、麻木不仁等症。

清宫八仙糕

配方：茯苓100克，生晒参15克，山药100克，糯米粉150克，砂糖适量，莲子100克，薏苡仁100克，粳米粉150克，砂糖适量。

制法：将茯苓、人参、山药、莲子、薏苡仁共磨成细粉与粳米粉、糯米粉、砂糖一起加水适量、拌匀，压成米粉饼约50块，入笼蒸熟即可。

用法：当点心吃。

适应症：功效补肾安神，利水去湿，养血健脾。用于脾胃虚弱，不思饮食。

按语：脾主运化，脾为“后天之本”气血生化之源。本药糕有益气补肾健脾的人参、茯苓、山药配成。为清宫八仙糕的主要成份。脾喜燥恶湿。故配祛湿之薏苡仁，再配以养心益肾补脾之莲子，使本糕有较好的补虚效果。

三、注意事项

脾为后天之本，脾虚症是临床上最常见的虚证之一。经常保持“脾旺不受邪”将给人体的健康带来极大的好处，对于处在生长发育最旺盛时期的小儿则更是如此。

出现脾虚证后如何补？首先要知道虚证的类型及其表现；其次，要知道脾虚证型需用的饮食治疗方法：

脾虚证型归纳起来有三类：即脾气虚型、脾阳虚型和脾阴虚型。

1. 脾气虚型：临床上常见到的有三类证候。

（1）脾不健运：食纳减少，食后作胀，或肢体浮肿，小便不利，或大便溏泻，作有身倦乏力，面色萎黄，舌质淡嫩，苔白，脉缓弱。本证多由病后久虚损，或过度劳倦，或饮食不节，损伤脾气所致。

食疗方法：益气健脾。药膳用山药肉麻丸；芡实薏苡仁粥；芡实50克，苡仁50克，粳米100克，共煮粥服。白鲫鱼糯米粥；鲫鱼1~2条，糯米50~100克，煲粥食。

（2）脾气下陷：头目昏花，少气无力，小腹坠胀，慢性腹泻，或脱肛，子宫脱垂，肾下垂，面色萎黄、舌淡、脉虚。本证多由病后久虚损，或劳倦伤脾、脾气不升所致。

食疗方法：益气升阳。药膳用黄芪、党参杞子炖乳鸽；用黄芪30克，党参30克，杞子15克，剖净乳鸽1只，放入炖盅内加水适量，隔水炖熟，饮汤吃鸽肉、白天服食。每周2次。淮山药巴戟炖猪大肠；山药15克，巴戟30克，入洗净的猪大肠内，隔水炖熟，每日1次，连服7天为1疗程。

（3）脾不统血：饮食减少，倦怠无力，少气懒言，面色苍白，皮下出血、吐血、尿血、便血及妇女月经过多，或崩漏，舌质淡，脉细弱。本证多由病久虚损或劳倦伤脾，脾气不升所致。

食疗方法：补脾摄血。药膳用归脾汤或归脾鸡汤；猪瘦肉阿胶汤；猪瘦肉50克，阿胶15克。先将猪瘦肉切片煮汤，再将阿胶于汤内溶化即可。花生煲大蒜：花生100～150克，大蒜肉50～100克，放瓦煲内煲熟即可，每周2次，连服数周。

2. 脾阳虚型：在脾气虚见证的基础上，同时出现腹中冷痛，腹满时减，得温则舒，口泛清水，四肢不温，妇女白带清稀，小腹下坠、脉迟、舌淡、苔白。本证多由久病伤脾，或饮食生冷损伤脾胃阳气所致。

食疗方法：用温中健脾。药膳用壮阳狗肉汤：白胡椒煲猪肚；白胡椒12～15克，略打碎，入猪肚内，留少许水分，用线丸紧上下口，慢火煲约1.5小时，调味服食，每周2次；熟附子煲狗肉：附子15克，鲜狗肉250克，生姜适量。狗肉洗净、切块，放入瓦锅内煲，肉烂为度，调味食用，每周2次。

3. 脾阴虚型：主要是脾阴不足，脾失运化而不思饮食，肌肉消瘦，四肢萎软乏力，大便硬结，口干口苦，消渴、烦躁不眠，甚或出血、舌质红，舌苔少。本证由于久病伤脾，脾胃气阴不足所致。

食疗方法：滋阴补气。药膳用淮山药煲猪胰：淮山药50克，猪胰150克。猪胰洗净、切片，放瓦锅内与山药煲汤，食盐调味，隔天服1次；玉米须煲龟：玉米汤30~60克（鲜品加倍用量），乌龟500~1000克。龟除肠脏、头、爪、洗净，入瓦锅内加玉米须、水适量、慢火熬煮，服食。每周2次；沙参玉竹煲老鸭：沙参50克，玉竹30克，已剖并洗净老鸭1只，三种食物放瓦锅内，加水适量，慢火煲1~2小时，调味后食服。每周1~2次。

此外，脾虚患者在平时饮食中，宜以清淡易消化的食物为主，忌过食肥甘腻之物，每餐餐次的进食量不宜过饱，一般在60~70%便可，可增加1~2个餐次，起居饮食宜有规律。

第二节　补肾健肾食疗方

一、概述

肾藏精，主生殖，显然包括了男性的睾丸、阴茎，女性的卵巢、子宫功能在内；肾还主骨、生髓、通脑，主水。肾有病可出现阳痿、遗精、不育、不孕，腰腿痠软，健忘，小便频数或不利。

用动物肾治病，除了用肾脏（又称“腰子”，“内肾”）外，还用带睾丸的阴茎（又称“鞭”，“外肾”）。内肾以猪腰、羊腰常用，能补肾益精，偏用于肾阳虚之腰膝酸痛，腰下觉冷、遗精阳痿、耳鸣耳聋、小便频数；外肾以海狗肾、黄狗肾、鹿鞭、牛鞭多用，专治肾虚阳痿。

二、食疗选方

杜仲腰花汤

配方：猪肾1对，杜仲10克、料酒、精盐、葱、姜、味精等各适量。

制法：

1. 将猪肾洗净后，去肾盂肾盏，将肾切成小块，浸泡在清水中，去掉腥臭味。

2. 将杜仲洗净，与上味共入炖盅内，加清水适量和少许调料，炖熟即可。

用法：佐餐食。

适应症：功效补肾健腰。用于肾虚腰痠痛无力者。

按语：猪腰能补肾气，治肾虚腰痛。杜仲能补肝肾而强筋骨。在临床上主要用于肾虚腰部痠痛。杜仲腰花汤是民间常用的补肾健腰药膳方。

白水猪肉汤

配方：猪肉 250 克，黑豆 30 克，葱、姜、料酒、精盐、味精等各适量。

制法：将猪肉洗净、切成小块；黑豆洗净加水适量浸胖。把猪肉和黑豆连同水同时放入锅内，再加葱、姜、料酒，烧开后用文火煮烂、加盐、味精即可。

用法：佐餐食。

适应症：功效补中益气，温肾助阳。用于小儿遗尿、夜尿多，老人或肾虚耳聋等。

按语：猪肉咸、温，有补中益气，温肾助阳作用。如《日华子本草》记载：补肾气，壮阳，暖腰膝，补虚劳，益气力。黑豆入肾功多。故能治水，消胀、下气，制风热而活血解毒。如《四川中医杂志》记载：治黄疸浮肿，肾虚遗尿。故两味配用能温补肾阳而治小儿遗尿、夜尿、肾虚等。

枸杞燕窝汤

配方：燕窝 50 克，冰糖 50 克，枸杞子 10 克。

制法：

1. 将燕窝放入盛水的大碗内，加盖浸泡、水凉后、换入清水，择去绒毛和污物，洗净，盛入碗内，加清水90毫升，放入蒸笼蒸30分钟，使燕窝完全胀发、捞出，盛入大汤碗中。

2. 取大碗1只，放入冰糖溶化，去掉沉淀物，连枸杞子倒入盛燕窝的大汤碗内即可。

用法：不拘时食饮。

适应症：功效补肺养阴，补肝益肾。用于支气管扩张，慢性支气管炎，肺结核。

枸杞肉丝盖浇饭

配方：枸杞子30克，猪瘦肉100克，粳米饭150克，葱、料酒、酱油、精盐、味精等各适量。

制法：

1. 将枸杞子挑洗干净，除去杂质、洗净；猪瘦肉洗净、切成丝，并加入生粉、料酒拌匀。葱洗净、切成段。

2. 起油锅、倒葱段煸香，加肉丝和枸杞子，加精盐、酱油、味精少许，合炒几下，再加清水适量，炒至熟时加味精少许即可，然后把枸杞子肉丝浇在饭上即可。

用法：佐餐食。

适应症：功效益肝明目，健脾补肾。用于肝肾虚，目糊，体虚者。

按语：枸杞子性味甘、平，是一味补养肝肾的药品。不论肾阴虚或肾阳不足，皆可应用。具有较好的益肝明目作用。正如《本草图解》记载："补肾益精……，而消渴，目昏，而腰痛膝软，无不愈矣"。《本草纲目》记载："能补肾润肺，生精益气，此乃平补之药"。

龙马童子鸡盖浇饭

配方：童子鸡250克，海马3克，虾仁50克，葱、姜、料酒、精盐、味精等调料少量。粳米饭 250 克。

制法：

1. 童子鸡宰杀后、洗净、切小块，装入炖盅内；海马、虾仁用温水浸泡 10 分钟、洗净后放入鸡肉上。炖盅内加葱、姜、料酒及少量清水，入笼用猛火蒸熟。

2. 拣去葱、姜，加盐及味精，并以生粉芡实，稍炒即可。然后盖在热粳米饭上。

用法：佐餐食。

适应症：功效补肾壮阳，调气活血。用于肾阳虚之阳痿，遗尿、虚喘等。

按语：海马味甘、性温、为补肾壮阳药品。据《本草纲目》记载：海马“阳痿多用之，可代蛤蚧”。虾仁有补肾壮阳之功。海马与虾仁相配为“相须”之用。虾仁以增强海马的补肾壮阳之功。童子鸡有温中、益气、补虚作用，配以粳米健脾益气，二味相合，以健脾胃，益气血，故本药饭即补先天之本——肾，又补后天之本——脾。脾肾同补，以补虚强身，又能治肾阳虚所致阳痿等症，有显著疗效。但阴虚火旺者忌食。

韭菜炒羊肝

配方：韭菜 100 克，羊肝 150 克、料酒、精盐、味精调味品少量。

制法：韭菜洗净、切成小段；羊肉洗净，切薄片，加料酒少许拌匀。起油锅，两味一同入锅煸炒，加精盐、味精炒熟即可。

用法：佐餐食。

适应症：功效补肝肾。用于阳痿、遗精、女子月经不调，病后视力减退，肝虚目翳等。

按语：倪维德《原机启微集》云：羊肝补肝，与肝合，引入肝经，故专治肝经受邪之病。韭菜温肾壮阳，能治肾虚所致阳痿，腰膝痠软冷痛。但本药膳湿热，有阴虚内热及疮疡，目赤者忌食。

补肾八宝饭

配方：核桃肉50克，枸杞子30克，龙眼肉50克，莲肉50克，栗子100克，白扁豆50克，米仁50克，糯米500克。

制法：

1. 先将核桃仁炒熟，将枸杞子、莲肉，白扁豆，栗子洗净后煮熟；糯米洗净蒸熟。

2. 取大碗1个，内涂猪油，在碗底放入上述各味，再把糯米饭加入压紧，再蒸20分钟后，倒入大盘子中，上面浇白糖水即可。

用法：佐餐食。

适应症：功效滋肾养阴，健脾益气。用于体弱、肾虚有腰膝痠软者。

按语：本品为经验配伍。枸杞子滋补肝肾，核桃肉补肾温肺，龙眼肉补心脾，莲肉养心、益肾、栗子补肾强筋。故有较好的补肾强壮作用，且香甜可口。

芡实茯苓饭

配方：芡实50克，茯苓50克，粳米250克。

制法：先将粳米洗净，放入锅内，加入洗净的芡实和茯苓，加水适量，用文火煮成饭。

用法：佐餐食。

适应症：功效健脾益气，补肾固涩。用于肾虚弱所致的遗尿、遗精、脾虚泄泻等。

栗子粥

配方：栗子10~15个，粳米（或糯米）100克。

制法：将栗子去壳，去皮、风干、磨成粉；将粳（糯）米淘洗净，与栗子一同放锅内，加水适量，用武火烧沸，再转文火熬煮成粥。

用法：佐餐食。

适应症：功效补肾气，益腰脚，健脾养胃。用于肾虚腰痛，腰脚无力，脾虚泄泻等。

按语：方见《本草纲目》。栗子历来作为果中佳品，有“果中栗最有益”，“栗作粉食，胜于菱芡”之说。可生食、煮食、蒸，炒食或用栗子粉制粥，制糕点等。栗子不宜多食，特别是小儿“多食则气难消”，“生者难化，熟则气滞隔食”。外感未去，痞满积疳者忌用。

杜仲酒

配方：杜仲100克，丹参20克，川芎50克，白酒1000毫升。

制法：将上述药物切块，用纱布包好与白酒一起置于容器中，密封浸泡20天后，取酒饮用。

用法：每次10毫升，每日2次。

适应症：功效补肝益肾，活血通络。用于老年人肝肾两虚，筋骨俱虚所致之腰背痠楚，腿膝无力，四肢麻木等。

按语：本方源于《外台秘要》。本药酒以杜仲为主药。早在两千年以前的《神农本草经》中就将杜仲列为上品，并认为它具有“主腰脊痛，补中益精气，肾筋骨，强志，除阴下痒湿，小便余沥”等功效。现代临床也认为杜仲具有补肝益肾，强筋健骨以及降血压的功效，可治疗肾虚腰痛，腰膝乏力，眩晕耳鸣，阳痿、早泄、小便清长以及高血压等病症。本方配以丹参、川芎，这二味药均为活血通络之要药，可辅佐杜仲起到通利筋脉，活血通络之功效。

地黄酒

配方：熟地100克，制首乌50克，当归50克，杞子50克，炒米仁50克，龙眼肉50克，檀香10克，白酒2000毫升。

制法：将上述药物切成小块，放入布袋内，与白酒一起放入酒坛内，密封15天后取酒饮用。

用法：每次10毫升，每日2次。

适应症：功效滋阴补血，益肾宁心。用于阴血亏损，肝肾两虚所致之头晕眼花，面色萎黄，心悸怔忡，失眠多梦，烦热盗汗等。

按语：本方出自《惠直堂经验方》。方中以熟地为主，配以当归、杞子、首乌等养阴补血之品，故具有良好的益肾阳，补精血的功效。龙眼肉，檀香以宁心健脾，和血理气，更有利于改善失眠多梦，心悸胸闷等症。

桑椹醪

配方：鲜桑椹1000克（或干品300克），粳米500克。

制法：

1. 先将鲜桑椹洗净、捣烂取汁（如是干品桑椹子，先烧煮取汁水），再将汁水与糯米一起蒸煮成米饭。

2. 米饭冷却后加入适量的酒糟，搅拌均匀，再放入罐内密封，待其发酵成酒酿后即可饮服。

用法：每次15~20毫升，每日2次。

适应症：功效补肝益肾，养阴补血，强壮明目。用于肝肾两亏所致之头痛、目干、眼花、迎风流泪、耳鸣耳聋、失眠多梦、五心烦热、腰膝痠软、大便不畅等。

按语：本方出自《食鉴本草》。本药酒以一味桑椹子与糯米一起酿制而成。桑椹子具有补肝益肾，明目养血的功效，《随息居饮食谱》就认为桑椹子具有“滋肝肾，充血液，祛风湿，健步履，熄虚风，清虚火”之功效。古代配制桑椹酒已有相当长久的历史，曾有“四月宜饮桑椹酒，能理百种风热”的说法。

八仙茶

配方：粳米、黄粟米、黄豆、赤小豆，绿豆（上五种炒香）各750克，细茶500克，净芝麻375克，净花椒75克，净小茴香150克，炮干姜、炒晶盐各30克。麦面适量。

制法：先将上述食品与药品共研制成细末、混和；另加麦面适量，炒黄熟，与上述11味药末等份拌匀，瓷罐贮藏。

用法：每次5~10克，代茶饮。

适应症：功效保元固肾，补精润肤。用于肾元虚亏，气血不足倦怠疲劳、畏寒、四肢不温、皮肤燥涩等。

按语：本方源于《韩氏医通》，本品主要原料有八味，故名为“八仙”，其中以豆、米为主，功能健脾补元、佐以花椒、小茴香、干姜可温肾暖气，芝麻可养血补肝，晶盐可引药入胃。故《韩氏医通》称本品能“补精润肤，保元固肾”。

双乳饮

配方：牛奶250克，羊奶250克，白糖少许。

制法：将牛奶、羊奶倒入奶锅内，置文火上烧沸，加入白糖搅匀，再烧即可。

用法：湿热服用，分服。每日1剂。

适应症：功效滋补津血，益气补肾。用于津血亏少，久病愈后正气未复及肾炎，蛋白尿等。

按语：本品由牛奶、羊奶组成。不论牛奶还是羊奶，中医历来认为是滋补营养佳品。《本草经疏》中述：“牛奶牛之血液所化，其味甘、其气微寒无毒。甘寒能血脉、滋润五脏、故主补虚羸、止渴”。对羊奶《食疗本草》说“补肺，肾气和小肠，亦主消渴、治虚劳、益气”。牛奶、羊奶均能益气补血，补虚润燥，然，羊有所含的脂肪及蛋白质比牛奶更为丰富，中医历来更重视羊奶的补益功效，认为它对肾炎、蛋白尿以及肺虚咳嗽、咯血等症具有一定疗效。

人参核桃饮

配方：人参6克，核桃肉3个。

制法：人参切片，每个核桃都分成2块，放锅内，加水适量，置武火上烧沸后，用文火煮1小时即可。

用法：不拘时饮用。见效后继服1周。

适应症：功效益气固肾，润肺补元。用于喘息、气短、自汗、目眩耳鸣、面色苍白、形体羸瘦等。

按语：人参功能补益肺脾之气，核桃功能摄纳肺肾之气，以此二味组成的本品功能补益肺、脾、肾之气。适用于心、肺功能衰弱所致之胸闷气短、喘息、腰膝瘘软等症。

乌发糖

配方：制首乌 200 克，茯苓 100 克，当归 30 克，枸杞子 50 克，菟丝子 50 克，牛膝 30 克，补骨脂 30 克，黑芝麻 100 克，砂糖 500 克。

制法：

1. 先净上述各味加水浸泡发透，再放入锅内加热煎熬，共取煎液 3 次。

2. 合并煎液，用小火加热煎熬浓缩，再加砂糖煎熬，至用锅铲挑起成丝而不粘手时，停止煎熬。

3. 乘热把糖倒入涂过食用油的搪瓷盘中，压扁并切成 50 小块即可。

用法：每次 1~2 块，每日 3 次。

适应症：功效补肝肾，益精血。用于须发早白及肝肾虚的患者。

按语：制首乌的补肝肾作用较为显著，又有补血作用，用于血虚萎黄、头发早白。常与补肝肾药枸杞子及补肾药菟丝子配伍。黑芝麻可补肝肾乌须发，与制首乌相配，增强乌须发功效。发为血之余，故配当归以养血补血。配茯苓以健脾胃，补“后天之本”。配补骨脂、牛膝以加强补肝作用。

核桃糖

配方：白砂糖 500 克，核桃仁 250 克。

制法：

1. 将白糖倒入锅中，加水少许，用文火煎熬至用锅铲挑起成丝状而不粘手时，停止煎熬，趁热加入已麻油炸酥的核桃仁，调匀。

2. 把糖倒入涂过食用油的搪瓷盘中，将糖压平，用刀切成小块即可。

用法：当点心吃。

适应症：功效补肾健脾。用于肾虚腰酸痛等。

按语：核桃为人们喜爱的营养补品，春性味甘温。有补肺肾功效。补肾可纳气，益肺能定喘。腰为肾之府，转摇不能，腰膝疫痛为肾虚所致。核桃补肾强腰壮骨，故为腰痛之食品。核桃肉质润、含油脂、善大肠，故对病后及老年人的血虚，津枯所致的肠燥便秘有一定辅助治疗作用。

蜜饯双仁

配方：甜杏仁 100 克，核桃仁 250 克，蜂蜜 500 克。

制法：将甜杏仁炒后放锅中，加水适量，煎煮 1 小时，再加入洗净的核桃仁一起煎熬至汁将干时，加入蜂蜜拌匀稍煮后即可。

用法：当点心吃。

适应症：功效补肾益肺，止咳平喘。用于肺肾两虚所致之久咳、久喘之症。

按语：甜杏仁味甘、平、功能润肺止咳。适用于肺虚久咳之症。核桃仁对肺肾虚所致的久咳久喘之症有一定的治疗作用。

麻蓉糕

配方：糯米粉 1000 克，粳米 500 克，白砂糖 250 克，黑芝麻 250 克，核桃仁 250 克，绵白糖 250 克。

制法：

1. 将糯米粉、粳米粉和白砂糖倒入缸中，拌匀后，加水适量，拌至粉粒湿润，松散不粘手时，静置 30 分钟，粉粒用 16 眼铜丝筛筛过，即成糕粉。

2. 黑芝麻炒熟、碾成末，核桃仁碾碎；将黑芝麻末，核桃仁、白绵糖拌和即成麻蓉。

3. 用蒸锅铺上湿布，先放入糕粉一半，上面放麻蓉，再加另一半糕粉，蒸熟后、切成小块即可。

用法：当点心吃。

适应症：功效补肝肾。用于肝肾虚损，腰膝疲软、脱发、须发早白等。

按语：核桃仁性甘、温、有补肾温肺和定喘润肠功效。黑芝麻味甘、性平、有补肝肾，润五脏功效。故二味相配制成麻蓉糕，不仅香甜可口，而且有很好的补肝肾作用。

羊肉馅饼

配方：面粉500克，羊肉500克，肉苁蓉50克，葱、油、盐、味精、料酒、酱油等各适量。

制法：

1. 先将肉苁蓉煎浓汁；羊肉洗净剁成肉浆，并加入葱末、料酒、精盐、味精、酱油等调料拌匀成馅。

2. 将面粉倒入盒内，加肉苁蓉浓汁和成面团。再将面团分成小面团，包入羊肉馅，压扁成薄饼，用刷子两面刷一层油，烙熟即可。

用法：佐餐食。

适应症：功效益气温中，补肾壮阳。用于虚劳瘦弱，肾虚阳痿，阳虚肢冷等。

按语：羊肉味甘、性温。能补元阳，补精血，益虚劳。肉苁蓉有补肾助阳功效，为温而不燥，补而不咳的一味常用补肾中药。故羊肉馅饼是一味补肾助阳的药点。

狗肉包子

配方：面粉500克，狗肉500克，葱、姜、料酒、精盐、味精等各适量。

制法：先净狗肉洗净、剁成肉浆，加各种调料适量拌成馅；面粉发酵和成面团，摘成小块，分别包入狗肉馅，上笼蒸熟即可。

用法：佐餐食。

适应症：功效补中益气，温肾助阳。用于肾虚体弱，腰膝痠软，形寒肢冷等。

按语：狗肉味甘、咸、酸、性温。功能安五脏，暖腰膝，益肾壮阳、补胃益气。以黄狗肉最好，是一味最理想的温补强壮食物。狗肉味道鲜美，气香可口。但平素常气壮多火者及阴虚内热和性病患者不宜食用。

麻酱卷

配方：面粉 500 克，黑芝麻 500 克，白砂糖适量。

制法：先将黑芝麻炒熟，加糖磨成麻酱。将面粉发酵和成面团，分成几个面团，用擀面杖擀成薄长条，把拌好的芝麻酱放在面片上，把光面卷好，用手指在中间先对捏，后拧在 90 度成花卷，上锅蒸熟即可。

用法：佐餐食。

适应症：功效补肝肾，益脾胃。用于肝肾精血不足，头昏目眩，头发早白，腰膝痠软等症。

按语：黑芝麻炒熟后气味芳香、多油脂而香甜可口。功效为养肝血，益肾阴，《名医别录》说它具有“坚筋骨，明耳目，耐饥饿，延年”的功效。故常食麻酱卷有益于身体健康，但脾虚之便溏或腹泻者少食。

虾肉馄饨

配方：精白面馄饨皮 500 克，瘦猪肉 250 克、味精、精盐、料酒等各适量。

制法：瘦猪肉洗净，用绞肉机绞成肉浆，加入洗净的虾肉和调料，拌匀成虾肉馅。用馄饨皮包成馄饨。等水开后下入煮熟即可。

用法：佐餐食。

适应症：功效健脾补肾、益精血。用于体质虚弱者。

按语：瘦猪肉补精血，虾肉能温补肾阳。二味相合制成馄饨易消化。故对体虚者能补虚，对食欲不佳者有开胃作用。

桂花栗子羹

配方：栗子300克，白糖100克，生粉50克，糖桂花少许。

制法：

1. 栗子加水略煮，再去壳去皮，栗肉上笼蒸酥，待栗肉冷却后、切成粒状。

2. 锅内加清水、栗内泥、白糖，用大火烧沸后，转用文略焖，再用生粉勾薄芡，撒上糖桂花即可。

用法：佐餐食饮。

适应症：功效补肾强筋。用于肾虚腰膝无力症。

鹿肾粥

配方：鹿肾一对，粳米100克，肉苁蓉15克，葱白、盐少许。

制法：将鹿肾去胎膜，粥将熟时，加入鹿肾、苁蓉、葱白、盐、再稍煮即可。

用法：佐餐食。

适应症：功效补肾壮阳，益精。用于肾气虚损耳聋者。凡阴虚火旺所致咽喉干痛，阳强易举、便秘、心烦及外感实热等症忌用。

酱汁刀豆

配方：鲜刀豆500克，茭白肉40克，料酒、精盐、酱油、甜面酱、味精、姜末、湿淀粉、鲜汤、生油等各适量。

制法：

1. 将刀豆撕去边缘硬膜、洗净、切成段；茭白肉洗净、切成长条。将刀豆投入七成热油锅内炸约半分钟，见刀豆外壳起泡发软、浮在油面时捞出。

2. 炒锅内放生油烧热，先把甜面酱倒入锅内炒一下，再放入刀豆、茭白条、并加酱油、姜末、料酒、炒后加鲜汤、味精、盐、烧几分钟，刀豆入味后，用湿淀粉勾芡后即可。

用法：佐餐食。

适应症：功效益肾补元，健脾止呕。用于胃寒脘痛，呕吐呃逆、腰痛膝软等。

按语：刀豆性味甘、平、具有温中下气，利胃肠，止呕逆，益肾补元的功能，对脾肾虚寒而致的呃逆呕吐，腹胀腰痛，痰喘等病症有效。现代医学研究认为，刀豆含刀豆血球凝集素等多种球蛋白对癌肿细胞有一定的抑制作用。故肿瘤患者多食一些刀豆颇有益处。

生石斛酒

配方：生石斛 100 克，生地 100 克，牛膝 30 克，杜仲 15 克，丹参 15 克，白酒 1000 毫升。

制法：将上述药物一起装入砂布袋内，与白酒共放入酒坛内，密封浸泡 15 日后，即可取酒饮用。

用法：每次 10 毫升，每日 2 次。

适应症：功效益肾养阴，壮腰活血。用于老年肾阴亏损，血不养筋所致之腰膝酸痛。下肢痿软，活动不利，肌肤干燥等。

按语：本方源于《外台秘要》。方中以生石斛为主药，石斛性味甘、淡、寒。功能养阴生津，养胃治痿。古代医学名著《名医别录》述石斛“益精，补内绝不足，平胃气，长肌肉”故而石斛可治四肢痿软不用之痿症。配以生地、丹参加强滋阴补血之功，再配以牛膝、杜仲可增强补肝益肾，强筋健骨之力。

红枣木耳汤

配方：红枣 15 枚，木耳 10 克，白糖适量。

制法：木耳用温水泡发，去杂洗净，撕去梗并小志，红枣洗净去核，将红枣、木耳、白糖同放砂锅中，注入适量清水，煮至红枣、木耳熟透即可。

用法：不拘时饮用。

适应症：功效益肾健脾，养阴补血。用于阴虚不足所致之贫血、高血压、高血脂及头晕、目花、耳鸣、乏力等。

按语：本品由红枣、木耳组成。木耳功能益肾补血，尚有一定的抗癌、降低血粘度，抗血凝的作用。因此，对老年肾虚者以及患有心脑血管疾病、血粘度升高者或肿瘤患者，经常食用木耳为主要成份的饮料对健康颇有益处。

桑椹糖

配方：桑椹200克，白砂糖500克。

制法：

1. 把白砂糖放入锅中，加水少许，以文火煎熬至稠厚时，把已研成碎末的桑椹加入，调匀，再继续煎熬至用铲挑起成丝状而不粘手时，停止煎熬。

2. 将糖倒在表面涂过食油的搪瓷盘中，待稍冷、切成小块即可。

用法：当点心吃。

适应症：功效补肝益肾，滋阴补血。用于肝肾阴虚，目暗视弱，耳鸣便秘等。

按语：桑椹为常用的滋补强壮品。是滋阴补益肝肾的佳品。清代王孟英《随息居饮食谱》中记载：“桑椹滋肝肾，充血液，祛风湿，健步履，熄虚风，清虚火”。年迈体弱者，每多肝肾亏虚，阴血不足。所以老年人经常服用尤为适宜。

芝麻核桃糖

配方：赤砂糖500克，黑芝麻250克，核桃仁250克。

制法：

1. 将赤砂糖放入锅内，加水少许，用文火煎熬至较稠厚时，加入炒熟的黑芝麻、核桃仁。调匀后、停止煎熬。

2. 趁热将糖倒入涂过食油的搪瓷盘中，待稍冷，将糖压平、切成小块即可。

用法：当点心吃。

适应症：功效健脑、补肾、乌发。用于肾虚、健忘，头发早白和脱发等。

按语：芝麻质润多脂，是民间常用的补品，能滋肝肾、润肠胃、乌须发。古人说：有服食芝麻，可除一切痼疾，返老还童……。虽然言过其实，但并非没有道理。据《名医别录》说：芝麻有“坚筋骨，明耳目，耐饥渴，延年的功效”。核桃仁有补肾壮腰功效，为冬令常用补品之一。据《医学衷中参西录》记载：“胡桃为滋补肝肾，强健筋骨之要药，故善治腰疼眼痛，一切筋骨疼痛。为其能补肾，故能固齿牙，乌须发……”。故芝麻、核桃仁合食用，有较好的补肾、健脑、乌发作用。

蜜饯鲜桑椹

配方：鲜桑椹500克，蜂蜜200克。

制法：将鲜桑椹洗净、放入锅中，加入蜂蜜用小火煮沸，调匀即可。

用法：当点心吃。

适应症：功效补肝益肾、润燥。用于神经衰弱、失眠、健忘和习惯性便秘。

按语：桑椹味甘、寒，入肝、肾二经。为滋阴补血、补肝益肾之佳品。清代王孟英《随息居饮食谱》记载：“桑椹滋肝肾，充血液，祛风湿，健步履，熄虚风，清虚火”。所以，食用蜜饯桑椹有一定的强身保健作用。

栗子糕

配方：生板栗500克，白糖200克。

制法：将板栗放入锅内，加水适量煮半小时，待冷，剥去皮，放入碗内、再煮半小时，趁热放在铝盆中，加入白糖用勺压拌均匀成泥。以塑料瓶盖为模，把栗泥填压成饼状即可。

用法：当点心吃。

适应症：功效养胃补肾、强筋止血。用于久病体虚，小儿筋骨不健及出血等。

按语：栗子性味甘、温。《别录》记载："主益气、厚肠胃、补肾气，令人忍饥"。消化不良，湿热内蕴、颜面水肿，风湿痛等症忌用。

鸡肉包

配方：面粉 500 克，鸡肉 500 克，生晒参 6 克，料酒、精盐、味精各适量。

制法：

1. 先将生晒参研成粉。鸡肉洗净剁成肉浆后，加入生晒参粉及各种调料，拌匀成鸡肉浆馅。

2. 面粉发酵和成面团，摘成小块，包入鸡肉馅，上笼蒸熟即可。

用法：佐餐食。

适应症：功效滋养五脏，补益气血。用于体质虚弱，气血不足，脾虚食少等。

按语：鸡肉自古以来，一直是人们所熟知的和喜食的滋补强壮食品。古代医书记载：鸡肉有补中益气，补精、填髓的功用，再配补气药生晒参，故鸡肉即有味鲜美，又有滋补强壮作用。

益肝明目小笼包

配方：面粉 500 克，猪瘦肉 500 克，枸杞子 100 克，精盐、味精、酱油、糖、料酒等调料各适量。

制法：

1. 先净枸杞子洗净，研成酱；猪瘦肉洗净、剁成肉浆，放入锅内，加入枸杞子酱及各种调料，拌匀成馅。

2. 把面粉加水适量和成面团，摘成 60 只坯子，用手将坯子按扁，按成中间略厚，边缘薄的皮子，包入馅心，捏成包子形，上笼用旺火沸水蒸约8分钟左右，见包子呈玉色，底不粘手时即可。

用法：佐餐食。

适应症：功效益肝肾，明目。用于肝肾亏损，腰膝痠软、目糊等。

按语：枸杞子味甘、性平、柔润多液，是一种补养肝肾的药品。肝开窍于目，枸杞子补养肝血而明目。配瘦猪肉补精血。故小笼包子有益肝明目之功。

白糖芝麻糊

配方：黑芝麻250克，何首乌30克，粳米100克，牛奶250毫升，白糖250克。

制法：

1. 将黑芝麻洗净，沥干水分，下锅炒香后磨细；何首乌洗净，浸泡1小时后磨成细粉末；粳米洗净，浸泡1小时后磨成细粉末。

2. 锅内加清水约1000毫升，加白糖，用大火烧沸后加牛奶、黑芝麻、何首乌和粳米粉，不断搅动，煮沸后即可。

用法：佐餐食。或当点心吃。

适应症：功效补肝肾，乌须发。用于肝肾不足，须发早白。

按语：黑芝麻炒后，气味芳香，多油脂，有养肝血，益肾阴功效；何首乌的补肝肾作用较为显著，又有补血作用。故黑芝麻、何首乌相配，通过补益肝肾而有乌须发作用。再加牛奶增强本药点的补益作用。但脾虚溏便或腹泻者不宜食。

麻雀酒

配方：麻雀5只，菟丝子15克，肉苁蓉15克，米酒1000克。

制法：将麻雀用水淹死，去毛、内脏及爪、洗净，切块；菟丝子、肉苁蓉、麻雀、米酒共放入酒罐内，密封浸泡7天后即可饮用。

用法：每次10毫升，每日2次。

适应症：功效温补肾阳。用于阳痿、早泄、腰膝瘆软，老年人阳虚等。

按语：麻雀肉质细嫩而清香，营养丰富，是一味别有风味的佳肴。常用烹制方法有清炸、清烹卤浸、红焖、焗等。麻雀肉还是一味壮阳益气的食疗佳品，对于肾虚阳痿、早泄等患者有一定的益处。但阴虚火旺者或阳盛及阳强易举等忌服。

益寿鸽蛋汤

配方：枸杞子 10 克，龙眼肉 10 克，制黄精 10 克，鸽蛋 4 只，冰糖 50 克。

制法：将枸杞子、龙眼肉、制黄精洗清，切碎；冰糖敲碎装在碗内。锅置火上，注入清水约 750 毫升，加入以上三味药物同煮至沸后 15 分钟，再把鸽蛋打破后逐个下入锅内，同时将冰糖屑下入锅内同煮熟即可。

用法：不拘时饮用。连服 1 周。

适应症：功效补肝肾，益气血。用于肺燥咳嗽，气血虚弱，智力衰退等症有较好的疗效。本方可作肾虚腰痛，面黄羸瘦，年老体衰者膳食。

按语：冰糖的份量可视口味增减。

油酥九香虫

配方：九香虫适量。

制法：将九香虫用菜油炒熟炙酥、嚼食。

用法：每次 5～10 个，一日 2 次，空腹服用。

适应症：功效补肾壮阳，疏肝理气，补脾益胃。用于气滞脘痛，肾亏阳痿，腰膝酸痛等症。阴虚阳亢者忌用。

板栗猪肉饭

配方：瘦猪肉 500 克，板栗 300 克，粳米 500 克，料酒、精盐等调料适量。

制法：瘦猪肉洗净后、切成小块；板栗去壳。起油锅，把猪油、板栗入锅煸炒，并加料酒，烧至七成熟时，倒入已洗净的粳米锅内，加水适量，拌匀，煮成饭即可。

用法：佐餐食。

适应症：功效补肾壮腰。用于肾虚腰痛患者。

按语：板栗性味甘、温，有养胃健脾，壮腰补肾功效，善治肾虚腰痛。配猪肉和粳米，加强补虚作用。

鸡肉栗子蒸糯米饭

配方：鸡肉 200 克，栗子 200 克，糯米 250 克。

制法：鸡肉洗净、切成块；栗子剥皮；糯米洗净，一起放入蒸锅中，加水适量，隔水蒸熟即可。

用法：佐餐食。

适应症：功效补肾益气，强腰膝。用于肾虚腰痛，腿脚无力，脾虚泄泻等。

按语：《本草纲目》记载：栗子和糯米一起煮，有补肾，强腰膝、益气、厚肠胃的功效。再配鸡肉以加强本饭的益气、补虚之作用。

蜜枣核桃仁

配方：蜜枣 250 克，核桃仁 100 克，蛋清 5 只，糯米 100 克，白糖、生油适量。

制法：

1. 蜜枣上笼蒸熟，取出去核；核桃仁 用热水泡开；炒锅放生油、烧至五成熟时，将核桃仁放锅内，过油 1 分钟，捞出沥油待用。

2. 取蜜枣 1 枚摊开，包进一小块过油的核桃仁，卷成橄榄形，依此，至蜜枣全部包完即止。

3. 将蛋清入碗，放入糯米粉调拌后，将卷好的蜜枣放入糯米浆内蘸匀。

4. 炒锅放油，烧至五成熟，将蘸浆的蜜枣核桃仁逐个下油锅炸至色黄发脆捞出，待全部炸好，再回锅略炸，倒入漏勺内沥油，装在盘内，撒上白糖即可。

用法：当点心吃。

适应症：功效益肾填精，健脾和中。用于头晕耳鸣、腰酸腿软、面色萎黄，四肢无力等症。

按语：本品为一甜点，蜜枣由大枣加工而成，比大枣的滋补作用更强。功能健脾和胃，补气养血；而核桃功能补肺益肾。适用于老年体虚所致之头晕耳鸣，目花眼干，心悸气短，腰膝疲软等症。

冬笋黄瓜拌腰花

配方：猪腰子 250 克，水发冬笋及黄瓜各少许、精盐、味精、料酒、醋、姜末各适量。

制法：

1. 将猪腰子剥皮、一切两片，去腰臊，然后切成麦穗形的花刀；冬笋、黄瓜都切成菱形片。

2. 锅内加清水、烧开，放入腰花、冬笋烫熟捞起，用凉水投凉、取出用手挤净水分。

3. 把腰花、冬笋、黄瓜都放在碗内，加姜末、精盐、味精、料酒、醋拌匀、装盘即可。

用法：佐餐食。

适应症：功效益肾补腰，滋阴利水。用于腰疲足软，面浮肿及肾炎患者。

按语：本药膳处方主要原料为冬笋、黄瓜、猪腰。黄瓜性味甘、凉，功能清热解毒、利尿解烦渴。现代药理学还发现鲜黄瓜能抑制糖类物质转变为脂肪。因此具有一定的减肥降脂作用。黄瓜中含有维生素 E，具有一定的延缓衰老的功能；黄瓜中含有胡芦素 C，具有一定的防癌抗癌功效。而冬笋因其鲜美可口，嫩白如玉，自古认为“菜中珍品”。它不但具有清热化痰、和胃利水的功能，而且具有低脂肪、低糖、多纤维素的特点，故而也有一定减肥降脂的功效。

琥珀核桃仁

配方：核桃仁250克，白糖3汤匙，麻油250克（实耗很少），盐1汤匙。

制法：

1. 核桃仁放碗内，加少许盐，放适量开水浸泡10分钟左右，剥去核桃仁皮，用温水洗净。

2. 炒锅置火上，加入白糖和半杯清水，把核桃仁放入锅内，用文火烧4~5分钟。待锅中水烧开，糖汁包在核桃仁上时、停火，将核桃仁盛碗中。

3. 炒锅洗净、置于火上，倒入麻油，待油热后，倒入裹有糖汁的核桃仁，用文火把核仁炒至金黄色、捞出、盛盘中、撒上少许精盐拌匀，待凉即可食。

用法：当点心吃。

适应症：功效益肾补精，补脑养血。用于头晕健忘，腰酸足软，耳鸣目花等。

按语：核桃原产于西域，由汉代张骞出使西域带回，传入中国，胡又名“胡桃”。核桃功能壮腰补肾，敛肺定喘，润肺通便，对肺肾气阴两虚所致的头晕耳鸣、气短乏力等症尤佳。现代医学认为核桃仁的脂肪主要成份是亚油酸甘油脂。高脂蛋白血症、高血压、冠心病等患者用颇有益处。具有降血压、保护心脑血管的功能。但便溏者不宜食用。

固本酒

配方：人参30克，枸杞子30克，天冬30克，麦冬30克，生地60克，熟地60克，白酒1500毫升。

制法：将上述药物放入酒坛内，以白酒浸泡，密封15天后，取酒饮用。

用法：每次10毫升，每日2次。

适应症：功效益气固本，滋阴养血，调五脏。用于元气虚亏所致之面色萎黄、头晕目花，心悸怔忡，失眠多梦，神疲乏力等。

按语：本方出自《医便》。本方多为“固本”，其意为固摄根本。人体之根本为肾脏之气，尤其是肺、脾、肾三脏之气；生地、熟地可补五脏的阴血，尤其是肝、肾二脏；天冬、麦冬补心肺之阴；枸杞子补肝血；诸药配伍合用则五脏的气、血、阴、阳皆能得到调益。

还童酒

配方：当归20克，生地20克，熟地20克，五加皮30克，枸杞子30克，乌药15克，陈皮15克；牛膝15克，秦艽15克，羌活15克，麦冬30克；苍术15克，独活15克，小茴香15克，木瓜15克，白酒2000毫升。

制法：将上述药物切成碎块与白酒共置于酒罐内，以泥封口，浸泡20天后，取酒饮用。

用法：每次15毫升，每日2次。

适应症：功效补肾养肝，强筋健骨，祛风化湿，散寒通络。用于老年体弱者肝、肾二虚筋骨不利所致之四肢酸痛，腰膝痠软、活动不利，肢节麻木等。

按语：本方出自《回生集》，方中当归、生地、熟地、杞子、桂皮、麦冬、川断可补肝肾之阴血，强筋健骨；而五加皮、木瓜、羌活、苍术、秦艽、萆薢则具有祛风化湿，散寒通络之功，再佐以陈皮、乌药行气，以求气行则血行，血行则络脉通达之意。本方最宜于老年体虚，筋骨痠痛，肢体萎软等症。

延寿茯嗣酒

配方：生地500克，覆盆子100克，山药100克，芡实100克，茯神100克，柏子仁100克，桂圆肉300克，核桃肉200克，益智仁60克，白酒10公斤。

制法：将生地蒸60分钟，取生地及其他各药放入容器内，加白酒浸泡之，隔10天后即可取酒饮用。

用法：每日晚睡前饮20毫升。

适应症：功效壮阳温肾，填精助育、壮腰健骨。用于肾阳虚亏，肾阴不足所致之筋骨痠软，腰膝无力，阳痿不育、遗精、早泄、小便清长，白发秃发，耳鸣眼化及妇女不孕等。

按语：本方载于《惠直堂经验方》。方中生地为君，益肾补元；鹿茸、苁蓉、益智仁、沙苑壮阳温肾；山药、芡实、萸肉、麦冬等品滋阴固精；再加柏子仁、桂圆肉、核桃肉等食物补品以养心补血，益智补元。本药酒尚可作为老年保健强身，延缓衰老之品。

枸杞粥

配方：枸杞子30克，粳米100克。

制法：将枸杞子洗净，粳米淘净，同放入锅内，加水适量，先用武火烧沸，再用文火熬煮成粥即可。

用法：佐餐食。

适应症：功效补肾益精，养阴明目。用于肝肾不足，腰膝痠软，头晕目眩，久视昏暗，老年性糖尿病等。

黑芝麻糯米饭

配方：黑芝麻250克，糯米250克，首乌30克，砂糖适量。

制法：将黑芝麻洗净，炒熟、冷后研碎；首乌洗净后煎汁；糯米洗净。黑芝麻、糯米和砂糖一同放入蒸锅内，加入首乌浓汁和水适量，拌匀。隔水蒸熟即可。

用法：佐餐食。

适应症：功效补肝肾、乌须发。用于肝肾虚，须发早白者。

按语：黑芝麻有补肝肾、润五脏，养血功能。故可治头发早白、腰膝痠软，久服延年益寿。首乌补肝肾，益精血，治头发早白。糯米补脾胃。所以，黑芝麻糯米饭常吃能乌须发作用。

京葱海参盖浇饭

配方：水发海参200克，京葱50克，粳米饭200克，料酒、味精、精盐、酱油等各适量。

制法：

1. 将海参洗净，在肚内用刀划十字刀（不能切宰），放入开水锅内氽一下，捞出，沥干水分；京葱洗净、切成小段。

2. 起油锅放入京葱略煸香后，加入海参、料酒、酱油、盐炒熟后出锅时，淋入麻油。把热米饭装入盆中，把京葱、海参浇在饭上即可。

用法：佐餐食。

适应症：功效补肾润燥、养血。用于肠燥、便秘、血虚、精血亏损，体质虚弱，性功能减退。

按语：据古代中医文献记载：海参有较好的补肾作用，如《本草从新》记载："海参补肾益精，壮阳疗痿"。《随息居饮食谱》记载："海参滋阴、补血、健阳、润燥、调经、养胎……"。但海参性滑，凡脾虚不运，痰多便溏者不宜食。海参、粳米相合，是一味美味可口的高蛋白的滋补食品，又是强身的保健品，故常服颇有裨益。

什锦炒饭

配方：瘦猪肉50克，火腿肉50克，虾仁50克，水发海参50克，香菇30克，粳米饭200克，调料适量。

制法：

1. 将猪肉与火腿洗净后、切成小片；水发后海参洗净后、切成丝；虾仁洗净；香菇水发后洗净、切成条状。

2. 将上述各味混在一起，加料酒、精盐等调料后，起油锅，入锅煸炒，至基本熟后把粳米饭倒入，加味精少许，煸炒片刻即可。

用法：佐餐食。

适应症：功效益肾健脾，补气血。用于体质虚弱者。

按语：什景饭有强身保健作用。饭中虾仁、海参有补肾益精之功。猪肉、火腿、香菇有补脾胃，调气血之功。宜气血虚者调补之用。

鸽肉饭

配方：鸽子肉100克，枸杞子15克，粳米饭150克，料酒、精盐、味精等各适量。

制法：将鸽肉洗净、切片，加生粉、料酒少许、拌匀；枸杞子洗净。起油锅、倒入鸽肉煸炒，加入枸杞子继续煸炒。最后加精盐、味精拌匀。热粳米饭放盆中，把枸杞子、鸽肉连汁盖浇在饭上即可。

用法：佐餐食。

适应症：功效补肝肾，益精益。用于肝肾阴虚，肾虚体亏等。

按语：鸽肉性味咸平，有补肝肾、益精气，去风解毒之功效。现配枸杞子、加强补益肝肾作用。故本药饭不仅味鲜美可口，可促进食欲，而且有较好的补肝肾作用。

鹿筋焖蘑菇

配方：水发鹿筋250克，鲜蘑菇150克，冬笋片50克，料酒、酱油、精盐、味精、糖、葱、姜，水淀粉等各适量。

制法：

1. 将水发鹿筋用刀剖成两半，切成3厘米长的小段、放入盆中。加入葱、姜、料酒及水适量，上笼用旺火蒸20分钟。

2. 起油锅、放入葱、姜、酱油、盐、糖及水适量，烧开后，先放鹿筋，再放鲜蘑菇，冬笋，烧至熟时后，加味精，用水淀粉勾芡，再淋上少许熟油即可。

用法：佐餐食。

适应症：功效补肾壮阳，补精强筋。用于老年人筋骨虚弱，腰背酸痛，腿膝无力及病后胃寒、乏力等。

按语：鹿筋是餐桌上之珍品，在古代食谱中曾将鹿筋列为“八珍”中之上品。鹿筋性温，味淡，微咸，为壮筋骨之佳品，对劳损，风湿性关节炎、扭伤等症具有一定的治疗效果，蘑菇有益肠胃、化痰、理气之功，配鹿筋烹调主要加强其补益作用，并增加鲜美可口。

银耳鹑蛋汤

配方：鹑蛋 10 个，银耳 20 克，冰糖适量。

制法：将鹑蛋煮熟后去壳；银耳水发后洗净。把银耳和鹑蛋放在锅内，加水适量，加冰糖、煮熟烂即可。

用法：佐餐食。

适应症：功效补益肝肾，益阴补虚。用于口干咽燥，大便秘结、咯血等。

按语：银耳又名白木耳，能滋阴润肺，养胃生津，能增加细胞免疫功能，对阴虚内热者相宜，内热而有出血倾向者更宜。鹑蛋补五脏，益气，实筋骨。营养价值很高，所含的赖氨酸，胱氨酸均比鸡蛋高，特别是含有丰富的脑磷脂，卵磷脂等。所以，银耳鹑蛋是补虚强身的滋补性药膳。

燕窝蒸鸽蛋

配方：干燕窝 5 克，鸽蛋 10 克，火腿 10 克，料酒、精盐、味精等各适量。

制法：将燕窝泡发，去毛和杂质、洗净；鸽蛋蒸熟后去壳，火腿切细。起油锅，加汤，盐、料酒、烧开后，将燕窝放入锅内煨 1 分钟，取出淋干。把燕窝放在锅中间，排列整齐，把鸽蛋镶在燕窝四周，火腿丝放在燕窝上面，加入奶液，并加适量调料，稍煮即可。

用法：佐餐食。

适应症：功效益脾胃，补肝肾。用于四肢软弱，腰痠、头晕等。

按语：燕窝性味甘、平、有滋阴清热，补益脾胃之功。鸽蛋有补肾益气作用，用于肾虚和气虚所致的腰膝痠软，疲乏无力，心悸头晕等症。本药膳两味相合，加强补脾胃，益肝肾作用。

补阳乳鸽蛋

配方：乳鸽 2 只，黄芪 15 克，枸杞子 15 克、料酒、姜、精盐、味精等各适量。

制法：鸽子宰杀后，去毛、内脏、洗净放入蒸钵内，加水适量，放入黄芪、枸杞子及调料、炖熟烂即可。

用法：佐餐食。

适应症：功效补肝肾，益气血。用于气短，乏力、记忆力减退及一切虚弱症。

按语：鸽肉补益作用以白鸽为最佳，白鸽肉性味咸、平。能补肝、肾，益精气，对老年人因肾精不足所致体弱，消渴尤为有益。现配补气药黄芪和补肝药枸杞子烹调是一种补虚的佳品肴。

枸杞猫肉汤

配方：猫肉 250 克，瘦猪肉 250 克，枸杞子 30 克，桂圆肉 30 克，料酒、葱、姜、精盐、味精等各适量。

制法：

1. 将猫肉洗净、切成小块；瘦猪肉洗净、切小块；枸杞子、桂圆肉洗净。

2. 起油锅、放入葱段、姜片、煸炒出香味后，放入猫肉、料酒、加清水适量，水开后去白沫，待猫肉煮透后捞出洗净。

3. 最后把猫肉、猪肉、枸杞子、桂圆肉、料酒、葱、姜、精盐一起放入钵内，加水适量，蒸熟烂，加味精即可。

用法：佐餐食。

适应症：功效补肾滋阴、养血。用于身体虚弱，贫血等。

按语：猫肉不常食用，但有一定的医疗保健作用。性味甘、酸、温。有治虚劳。风湿痹痛等作用。如《本草求真》记载：补血治痨症，又治瘰疬。本药膳配滋补肝肾名贵中药枸杞子和有补气血、养心脾的滋补食品桂圆肉，具有一定补肾、滋阴、益血的功效，故对于血小板减少症，贫血有一定辅助治疗作用。

虫草炖龟汤

配方：龟1只，火腿50克，冬虫夏草3克，葱、姜、料酒、精盐等各适量。

制法：

1. 将龟杀后或用滚水烫死后，去内脏，用开水氽透，捞出再洗净；冬虫夏草洗净。

2. 将龟肉放入钵内，火腿片、冬虫夏草放在龟肉四周、加葱、姜、料酒、盐少许，蒸烂后加味精、胡椒粉少许。

用法：佐餐食。

适应症：功效补肾益精，滋阴补血。用于肺结核、低热、咯血、便血、心烦、失眠、舌红无苔等阴虚患者。

按语：龟肉有滋阴降火，补阴血，强筋骨功效。冬虫夏草有补肺、肾、益精，补虚作用。两味相合，成为名贵的滋补佳品。

五加五味茶

配方：五加皮15克，五味子5克。

制法：上二味，以沸水冲泡，焖片刻即可饮用。

用法：代茶饮。每日1剂，分服。

适应症：功效祛风除湿，益气生津，补肾养心。用于气虚型眩晕，健忘等。

杜仲绿茶

配方：杜仲10克，绿茶10克。

制法：将上二味理净以沸水冲泡，焖片刻即可饮用。

用法：代茶饮。每日1剂，分服。

适应症：功效补肝肾、强筋骨。用于主治高血压、眩晕症等。

核桃杏仁汤

配方：核桃仁25克，杏仁、生姜各10克，蜂蜜适量。

制法：将生姜洗净、核桃仁、杏仁分别捣碎。将上三味一同入锅，加水400克，煮沸加蜂蜜，再煮，然后改文火焖10分钟即可。

用法：佐餐食饮。

适应症：功效补肾润肺，止咳定喘。用于久患哮喘，体质虚弱，气短喘足者。

肉苁蓉海参汤

配方：海参30克，肉苁蓉30克，生地黄30克，当归12克，蜜枣8个。

制法：

1. 将海参洗净，先用温水泡发3~4小时，若未去内脏者，应先剪开参体，除去内脏；肉苁蓉、生地黄、当归、蜜枣洗净。

2. 把全部用料一齐放入锅内，加清水适量，武火煮沸后，文火煮3小时，调味即可。

用法：佐餐食。

适应症：功效滋补肝肾，润肠通便。用于溃疡性结肠炎属于肝肾两虚者。症见大便干结，状如羊屎，5~7天大便1次（无腹痛），腰痠耳鸣，头晕眼花，神疲乏力，舌红嫩，苔白薄，脉沉细弱。

海参鸭肉汤

配方：老鸭肉150克，海参30克，生姜2片、葱1根。

制法：将生姜洗净、葱去根、洗净、切段。鸭肉洗净、切片；海参水发后洗净、切薄片。油盐起锅，放清水适量，煮沸后放鸭肉，海参，武火煮1小时，放姜、葱煮沸，调味即可。

用法：佐餐食。

适应症：功效补肝肾，滋阴液。用于肾病及肝而成肾阴虚者。症见腰膝痠软，头目眩晕，耳鸣耳聋，盗汗、遗精、口干咽燥或五心烦热等症。

鹿茸川芎羊肉汤

配方：羊肉 90 克，鹿茸（片）9 克，川芎 12 克，锁阳 15 克，红枣少许。

制法：将羊肉洗净、切片；川芎、锁阳、红枣（去核）洗净。把全部用料一齐放入锅内，加水适量，武火煮沸后，文火煮 2 小时，调味即可。

用法：佐餐食。

适应症：功效补肾阳，益精血，止头痛。用于偏头痛属于肾阳不足者。症见头痛头晕，头脑空虚，反复发作，日久不愈，遇寒尤甚，腰痠肢冷，小便清长，舌淡胖苔白腻，脉沉弱。

细辛狗肉汤

配方：狗肉 120 克，细辛 6 克，熟附子 9 克，熟地黄 18 克，八角茴香 6 克。

制法：将狗肉洗净、切块，细辛、熟附子、熟地黄、八角茴香拣洗净。把狗肉放油锅煎赤、炒香，再加入细辛、熟附子、熟地、八角茴香以及适量水，武火煮沸后，文火煮 3 小时，调味即可。

用法：佐餐食。

适应症：功效补肾助阳，化浊开窍。用于老年性耳聋属于肾阳不足，痰浊蒙窍者。症见老年性耳聋，听力障碍日见加重，患者对语言的理解力亦下降，伴神志呆滞，腰膝痠冷，夜尿清长，形体虚胖，舌胖淡苔白浊，脉迟弱等。

杞子地黄羊肾汤

配方：羊肾 90 克，枸杞子 15 克，杭菊花 9 克，熟地黄 24 克，淮山药 15 克。

制法：

1. 将羊肾先用清水浸渍 1 小时，以去尿味，再切成片；枸杞子、菊花、熟地黄、淮山药洗净。

2. 把全部用料一齐放入锅内，加清水适量，武火煮沸后，文火煮2小时，调味即可。

用法：佐餐食饮。

适应症：功效补脾益精，养肝明目。用于老视眼属于肝肾亏损者。症见视物昏蒙，眼睛干涩，腰痠耳鸣，夜尿频数，眩晕眼花。口干口渴，舌淡红苔白薄，脉细弦；亦可用于糖尿性失明属肝肾亏损者。

覆盆白果猪肚汤

配方：猪小肚150克，白果5枚，覆盆子10克。

制法：将白果炒熟后去壳，用盐将猪小肚内、外壁洗净、切丝；将白果、覆盆子和猪小肚放入砂锅内，加水浸没，用旺火烧开后改用小火煮约2小时。

用法：佐餐食。

适应症：功效补肾缩尿，健脾胃补虚损。用于小便失禁，尿液不自觉溢出尿道，常伴有尿急、尿频等症。

双鞭汤

配方：枸杞子、菟丝子、狗鞭各10克，肉苁蓉6克，牛鞭、羊肉各100克，母鸡肉50克，花椒、老生姜各适量。

制法：

1. 将牛鞭加水发胀，去净皮对剖成两半，洗净后用冷水漂30分钟；狗鞭用油砂炒熟，用温水泡发30分钟，刷洗干净；羊肉洗净后放入沸水锅内，加清水烧开，撇去浮沫，放入花椒、老生姜、料酒和母鸡肉烧沸。

2. 将菟丝子、肉苁蓉、枸杞子用纱布袋装好扎口，投入汤中煨炖，至牛鞭、狗鞭、羊肉、鸡肉酥烂时，将药包捞出，把牛鞭、狗鞭、羊肉、鸡肉捞出，切块装盘调味即可。

用法：佐餐食。亦可单餐。

适应症：功效补肾益气，填精补髓。用于低血压并低于下限值，临床表现头晕、头昏、面色苍白、心慌、心悸，多数病人精神萎靡，食欲不振，嗜睡。

莲藕红豆煲鹌鹑

配方：鹌鹑 4 只，淡菜 50 克，莲藕 750 克，红豆 100 克，无花果 8 枚，陈皮 1 块。

制法：

1. 将鹌鹑杀后，洗干净、飞水后再漂净，每只斩为两边；莲藕刮皮、去节，洗净后、切成大块；淡菜、红豆、无花果、陈皮分别浸泡后淘洗干净，陈皮刮去内瓤、洗净后倒约 3000 克清水，再将煲置于炉上。

2. 将煲内水烧开后，把所用汤料全部倒进煲内煲之，先用大火煲 30 分钟，再用中火煲 60 分钟，后用文火煲 90 分钟即可。

3. 煲好后，取出药渣，放油、盐，调好味、咸淡随意。

用法：佐餐食。

适应症：功效补肾养血，敛精温阳。用于调脏补益。

巴戟鸡茸鹿筋

配方：巴戟 10 克，水发口蘑 5 克，水发鹿筋 150 克，鸡肉 50 克，油菜 10 克，鸡蛋清 1 个，精盐 2 克，料酒 6 毫升，冬笋 10 克，味精 3 克，火腿 10 克，鸡汤 250 毫升。

制法：

1. 巴戟去掉内硬梗、切 2 厘米长的段，用糯米拌炒至米焦，去米，将巴戟研成细末；把水发筋鹿、切成 3 厘米长的段，用开水烫透、控净水分；冬笋、火腿、油菜切成象眼片；口蘑切成薄片。

2. 将鸡肉砸成细泥，加入鸡蛋清、鸡汤、精盐，搅成粥糊状，放入切好的鹿筋，搅拌均匀。

3. 炒锅内放入开水，将拌好的鹿筋、鸡泥撒入锅内，烧开后、浮起时捞出。

4. 锅内放入鸡汤、冬笋、口蘑、油菜、火腿、精盐、料酒、巴戟粉、烧开后，放入氽熟的鸡茸鹿筋，撇净浮沫，放入味精，盛入汤碗内即可。

用法：佐餐食。

适应症：功效补肾阳，强筋骨，祛风湿。用于腰膝无力、关节疼痛、小便不禁、阳痿、遗精、风寒湿痹等症。

鹿茸三珍汤

配方：鹿茸粉 6 克，水发猴头蘑 100 克，水发银耳 100 克，水发鹿筋 100 克，葱 3 克，鸽蛋 12 个，味精 3 克，姜 3 克，香菜 5 克，火腿末 2 克，鸡蛋清 2 个，素油 25 克，盐 5 克，淀粉 10 克，鸡汤 1000 毫升。

制法：

1. 把几个酒盅洗净、擦干、抹上猪油；将鸡蛋打在酒盅内，撒上火腿末、香菜叶、上屉蒸 3 分钟取出；将酒盅杯放入一大碗内，用清水投凉，取下鸽蛋、入凉水碗内泡上。

2. 将银耳择去蒂头，鹿筋切骨排块，用开水氽透，猴头蘑切大薄片，用开水氽一下，码放在碗内，添上鸡汤，加入精盐、味精，上笼蒸 30 分钟取出。

3. 把香菜切 3 厘米长的段，备用。

4. 砂锅内放汤、汤开后，放入葱、姜出味，放入精盐、味精，调好口味，捞出姜、葱，下入银耳、猴头菇、鹿筋、鸽蛋、氽透捞在汤斗内，将汤撇净浮沫，倒在汤斗里，撒上鹿茸粉，点上香菜即可。

用法：佐餐食。

适应症：功效壮元阳，补气血，强筋骨，益精髓。用于肾阳虚之阳痿、滑精、腰膝痠冷、虚寒带下，精亏眩晕，耳鸣等症。

菟丝烧海参

配方：菟丝子10克，羊肉250克，海参100克，枸杞子20克，淫羊藿15克，鹿角胶10克，巴戟15克，杜仲15克，制附子6克，肉桂6克，山茱萸15克，素油35克，料酒10毫升，盐4克，味精4克，姜5克，葱5克，上汤300毫升。

制法：

1. 将附片先用沸水煮1小时，再用；其余药物洗净，用清水煮25分钟，去药渣，取药汁；羊肉洗净，切成4厘米见方的薄片；姜切片、葱切段；海参去肠杂，切4厘米长，2厘米宽的片。

2. 将炒锅置武火上，加入素油，烧六成热时，下入姜、葱爆香，下入羊肉、海参、药汁，料酒、盐、味精、上汤，煮25分钟即可。

用法：佐餐食。每日1次。

适应症：功效补肾阳，益精血，抗衰老。用于气血两虚，腰膝痠软，头昏眼花，四肢无力，小便频数，遗精，阳痿，滑精等症。

什锦鹿茸羹

配方：鹿茸粉6克，水发干贝5克，水发口蘑5克，水发海参10克，火腿5克，冬笋5克，大虾10克，熟鸭脯肉10克，鸡肉50克，豌豆5克，鸡蛋清1个，精盐2克，味精2克，鸡油15克，料酒10毫升，湿淀粉25克，上汤250毫升。

制法：

1. 将鸡肉剁成泥，放入碗内，加入蛋清、上汤、味精、盐搅匀。

2. 把海参、大虾、熟鸡脯肉切成2厘米见方的块；火腿、口蘑、冬菇切成2厘米见方的块；干贝撕开。

3. 炒锅内放入清水，烧八成沸时，将鸡泥放入锅内，凝固成疙瘩状，余熟捞出；将海参、大虾用开水氽后，控净水分。

4. 炒锅内放上汤，加入盐、料酒、鸡泥疙瘩、海参、大虾、熟鸡肉、干贝、火腿、豌豆、口蘑、冬笋；烧沸后，撇净浮沫，放入味精、鹿茸粉，用湿淀粉勾芡，淋上鸡油，盛入汤碗内即可。

用法：佐餐食。

适应症：功效补气血，壮元阳，健筋骨，益精髓。用于肾阳虚的阳痿、滑精、早泄、腰膝痠冷、虚寒带下、精亏眩晕、耳鸣等症。

杜仲爆羊腰

配方：杜仲20克，五味子15克，淫羊藿15克，羊腰350克，料酒10克，盐4克，味精3克，酱油8克，豆粉20克，姜5克，葱10克，素油35克。

制法：

1. 将杜仲切丝、用盐水炒焦与五味子、淫羊藿同放炖锅内，加清水300毫升，煎熬、浓缩成100毫升，去渣取汁。

2. 将羊腰片切成两片，除去白色臊腺，切成小块腰花，用豆粉、药汁液、酱油、盐、味精搅匀、码味、挂浆、备用。

3. 将炒锅置武火上烧热，加入素油、烧至六成热时，下入姜、葱爆香，随即下入羊腰花，料酒，炒至变色，加入盐、味精，颠锅即可。

用法：佐餐食。

适应症：功效补肾、壮阳。用于肾虚腰痛，体弱乏力等症。

番薯炖狗肉

配方：番薯（红苕、地瓜）500克，狗肉500克，料酒10克，盐5克，味精3克，姜5克，葱10克。

制法：

1. 将红苕洗净、去皮、切成3厘米见方的块；狗肉用水反复冲洗干净，用木棒边捶边用水冲洗干净，用沸水氽去血水，切成4厘米见方的块；姜切片，葱切段。

2. 将红苕、狗肉、姜、葱、料酒同放炖锅内，加水适量（2800毫升），置武火上烧沸，再用文火炖55分钟，加入盐、味精搅匀即可。

用法：佐餐食。每日 1 次，每次吃红苕、狗肉 100 克，亦可单吃。

适应症：功效补肾、壮阳、通便。用于阳痿、便秘等症。

麦冬北沙参鹌鹑煲

配方：北沙参 20 克，麦冬 20 克，鹌鹑 500 克，料酒 15 克，姜 10 克，葱 15 克，盐 5 克，味精 3 克，胡椒粉 3 克，棒骨汤 2500 毫升。

制法：

1. 将鹌鹑宰杀后，去毛、内脏及爪；北沙参洗净、切 3 厘米长的段；麦冬洗净、去心梗；姜拍松、葱切段。

2. 将鹌鹑、麦冬、北沙参、姜、葱、料酒同放煲内、加入棒骨汤，置武火上浇沸，再用文火煲 25 分钟，加入盐、味精、胡椒粉即可。

用法：佐餐食。

适应症：功效补五脏，祛湿热。用于泻痢，疳积，湿痹，肺热等症。

首乌猪肝香菇煲

配方：何首乌 20 克，枸杞子 20 克，红枣 20 克，香菇 50 克，竹笋 15 克，猪肝 500 克，味精 5 克，鸡精 5 克，盐 5 克，姜 5 克，葱 5 克，棒骨汤 2500 毫升。

制法：

1. 将何首乌洗净（首乌必须用制过的首乌）放入煲内，加入枸杞子、红枣、香菇、竹笋、姜、葱、调料，注入棒骨汤内。

2. 将煲置武火上烧沸，后用文火煲 40 分钟后，将猪肝切片，加入煲内，煲熟即可。

用法：佐餐食。

适应症：功效补肝肾，益精血。用于血虚、咳嗽、头昏眼花、视力减退，须发早白，腰腿痠软等症。

怀山鸡肝煲

配方：山药20克，鸡肝250克，绍酒5克，胡椒粉3克，鸡精5克，味精5克，盐3克，姜5克，葱5克，棒骨汤2500毫升。

制法：

1. 将鸡肝去胆、洗净、切片（大的切两块）；姜切片、葱切节。鸡肝加入绍酒，调料拌匀。

2. 怀山药切片，放入煲内，加入棒骨汤。煮20分钟后，加入鸡肝蒸熟，上桌即可。

用法：佐餐食。

适应症：功效滋肝补肾，利水明目。用于肝肾虚损，视物不清等症。

参精猪肘煲

配方：党参15克，猪肘子500克，黄精15克，红枣6枚，枸杞子15克，姜5克，葱5克，盐5克，味精5克，鸡精5克，棒骨汤2500毫升。

制法：

1. 将猪肘除去毛，刮洗干净；黄精切成薄片，党参切成4厘米节，红枣、枸杞子去杂质洗净，姜切片、葱切节。

2. 将猪肘、党参、红枣、枸杞、调料同放高压锅内，加入棒骨汤，用高压锅蒸20分钟、停火、晾凉，倒入煲内。

3. 将煲置武火上烧沸、煮熟，调味，上桌，可烫其它菜食用。也可直接佐餐。

用法：佐餐食。

适应症：功效补脾肾，益气血，抗衰老。用于脾胃虚弱，食欲不振、肺虚咳嗽、病后体虚，视物不清，年老体弱等症。

双耳鱼肚煲

配方：白木耳50克，黑木耳5克，鱼肚50克，香菇15克，竹笋20克，绍酒5克，味精5克，鸡精5克，葱5克，姜5克，盐5克，棒骨汤2500毫升。

制法：

1. 将鱼肚洗净；白木耳、黑木耳温水发透，去蒂杷；香菇、竹茹洗净，姜切片，葱切节，共放煲内，加入棒骨汤，调料。

2. 将煲置武火上烧沸，煮15分钟，上桌即可烫其它菜肴食用，也可直接佐餐食用。

用法：佐餐食。

适应症：功效补肺益肾。用于肾虚、血虚，肺燥咳嗽，面色枯黄等症。

五味子红枣兔肉煲

配方：五味子10克，红枣8个，兔1只，料酒10克，姜5克，葱10克，盐5克，味精3克，胡椒粉3克，棒骨汤3000毫升。

制法：

1. 将五味子洗净、去杂质；红枣去核，洗净；兔宰杀后、剥去皮，去内脏及爪、切成5厘米见方的块状，姜拍松，葱切段。

2. 将五味子、红枣、兔肉、姜、葱、料酒、盐、味精、鸡精、胡椒粉、棒骨汤共放入瓦煲内或饭煲内，盖上盖。

3. 将煲或电饭煲置武火上（或插上电源）即可。

用法：佐餐食。

适应症：功效益气生津，补肾养心。用于肺虚喘咳，津亏口渴，自汗，盗汗等症。

大枣川明鱿鱼煲

配方：红大枣8只，川明参30克，鱿鱼（发好者）500克，料酒10克，鸡精3克，味精3克，盐5克，姜5克，葱10克，胡椒粉

3克，棒骨汤3000毫升。

制法：

1. 将红枣洗净，去核；川明参浸泡24小时，去粗皮、切成5厘米长的节；鱿鱼洗净、切成5厘米长、3厘米宽的块；姜拍松、葱切段。

2. 将红枣、川明参、鱿鱼、料酒、盐、味精、鸡精、姜、葱、胡椒粉同放煲内，加入棒骨汤，盖上盖。

3. 将煲置炉上点燃火，武火煮熟即可。

用法：佐餐食。

适应症：功效养五脏，补元气。用于气血两虚、泄痢久不止，吐血、女子崩中等症。

枸杞松子鸡煲

配方：枸杞子20克，松子30克，鸡1只，料酒10克，姜5克，葱10克，盐5克，味精3克，鸡精5克，胡椒粉3克，棒骨汤3000毫升。

制法：

1. 将枸杞子去杂质、果柄及黑子、洗净；松子去杂质洗净；鸡宰杀后、去毛、内脏及爪，剁成5厘米见方的块；姜拍松，葱切段。

2. 将枸杞子、松子、鸡肉、料酒、盐、味精、鸡精、胡椒粉、姜、葱、棒骨汤同放入高压锅内，置武火上烧沸，盖上压阀，蒸30分钟、停火、冷却、倒入煲内，盖上盖。

3. 将煲上桌，置炉上武火烧沸即可。

用法：佐餐食。

适应症：功效补肾明目，滋阴润肺，双补气血。用于肾虚腰痛，视物不清，气血两虚，便秘，头晕等症。

枸杞栗子鸡煲

配方：枸杞子20克，栗子150克，鸡1只，料酒10克，盐10

克，味精3克，鸡精5克，姜5克，葱10克，胡椒粉3克，棒骨汤3000毫升。

制法：

1. 将枸杞子洗净、去果柄、黑子及杂质；栗子去皮、一切两片；鸡宰杀后，去毛、内脏及爪，剁成4厘米见方的块状；姜拍松，葱切段。

2. 将鸡、枸杞子、栗子、料酒、姜、味精、葱、胡椒粉，棒骨汤同放高压锅内，加入盐，置武火上烧沸，盖上压阀，蒸30分钟后停火、冷却、倒入煲内，盖上盖。

3. 将煲上桌，置炉上烧沸即可。

用法：佐餐食。

适应症：功效补肾明目，益气养血。用于肾虚，视物不清，腰膝痠软等症。

竹笋红杞乌鸡煲

配方：竹茹50克，枸杞子20克，乌鸡1只，料酒10克，盐3克，味精3克，鸡精5克，姜5克，葱10克，胡椒粉3克，棒骨汤3000毫升。

制法：

1. 将竹茹用温水发透、洗去泥沙、切成5厘米长的段；枸杞子洗净、去果柄、黑子及杂质；乌鸡宰杀后，去毛、内脏及爪；姜拍松、葱切段。

2. 将乌鸡、枸杞子、竹茹、料酒、盐、味精、鸡精、胡椒粉、姜、葱、棒骨汤同放高压锅内，置武火上烧沸，盖上压阀，蒸7分钟后、停火、冷却，倒入煲内，盖上盖。

3. 将煲上炉，点燃火，烧沸即可。

用法：佐餐食。

适应症：功效滋阴补肾，益气血。用于气血双补，视物不清，腰膝痠软，面黄枯瘘等症。

无花果鹌鹑煲

配方：无花果 30 克，鹌鹑 4 只，料酒 15 克，姜 10 克，葱 15 克，盐 5 克，味精 3 克，胡椒粉 3 克，棒骨汤 2500 毫升。

制法：

1. 将鹌鹑宰后、去毛、内脏及爪；无花果洗净，盖拍松，葱切段。

2. 将鹌鹑、无花果、姜、葱、料酒同放煲内，加入棒骨汤，置武火上烧沸，再用文火煲 25 分钟，加入盐、味精、胡椒粉搅匀即可。

用法：佐餐食。

适应症：功效补五脏，清热开胃。用于五脏虚弱，消化不良，便秘等症。

鸽风魔芋煲

配方：乳鸽 2 只，夜明沙 5 克，鳖甲 5 只，龟版 5 克，乌鸡 1 只，绍酒 5 克，味精 5 只，鸡精 5 克，姜 5 克，葱 5 克，棒骨汤 2500 毫升。

制法：

1. 将乌鸡宰杀后，去毛、内脏及爪，氽去血水；乳鸽杀后，去毛、内脏及爪，氽去血水；夜明砂、鳖甲、龟版去杂质。

2. 将乌鸡、乳鸽、鳖甲、龟版放高压锅内，加入调料，拌匀，注入棒骨汤，置武火上烧沸，煮熟、调味，上桌可烫其它菜食用。也可佐餐。

用法：佐餐食。

适应症：功效滋阴补肾，益气血。用于气血虚损，肌肤不润，妇女血劳月经闭止等症。

枸杞莴苣鹌鹑煲

配方：莴苣（莴笋）150 克，胡萝卜 150 克，鹌鹑 4 只，枸杞子 20 克，料酒 10 克，盐 5 克，味精 3 克，姜 5 克，葱 10 克，胡椒粉 3

克，棒骨汤 5000 毫升。

制法：

1. 将莴苣去皮、切 4 厘米长的节；枸杞子洗净；胡萝卜去皮、洗净、切 4 厘米长的段；鹌鹑杀后，去毛、内脏及爪、切 4 厘米见方的块；姜拍松、葱切段。

2. 将莴苣、胡萝卜、胡椒粉、棒骨汤同放高压锅内，置武火上烧沸，盖上压阀，蒸 30 分钟后，停火、冷却，倒入煲内。

3. 将煲上桌，置炉火上烧沸即可。

用法：佐餐食。

适应症：功效补五脏，益气血。用于气血两虚，疳积、湿痹，面黄枯瘘等症。

核桃鲜藕老鸭煲

配方：核桃仁 30 克，鲜藕 500 克，老鸭 1 只（1500 克），料酒 15 克，盐 5 克，味精 3 克，胡椒粉 3 克，棒骨汤 3000 毫升。

制法：

1. 将老鸭宰杀后，去毛、内脏及爪；薛藕去皮、切成 4 厘米长的段；核桃放沸水锅内氽一下，除去皮；姜拍松，葱切段。

2. 将核桃仁、鲜藕、老鸭、料酒、姜、葱同放煲内，加入棒骨汤，置武火上烧沸，再用文火煲 50 分钟，加入食盐、味精、胡椒粉即可。

用法：佐餐食。

适应症：功效补肾，补脑养血。用于智力低下，热病烦渴、热淋等症。

黑芝麻排骨煲

配方：黑芝麻 50 克，黑豆 150 克，黑枣 8 克，排骨 500 克，料酒 15 克，姜 10 克，葱 3 克，盐 5 克，胡椒粉 3 克，棒骨汤 2500 毫升。

制法：

1. 将排骨洗净，剁成3厘米长的段；黑枣洗净、去核；黑豆淘洗干净，去泥沙；姜拍松，葱切段。

2. 将排骨、黑枣、黑豆、料酒、姜、葱同放煲内，加入棒骨汤，置武火上烧沸，再用文火煲35分钟，加入盐、味精、胡椒粉即可。

用法：佐餐食。

适应症：功效补肝肾、乌须须发，补气血。用于须发早白，气血虚弱，面黄肌瘦等症。

山药菊花猪肘煲

配方：山药100克，菊花6克，猪肘500克，绍酒5克，味精5克，姜5克，葱5克，鸡精5克，盐5克，棒骨汤2500毫升。

制法：

1. 将山药切片，菊花洗净（鲜菊花更好）；猪肘去茸毛，刮干净；姜切片、葱切节。

2. 将猪肘、山药、姜、葱、调料放入高压锅内、烧沸，蒸20分钟、停火、晾凉，倒入煲内。

3. 将煲置武火上烧沸，煮熟，调味，上桌，即可烫其它菜食用。

用法：佐餐食。

适应症：功效补肾益精，润养血脉。用于脾、肾虚弱，肤发枯燥，肺虚燥咳等症。

玉竹海参煲

配方：玉竹25克，水发海参200克，香菇50克，玉兰片50克，火腿肉50克，味精5克，鸡精5克，姜5克，葱5克，盐5克，棒骨汤2500毫升。

制法：

1. 将玉竹水发后切片；玉兰片发好切片，火腿、姜切片、葱切节。

2. 将玉竹、玉兰片、海参、火腿、姜、葱、盐、味精、鸡精同放煲内，加入棒骨汤。

3. 将煲置武火上烧沸，用文火煲40分钟、停火，上桌，即可烫其它菜食用。

用法：佐餐食。

适应症：功效补肾益精，养血润燥。用于高血压、血管硬化等症。

雪蛤海参煲

配方：蛤蟆油6克，水发海参600克，鸡精5克，鸡油50克，香菇50克，玉兰片30克，竹笋10克，姜5克，葱5克，盐5克，棒骨汤2500毫升。

制法：

1. 将蛤蟆油淘洗干净，去杂质，筋皮，黑子，用温水浸泡2小时，再除去杂质、洗净。

2. 水发海参切片、洗净，同蛤蟆油、姜、葱、香菇、玉兰片、竹茹，调料放入煲内，加入棒骨汤和鸡油、置武火上烧沸，用文火煲30分钟，调味，上桌，即可烫其它菜食用。

用法：佐餐食。

适应症：功效补肾益精，润肺养阴。用于病后虚弱，肺劳咳嗽，吐血、盗汗，妇女性功能低下等症。

山药兔肉煲

配方：山药15克，枸杞子15克，红枣5克，川明参30克，兔肉500克，味精5克，绍酒5克，鸡精5克，姜5克，葱5克，盐5克，棒骨汤2500毫升。

制法：

1. 将兔宰杀后、剥去皮、除去内脏、脚、爪；山药润透、切片，红枣、枸杞子去杂质，洗净，姜切片、葱切节。

2. 将兔肉山药、枸杞子、红枣、姜、葱、盐，调料同放高压锅内，加入棒骨汤，置武火上烧沸，盖上压阀，蒸 20 分钟、停火、晾凉、倒入煲内，置武火上烧沸，煮熟，调味，上桌，即可带火锅烫其它菜食用。

用法：佐餐食。

适应症：功效补中益气，凉血解毒。补肾明目。用于消渴羸瘦，骨热呕吐，便血，视物不清，面黄肌瘦等症。

苡仁茯苓鹌鹑煲

配方：苡仁 30 克，茯苓 15 克，鹌鹑 6 只，味精 5 克，鸡精 5 克，鸡油 30 克，玉兰花 20 克，火腿肉 30 克，姜 5 克，葱 5 克，盐 5 克，棒骨汤 2500 毫升。

制法：

1. 将鹌鹑宰杀后，去毛，内脏及爪；苡仁洗净，去杂质；茯苓洗净、切块，姜切片葱切节。

2. 将鹌鹑、山药、茯苓、姜、葱及调料同放煲内，加入棒骨汤，置武火上烧沸，再用文火煲熟、调味、上桌，即可带火烫其它菜食用。

用法：佐餐食。

适应症：功效补五脏，清湿热。用于五脏虚损、气虚、血虚、泻痢、疳积、湿痹等症。

首乌核桃乌鸡煲

配方：制首乌 15 克，核桃仁 30 克，乌鸡 1 只，料酒 10 克，盐 5 克，味精 3 克，姜 5 克，葱 10 克，胡椒粉 3 克，棒骨汤 3000 毫升。

制法：

1. 制首乌洗净，沥干水分；核桃仁用开水氽去皮；乌鸡宰杀后、去毛、内脏及爪，剁成 5 厘米见方的块状；姜拍松，葱切段。

2. 将制首乌、核桃仁、乌鸡、料酒、盐、味精、姜、葱、胡椒粉、棒骨汤放入高压锅内、置武火上烧沸，盖上压阀，蒸 7 分钟，停火、冷却、倒入煲内。

3. 将煲上桌，置炉上，武火烧沸即可。

用法：佐餐食。

适应症：功效补脑益肾，乌发生发。用于肝肾虚损，须发早白，脱发等症。

三黑土鸡煲

配方：黑豆 50 克，黑芝麻 30 克，黑枣 50 克，土鸡 1 只，料酒 10 克，姜 5 克，葱 10 克，盐 3 克，味精 3 克，胡椒粉 3 克，棒骨汤 3000 毫升。

制法：

1. 将黑豆、黑枣、黑芝麻洗净，黑豆浸泡 4 小时，沥干水分；土鸡宰杀后，去毛、内脏及爪，剁成 5 厘米见方的块状；姜拍松，葱切段。

2. 将黑豆、黑芝麻、黑枣、土鸡、料酒、盐、味精、姜、葱、胡椒粉、棒骨汤同放高压锅内，置武火上烧沸，盖上压阀，蒸 7 分钟，停火、冷却，倒入煲内。

3. 将煲上桌，置炉上烧沸即可。

用法：佐餐食。

适应症：功效益五脏，补气血，状筋骨。用于肝肾不足，虚风眩晕，风痹，大便干结，病后虚羸、须发早白，妇女乳少等症。

乾坤狗肉煲

配方：连皮狗肉 1000 克（去骨），天门冬 10 克，枸杞子 15 克，生地黄 10 克，甘草 3 克，绍酒 30 克，胡椒粉 3 克，柠檬 1 个，乌鸡 1 只，猪肘子 200 克，味精 5 克，鸡精 5 克，姜 10 克，葱 10 克，棒骨汤 2500 毫升。

制法：

1. 将狗肉在火上燎焦，泡软皮面，用刀刮去焦面，用凉水浸泡，待狗肉已发胀时，用木棒在狗肉上轻轻反复捶敲，边垂边用清水洗，直至狗肉质变松，血水滴尽为准，然后切成指条大小，再用凉水泡软。

2. 将枸杞子、天门冬、生地黄、甘草、柠檬洗净，乌鸡宰杀后，去毛、内脏及爪，肘子砍成8块，姜切片、葱切段。

3. 在锅内水烧开时，下入狗肉，生姜、葱、绍酒，用中火煮透，将狗肉捞出后，用凉水漂上，鸡和肘子也用沸水氽透、冲洗干净。

4. 将狗肉、鸡、猪肘子、枸杞子、天门冬、生地黄、甘草、柠檬、姜、葱、绍酒、调料同放高压锅内，加入棒骨汤，用高压蒸，蒸30分钟，煮熟、停火、晾凉，倒入煲内，烧沸，调味、上桌，即可带火烫食。

用法：佐餐食。

适应症：功效补中益气，温肾助阳。用于脾肾虚弱，腹脘胀满，腰疲软弱，消瘦、浮肿，体虚食少等症。

红枣人参海参煲

配方：红枣8个，人参20克，海参（水发海参）500克，料酒10克，盐5克，葱10克，胡椒粉3克，鸡油35克，棒骨汤3000毫升。

制法：

1. 将人参去芦头、润透、顺切薄片；红枣洗净，去核；海参去肠杂、洗净、顺切薄片，姜拍松、葱切段。

2. 将人参、海参、红枣、料酒、盐、味精、姜、葱、胡椒粉、棒骨汤同放高压锅内，置武火上烧沸，再盖上压阀，蒸25分钟，停火、冷却、倒入煲内。

3. 将煲上桌，置炉上烧沸即可。

用法：代餐食。

适应症：功效益肾润燥，滋补气血。用于气血两亏，面色枯黄、精气不足，形体瘦弱，皮肤不润、低热盗汗等。

雪蛤乌鸡煲

配方：雪蛤（蛤蟆油）10克，水发猴头蘑50克，乌鸡1只，竹笋50克，绍酒10克，鸡精10克，鱼肚150克，姜10克，葱10克，盐10克，棒骨汤2500毫升。

制法：

1. 将雪蛤加水发透膨胀，摘去黑子、筋膜；把鸡宰杀后，去毛、内脏及爪；鱼肚发好、切块；竹笋洗净，姜切片，葱切段。

2. 将雪蛤、乌鸡、鱼肚、竹笋、猴头蘑、姜、葱、盐、绍酒、棒骨汤同放高压锅内，蒸20分钟，停火、晾凉、倒入煲内。

3. 将煲置武火上烧沸，调好味，上桌，即可带火烫食。

用法：佐餐食。

适应症：功效补肾益精，润肺养阴。用于病后、产后虚弱，肺痨咳嗽、吐血、盗汗、面黄肌瘦等症。

熟地首乌猪蹄筋煲

配方：熟地黄10克，何首乌10克，猪蹄筋300克，猪瘦肉200克，料酒10克，姜5克，葱10克，胡椒粉3克，味精3克，盐5克，棒骨汤3000毫升。

制法：

1. 将熟地黄洗净、切薄片；何首乌用黑豆煮熟、切片，炒制；猪蹄筋发好、切4厘米长的节；猪瘦肉洗净、切3厘米见方的块状；姜拍松，葱切段。

2. 将地黄、何首乌、猪蹄筋、瘦肉、料酒、盐、味精、姜、葱、胡椒粉、棒骨汤同放高压锅内，置武火上烧沸，盖上压阀，蒸30分钟，停火，冷却，倒入煲内。

3. 将煲置桌上，点燃火，用武火烧沸即可。

用法：佐餐食。

适应症：功效补肝肾，益气血。用于肝肾虚损，气血两亏，肺肾阴虚，腰膝痠软等症。

雪蛤团鱼煲

配方：雪蛤（蛤蟆油）20 克，红枣 6 个，枸杞子 20 克，鹌鹑 4 只，料酒 10 克，盐 5 克，味精 3 克，姜 5 克，葱 10 克，胡椒粉 3 克，鸡油 30 克，棒骨汤 3000 毫升。

制法：

1. 将蛤蟆油用温水发胀，去筋膜、黑子；枸杞子去果柄、杂质、洗净，红枣去核；鹌鹑杀后，去毛、内脏及爪，切 4 厘米见方的块；姜拍松，葱切段。

2. 将蛤蟆油、红枣、枸杞子、鹌鹑、料酒、盐、姜、葱、胡椒粉、棒骨汤同放煲内。

3. 将煲上桌，置炉上武火烧沸，煮熟即可。

用法：佐餐食。

适应症：功效补肾精，益气血。用于体虚乏力，气血两亏，面色枯黄等症。

紫河车红枣乌鸡煲

配方：紫河车粉（胎盘）30 克，红枣 8 个，枸杞子 20 克，乌鸡 1 只，料酒 10 克，盐 5 克，葱 10 克，姜 5 克，味精 3 克，胡椒粉 3 克，棒骨汤 3000 毫升。

制法：

1. 将紫河车烘干，碾成细粉；红枣去核、洗净；枸杞子去果柄、杂质及黑子、洗净；乌鸡宰杀后，去毛、内脏及爪，剁成 4 厘米见方的块状；姜拍松，葱切段。

2. 将紫河车粉、红枣、枸杞子、乌鸡肉、料酒、盐、味精、姜、葱、胡椒粉、棒骨汤同放高压锅内，蒸 7 分钟，停火、冷却，倒入煲内。

3. 将煲上桌，置炉上武火烧沸即可。

用法：佐餐食。

适应症：功效补气、养血、益精。用于体质虚弱，面色枯黄，久病不愈，虚喘，盗汗，遗精等症。

菟丝砂仁鲫鱼

配方：菟丝子25克，砂仁5克，鲫鱼500克，葱、姜、盐各适量。

制法：

1. 将菟丝子洗净，装入纱布袋中；鲫鱼去鳞和内脏、洗净；葱洗净，切4厘米长的段；姜切片。

2. 将鲫鱼放入锅内，加水适量，放入砂仁、菟丝子、葱、姜、盐、绍酒，先用武火烧沸，再用文火炖熬25分钟即可。

用法：每日食鲫鱼250克，分3次食完，吃鱼喝汤，即可佐餐又可单食。

适应症：功效补肾健脾，消肿利水。用于阳痿、遗精、肾虚、水肿等症。

玉米须枸杞煲蚌肉

配方：枸杞子30克，玉米须60克，蚌肉150克，葱、姜、盐各适量。

制法：将玉米须、枸杞子洗净，放入锅内，加水2000毫升，煮20分钟，滤过，再放蚌肉、葱、姜及盐，煮30分钟即可。

用法：每日2次，每次70克，喝汤吃蚌肉，即可佐餐，也可单食。

适应症：功效补肾、健脾、利尿。用于阴虚，腰痛，水肿等症。

山茱萸炖甲鱼

配方：山茱萸20克，甲鱼250克，红枣20枚，葱、姜、盐各适量。

制法：

1. 将甲鱼烫死、剁去头、爪，除去内脏；山茱萸洗净；红枣洗净去核；葱洗净切段，姜切片。

2. 山茱萸放入锅内，加水2000毫升，煎煮20分钟，加入甲鱼、红枣、姜、葱、盐炖熬1小时即可。

用法：每日2次，每次100克，吃甲鱼肉喝汤，佐餐、单食均可。

适应症：功效滋阴补肾，益气补血。用于正常人四季滋补肾脏食用。

荜茇鹿头汤

配方：鹿头1只，鹿蹄4只，荜茇5克，生姜、食盐、八角、小茴香、味精、胡椒粉各适量。

制法：

1. 将鹿头、鹿蹄除去毛，洗净；荜茇、生姜洗净，用刀拍破。

2. 将鹿头、鹿蹄放入砂锅内，加水适量，再放入荜茇、生姜、八角、小茴香、置武上炖熬，烧开后，移文火上熬熟。

3. 将鹿头、鹿蹄取出，剖下鹿肉，切成粗条，再置汤中烧开，放入食盐、味精、胡椒粉即可。

用法：可佐餐，可单食。

适应症：功效壮阳益精。用于阴虚体弱，肾精亏虚所出现的腰膝痠软，畏寒怯冷，阳痿早泄等症。也宜正常人冬季补肾益精食用。

枸杞羊肾粥

配方：枸杞20克，羊肾2对，羊肉100克，粳米250克，葱白、食盐各适量。

制法：

1. 将羊肾洗净，去臊腺脂膜，切成丁；葱白洗净、切成细节；

羊肉洗净，一同放入锅内，加水适量备用。

2. 将枸杞洗净；粳米淘净，放入羊肾羊肉锅内，熬粥。待肉熟，米烂成粥时加入盐即可。

用法：吃羊肾、羊肉，喝粥。

适应症：功效补肾填精。用于肾精衰败，腰疼痛，性功能减退等症。

核桃油烫鸭

配方：核桃仁 200 克，荸荠 150 克，洋鸭 1 只，鸡肉泥 100 克，油菜末、葱、生姜、食盐、鸡蛋清、味精、料酒、湿玉米粉、生花生油各适量。

制法：

1. 将洋鸭宰杀后，去毛、内脏，洗净，用开水氽一遍，装入盆内，加入葱、生姜、食盐、料酒少许，上笼蒸熟透、取出晾凉后，将洋鸭去骨，切成两块，另用鸡肉泥、鸡蛋清、湿玉米粉、味精、料酒、盐调成糊，再把核桃仁、荸荠剁碎，加入糊内，淋入鸭子内膛肉上。

2. 将鸭子放入锅内，用油炸酥，捞出沥去余油，用刀切成长条状，摆在盘内，四周撒些油菜末即可。

用法：每日 1 次，每次吃鸭肉 200 克。

适应症：功效补肾固精、温肺定喘，润肠。用于肾虚咳嗽、腰痛，阳痿、大便燥结，肾虚、石淋等症。宜正常人秋季食用。

肉苁蓉炖羊肾

配方：肉苁蓉 50 克，陈皮 5 克，胡椒 10 克，白羊肾 2 对，羊脂 200 克，食盐、葱、酱油酵母面各适量。

制法：

1. 将白羊肾、羊脂洗净，放入锅内，将肉苁蓉、陈皮、胡椒装入纱布袋内，扎住口，放入锅内，加水适量。

2. 将锅置炉上，用武火烧沸，文火炖熬，待羊肾熟透时，放入葱、食盐、酵母面，如常法作羹。

用法：吃羊肾喝羹。

适应症：功效壮肾，暖脾胃。用于肾虚阳道衰败（阳痿），腰膝无力，脾虚食少，胃寒腹痛等症。宜常人四季补肾食用。

补肾狗肉汤

配方：熟附子10克，菟丝子20克，狗肉500克，食盐、味精、生姜、葱各适量。

制法：

1. 将狗肉洗净，整块放入开水锅内氽透，捞入凉水内洗净血沫，切成块；葱、姜切好备用。

2. 将狗肉放入锅内，同姜片煸炒，加入料酒，然后将狗肉、姜片一起倒砂锅内。同时，将菟丝子、附片用纱布袋装好扎紧，与食盐、葱一起放入砂锅内，加清水适量，用武火烧沸，文火煨炖，待肉熟烂后即可。

用法：拣去药包不用，加入味精，吃肉喝汤。

适应症：功效温肾助阳，补益精髓。用于阳气虚衰，精神不振，腰膝痠软等症。宜正常人冬季补肾用；同时对冬季全身寒冷者食用更佳。

沙苑烧牛肉

配方：沙苑子30克，牛肉500克，水发玉兰片25克，香菜、绍酒、精盐、味精、花椒、葱、生姜、水豆粉，菜油、鸡汤各适量。

制法：

1. 将沙苑子淘洗干净；牛肉洗净、切块；玉兰片切成象眼片；调料备齐待用。

2. 将铁锅内放入菜油，烧熟时，将牛肉下油锅内，炸至火红色时捞出。

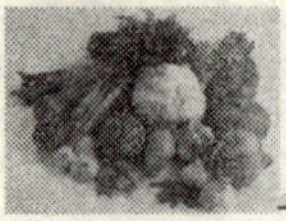

3. 将锅内放菜油，用葱、姜炸锅、下花椒、精盐、料酒、味精、鸡汤，再下牛肉和沙苑子，烧开后，放文火上煨炖，至肉煨熟烂时，移到武火上烧开，勾芡粉，淋芝麻油，撒上香菜段即可。

用法：每日1次，每次吃牛肉100克。

适应症：功效补五脏，调血脉，治虚劳，壮阳益精，暖腰脊。用于肾阳不足所致的腰膝痠软，阳痿早泄，畏寒肢冷等症。宜正常人四季补肾食用。

龙马蒸鸡（温）

配方：海龙10克，虾仁15克，海马10克，子公鸡1只，料酒、味精、食盐、生姜、葱、清汤各适量。

制法：

1. 将子公鸡宰杀后、去毛、内脏，洗净，装入大盆内、备用。

2. 将海马、海龙，虾仁用温水洗净，泡10分钟，分放在鸡肉上，加葱段、姜块（配料用半块）、清汤适量，上笼蒸至烂熟。

3. 将子公鸡出笼后，拣去葱段和姜块，放入味精、食盐即可。

用法：食海马、海龙、虾仁和鸡肉。

适应症：功效温肾壮阳，益气补精。用于阳痿早泄，小便频数，崩漏带下等症。此方宜正常人冬季补肾食用。

山茱萸粥

配方：西瓜皮200克，大米100克，冰糖30克，山茱萸20克。

制法：

1. 将西瓜皮洗净，切细丝，用纱布绞出汁液；山茱萸、大米淘净。

2. 将山茱萸、大米放入锅内，加水适量，武火烧沸，文火煮40分钟后，放入西瓜汁液及冰糖，使溶即可。

用法：每日2次，每次1碗，单食。

适应症：功效滋补肝肾，利尿消肿。用于肾虚，遗精、水肿等症。宜正常人夏季补肾脏食用。

何首乌蒸鲫鱼

配方：淡豆豉30克，鲫鱼200克，白糖30克，何首乌20克。

制法：

1. 将何首乌洗净，鲫鱼去鳞和内脏，放入蒸盘内，在鲫鱼上撒上何首乌、淡豆豉、绍酒、白糖。

2. 将鱼置武火上蒸20分钟即可。

用法：每日2次，每次100克，佐餐食用。

适应症：功效滋肾健脾，利湿消肿。用于肾虚腰痛，须发早白等症。也宜正常人四季补肾食用。

肉苁蓉炖羊肾

配方：肉苁蓉30克，羊肾1对，胡椒、味精、食盐各适量。

制法：

1. 先将肉苁蓉切片，备用。

2. 将羊肾、肉苁蓉一起放入砂锅内，加清水适量，文火炖熟。

3. 将羊肾炖熟后，倒入碗中，加胡椒、味精、食盐少许，调味可口，便可食用。

用法：每日1次，每次吃羊肾50克。

适应症：功效补肾、益精、壮阳。用于肾虚腰痛，足膝痿弱，耳聋、便秘。对阳痿、夜多小便也适宜。正常人四季宜补肾食用。

补肾壮骨黑豆

配方：黑豆1000克，山茱萸10克，茯苓10克，当归10克，桑椹10克，熟地黄10克，补骨脂10克，菟丝子10克，旱莲草10克，五味子10克，枸杞子10克，地骨皮10克，黑芝麻10克，食盐50克。

制法：

1. 将黑豆用温水泡30分钟，备用。

2. 将以上中药装入纱布袋内，扎紧口，放入砂锅内，加水适量、煎煮，每半小时取煎汁一次，放入另一盆中，再加水煎煮，如此共取煎液4次，合并煎液，放入砂锅内。

3. 将黑豆倒入盛有煎液的砂锅内，放入食盐，先以武火烧沸药液，再文火煎熬至药液干涸，即停火。

4. 将黑豆暴晒至干，装瓷罐（或瓶）中贮藏备用。

用法：每天随量嚼食，将黑豆嚼烂吞下。

适应症：功效补肾益精，强筋壮骨。用于头晕目眩，耳鸣耳聋，身体消瘦，腰酸腿痛，筋骨无力等属于肾精不足，肾阴亏损等症。宜四季滋补肾及五脏食用。

锁阳烧龟肉

配方：锁阳20克，龟1只（250~500克），菜油、黄酒、生姜、葱、花椒、冰糖、盐各适量。

制法：

1. 将锁阳润透，切片；龟放入盆中，加热水（约40℃），使其排尽尿，宰去头、爪，剖开去龟壳、内脏，洗净，将龟肉切块。

2. 将锅中加菜油、烧熟后，放入龟肉块，反复翻炒，再加锁阳、生姜、葱、花椒、冰糖等调料，烹以黄酒、盐，加适量清水。

3. 将盛有龟肉块的锅置炉上，用文火煨炖，至龟肉炖烂即可。

用法：每日1次，吃肉喝汤。

适应症：功效补肾阳、滋肾阴。用于阴虚或血虚患者所出现的低热、咯血、便血等症。宜正常人四季补肾食用。

龙马鱼翅

配方：海马15克，海龙15克，水发鱼翅100克，蟹1500克，红萝卜1个，母鸡肉100克，火腿50克，熟猪油、清汤、料酒、玉米粉、葱、生姜、味精、食盐各适量。

制法：

1. 将海马、海龙用酒泡2小时、洗净；把发好的鱼翅用开水煮两次，捞起放入凉水盆内，除去其杂物后，放入瓷盆内，加入母鸡肉、火腿、葱、生姜、料酒、上蒸锅蒸烂取出。

2. 将蟹蒸熟，取出肉和蟹黄，切碎；将红萝卜切成细丝，用熟猪油在微火上炸，把它炸成泥状，油即变成红色。

3. 先将蟹肉煸好，放入清汤，加入味精、料酒少许，再将蒸好的鱼翅和鸡肉、火腿放入锅内，微火焙浓，然后勾芡，加入红萝卜油，倒入大盘中即可。

用法：每日1次，可单食，亦可佐餐食。

适应症：功效补肾、强筋、壮骨。用于肾精亏损，筋骨痿软，行走无力等症。老年骨质疏松症，偏瘫尤为适宜。

鲜蘑牛鞭

配方：鲜牛鞭500克，干贝30克，大海米30克，水香菇30克，嫩母鸡500克，鲜蘑90克，清汤、料酒、胡椒粉、湿玉米粉、鸡油、香菜末、葱、生姜、味精、食盐各适量。

制法：

1. 取鲜牛鞭，用刀将其顺长破开，将尿道层用刀片掉，再用开水将外皮烫掉，然后再去掉一层白皮，上锅用开水煮1小时左右，用凉水洗净。放入锅内，加上清汤，干贝、大海米，水香菇、嫩母鸡、葱、生姜等，置火上炖烂。将炖烂的牛鞭捞出（其他配料不要），上墩改刀，切成斜片。

2. 用一炒勺，注入清汤750克，加入鲜蘑（大的劈四半，小的劈两半），再按配方分量，加入料酒、胡椒粉、湿玉米粉，再放味精、食盐少许。把炖烂的牛鞭下入同烩，熟后倒入大海碗内，淋上鸡油，撒上香菜末即可。

用法：每日1次，每次吃牛鞭、鸡肉共100克。

适应症：功效滋阴补肾，强筋健骨。用于肾阴不足的头昏目眩，耳鸣耳聋，性功能减退等症。

羊蜜膏

配方：生地黄汁200克，熟羊脂250克，熟羊髓250克，白蜂蜜250克，生姜汁25克。

制法：

1. 将锅置于武火上，倒入熟羊脂熬开，下入熟羊髓烧开，再下入白蜂蜜烧开，再入地黄、生姜汁烧开，并用锅铲不断搅拌。

2. 将锅移文火上煎熬，至成膏状、停火，稍晾后，盛入瓷罐中备用。

用法：每天空腹温酒冲服一汤匙，也可作成粥食。

适应症：功效补髓填精。用于肾精亏损之脊痛，足痿软无力，以及再生障碍性贫血等症。秋季补肾佳。

玫瑰枣糕

配方：红枣150克，慈菇60克，核桃仁30克，猪板油120克，鸡蛋2只，红苕90克，网油60克，瓜片15克，玫瑰6克，白糖100克。

制法：

1. 用铁丝网子盛红枣，置火上，边烧边簸动，烧至枣皮变黑，即放入冷水中，泡约5分钟，捞起擦去黑壳，并去核留肉备用。

2. 将核桃仁用沸水泡后，剥去皮，入油锅中炸黄，捞出；红苕煮熟，去皮。将猪板油去筋，与无皮枣分别朵成泥；熟红苕压绒；核桃仁、瓜片、慈菇分别切成丁。

3. 将剁好的枣泥、板油和红苕泥装入盆内，将鸡蛋打破后、搅匀倒入，再加核桃仁、瓜片、慈菇、白糖、玫瑰等合匀。

4. 将网油铺于碗底，油边吊在碗口外，理伸，把拌好的枣泥放入网油内，用手压平，将网油边搭转回来盖着枣泥，用湿棉纸密封，上笼蒸40分钟，出笼翻扣入另一盘中，揭去网油，撒入白糖即可。

用法：每日1次，每次吃糕50克。

适应症：功效补脾肾，平虚喘，润肠通便。用于肾虚喘咳，脾虚食少，大便秘结等症。

杜仲补肾汤

配方：银耳10克，炙杜仲10克，冰糖50克。

制法：

1. 将银耳放入锅内，加温水适量，浸泡30分钟，然后拣去杂质、蒂头、淘去泥沙，撕成片状。将冰糖放入锅内，加水溶化后，熬至微黄色时，滤去渣待用。

2. 将炙杜仲放入锅内，加银耳和清水适量，置武火烧沸，再用文火熬3～4小时，使银耳炉烂，再放入冰糖溶液。

3. 起锅时，加少许猪油，使银耳羹更加滋润可口。

用法：每日1次，每次吃银耳、喝汤1碗。

适应症：功效补肝肾、壮腰膝。用于肝肾阴虚的头昏头痛，腰膝痠软等症。宜四季补肝肾用。

杜仲枸杞炒腰花

配方：枸杞子15克，炙杜仲20克，猪腰子250克，料酒25克，葱、味精、食盐、酱油、醋、大蒜、生姜、白糖、花椒、猪油、菜油、水豆粉各适量。

制法：

1. 将猪腰子对剖开，先去腰臊筋膜，切成腰花；将炙杜仲放锅内，加清水适量，熬成药液50毫升；将姜切成片，葱切节备用。

2. 用药液汁加料酒、水豆粉和食盐，拌入腰花内，再加白糖，调料混匀待用。

3. 将锅放在炉上，用武火烧热，倒入猪油和油菜，至八成熟，放入花椒，投入腰花，葱、生姜、蒜快速炒散，放入味精、翻炒即可。

用法：每日1次，每次吃猪腰子50克。

适应症：功效补肝肾，降血压。用于肾虚腰痛，步履不稳，老年耳聋，高血压等症。

固肾酒

配方：核桃仁200克，龙眼肉200克，豨莶草25克，枸杞50克，制首乌50克，熟地黄50克，白术25克，茯苓25克，丹皮25克，砂仁15克，乌药15克，烧酒7.5公斤，醇酒2500毫升。

制法：

1. 将以上中药用绢袋装好，扎紧袋口备用。

2. 将醇酒2500克装入瓷瓶内，然后收入药袋，隔水蒸约2小时，待冷，再加入烧酒7.5公斤，密封浸泡七天后即可。

用法：根据本人的酒量酌饮，早、晚各1次，每次不超过30毫升。

适应症：功效养肝肾，补气血，强筋骨。用于中风后半身不遂，身体虚弱之风湿筋骨痛，肢体麻木等症。正常人每天饮用20毫升，有补肾、补气、强筋壮骨作用，四季皆宜。

鹿茸酒

配方：鹿茸6克，山药30克，白酒500毫升。

制法：

1. 将鹿茸、山药切片，装入纱布袋内，扎紧口，装入酒罐内。

2. 将白酒倒入酒罐内，盖好盖，浸泡7天即可饮用。

用法：每日2次，每次饮10毫升。

适应症：功效补益肾阳，固摄膀胱。用于肾阳不足、精气寒冷、阳痿、小腹冷痛，白带，夜尿频多等症。正常人宜冬季补肾食用。

赤小豆黑鱼煲

配方：赤小豆 60 克，黑鱼 500 克，葱头、姜片，绍酒、盐各少许。

制法：

1. 将黑鱼刮去鳞，去内脏，洗净；赤小豆去杂质、泥沙，洗净；葱洗净、切段；姜洗净、切片。

2. 将赤小豆放入锅内、加水适量，用武火烧沸，再用文火炖熬至赤小豆开花，放入黑鱼、葱、姜、绍酒及盐，再用文火煲 30 分钟即可。

用法：每日服用 3 次，日服 1 尾，吃鱼喝汤，即可单食地可佐餐。

适应症：功效利水除湿，强阳养阴。用于肾虚、水肿等症。

麻雀肉饼

配方：麻雀 4 只，猪瘦肉 250 克，料酒 6 毫升，豆粉 20 克，白糖 10 克，盐 3 克，酱油 6 克，面粉 250 克，素油 35 克。

制法：

1. 将麻雀用水淹死，去毛、内脏及爪，洗净，切成 3 厘米见方的块；猪瘦肉、切 3 厘米见方的块。再将麻雀肉、猪肉剁成泥，放入碗内，加入盐、味精、酱油、豆粉、白糖、料酒做成肉馅，备用。

2. 将面粉用水揉成面团，发透，做成剂子，备用。

3. 将剂子用擀面杖擀成面皮，然后左手拿面皮摊在手上，右手将麻雀肉馅放入面皮上，然后包合，成饼状生坯，一个一个地擀好。

4. 炒锅置中火上烧热，加入素油，然后烧六成热时，下入面饼，先烙黄一面，再烙另一面，一个一个地烙熟即可。

用法：每日 1 次，每次吃饼 100 克，正餐食用。

适应症：功效补肾壮阳。用于中老年人阳气衰败、脏腑虚损、精神萎靡、体乏无力、阳痿等症。亦用于急性肾炎患者。

三、注意事项

肾，位于腰部，左右各一，所以有“腰者肾之府”之说。肾的生理功能是藏精，主水，纳气，主骨生髓通脑，其华在发，开窍于耳及二阴。

1. 肾阳虚：症见面色淡白，形寒肢冷，自汗，阳痿滑精，早泄，不孕，带下清冷，腰膝痠软，小便清长，或遗尿，头昏耳鸣，苔白质淡，脉沉迟而弱。本证多由素体虚弱，或老年久病或房劳过度所致。

治法：温补肾阳。药膳用雀卵虾汤，双鞭壮阳汤等。

2. 肾阴虚：头晕目眩，耳鸣、耳聋，遗精，口咽发干、盗汗，腰膝疼痛，舌绛脉细数。本证多由久病耗伤肾阴，或房事不节耗伤肾精，或其它脏腑之阴虚及肾虚所致。

治法：滋补肾阴。药膳用女贞鳖鱼汤等。

3. 肾不纳气：症见喘促气短，呼多吸少，动则喘甚，出汗，四肢不温，畏风寒，面目虚浮。脉浮虚无力，舌质淡。本病多由久病或房劳过度损伤肾气，气不归元，失于摄纳所致。

治法：温肾纳气。药膳用核桃五味炖蜜糖等。

4. 肾气不固：症见滑精早泄，尿后余沥，小便频数而清，甚者失禁，腰脊软软，面色淡白，听力减退，舌质淡，苔薄白，脉细弱。本证由肾阳素亏，劳伤过度，久病失养，肾气亏损，失其封藏固摄之权所致。

治法：固摄肾气。药膳用羊脊粥等。

附1：食疗药效增强法（体育疗法）

在食用有关病症的食疗方一小时之后的任何时间均可采用体育疗法。体育疗法能增强体质、促进会阴部的血液循环，增强局部药物的有效浓度，改善症状好转、和防治前列腺增生。“收腹提肛操”是一种易掌握而又方便的体育疗法。具体作法如下：

首先是随着自己的自主呼吸，吸气时收少腹缩肛门，呼气时放松，连续做一百次，每天上、下午各做一遍，姿势不限，坐、卧、站立位均可以，随时可做。其次是增加会阴部的运动量，比如常年锻炼太极拳等。以改善会阴部的血液循环。

重症血尿者忌用此法。

附 2：棒骨汤制作法

棒骨汤

配方：猪棒骨 2500 克，土鸡 1 只，鸭 1 只，猪皮 1000 克，墨鱼 500 克，清水 10 千克。

制法：

1. 将棒骨汤洗净，用捶子将棒子骨捶破，使骨髓出；鸡宰杀后，去毛、内脏；墨鱼洗净、切 4 厘米见方的块状。

2. 将猪棒骨、鸡、鸭、墨鱼放入汤锅内，加清水适量，用武火烧沸，再用文火煎熬，熬至味香，汤白即可。

3. 棒骨汤制作的诀窍是："无骨不白，无鸡不鲜，无皮不浓，无鸭不香"是其要领。

用法：用作各种煲的基本汤料。

附 3：药膳煲"烫菜"用食物

肉食品

肉片——洗净，切 5 厘米长，3 厘米宽的薄片、装盘上桌。

羊肉片——洗净，切 5 厘米长，3 厘米宽的薄片、装盘上桌。

鸡片——胸脯肉，切 4 厘米长，3 厘米宽的薄片、装盘上桌。

肝片——洗净，切薄片、上桌。

鸡肝——洗净，切薄片、上桌。

鸡血——沸水煮，切3厘米见方的块，装盘上桌。

毛肚——切5厘米长、3厘米宽的块状，装盘上桌。

鸭肠——洗净，切段、装盘上桌。

鸡翅——洗净，装盘上桌。

脑花——洗净，去红筋、薄膜，装盘上桌。

鸭舌——洗净，装盘上桌。

猪腰片——洗净，切成腰花，装盘上桌。

午餐肉——切4厘米长、3厘米宽，装盘上桌。

腊肉——切薄片，装盘上桌。

鸡肾——洗净，去网膜、装盘上桌。

水产海鲜

鲜虾——洗净，切3厘米宽、4厘米长的块，装盘上桌。

鱼片——去骨、洗净，切3厘米宽、5厘米长的片，装盘上桌。

鲜带子——洗净，切片，装盘上桌。

蟹肉——切2厘米宽，5厘米的条上桌。

鲜蟹——洗净，去盖，除内脏，剁4块，装盘上桌。

鲫鱼——洗净，去内脏、鱼鳞，装盘上桌。

带鱼——洗净，去内脏、切成4厘米长的段，装盘上桌。

泥鳅——洗净，去内脏，装盘上桌。

龙虾——洗净，放尿，切成3厘米长的段，装盘上桌。

蛤蜊肉——洗净，切片，装盘上桌。

对虾——洗净，装盘上桌。

海参片——发好，切长片，装盘上桌。

海螺肉片——洗净，切薄片，装盘上桌。

田螺肉片——洗净，切薄片，装盘上桌。

蔬菜

蕹菜尖——洗净，装盘上桌。

藕片——洗净，切薄片，装盘上桌。

菠菜——洗净，挑选好，装盘上桌。

莴苣尖——洗净，挑选好，装盘上桌。

黑木耳——洗净，去蒂根，发透，沥干水分，装盘上桌。

香菇——洗净，一切两半，装盘上桌。

冬菇——洗净，装盘上桌。

白菜——洗净，切6厘米长的节，装盘上桌。

卷心菜——洗净，切6厘米长的节，装盘上桌。

马铃薯——洗净，去皮，切薄片，装盘上桌。

生菜——洗净，装盘上桌。

花菜——洗净，撕开花朵，装盘上桌。

西兰花——洗净，撕开花朵，装盘上桌。

药膳煲，生烫食物甚多，各地区有许多生烫食物，可自行增加烫食。

附4：煲及炉具要求

一、药膳煲要求：尽量用陶瓷，砂锅为宜。因为这类煲，其质料煲出的汤水与铁器或他材料煲出的汤不同。它可保持原汤原味。

二、煲的大小：根据人口而定，若4人家，购置能装2500~3000毫升汤的煲则可；若8~10人，则购置一个3000~5000毫升汤的煲为宜。

三、购置的煲：必须有盖，以防在制作时走气，可保持原汤原味。无论什么煲，都必须耐高温，以防炸裂；煲要有耳，以方便上桌时使用。家用的电饭煲仍可作煲用。

四、煲用炉具：根据煲的大小而定，若人多、则用大型天然气或液气炉、电炉均可。

附 5：白酒鹿茸与鹿茸白酒方对比

症状名	鹿茸量	山药量	白酒量	功效适应症
尿频	30 克		200ml	益肾壮阳。用于尿频、阳痿、不育、腰疲。
早泄	15 克	50 克	500ml	温肾壮阳，填精助育。用于肾阳虚亏之腰膝疲软、早泄，阳痿、不育、盆血。
阳痿	30 克	30	1000～1500ml	补肾壮阳，益精血。用于肾阳虚之阳痿，尿频。
补肾	6 克	30 克	500ml	补益肾阳，固摄膀胱。用于肾阳不足精气寒冷，阳痿，小腹冷痛，白带，夜尿频多。

附 6：河豚解毒方

配方：橄榄适量。

制法：

1. 从树上直接摘下来的变黑了的成熟橄榄果，先用弱碱水液处理后，再用盐水泡，以尽快去苦味，需经常换水。

2. 将橄榄去核、切细和加香料，包装或高级的礼品或备用。

3. 国外买来就能吃的橄榄有：西班牙的绿色发酵橄榄是将橄榄先经发酵，去掉异味后、去核，留下的空间用西班牙辣椒、葱、杏仁、鳀及其它食物填充备用。

4. 美国罐装橄榄是将橄榄在碱性环境下氧化、颜色由淡黄色变成樱桃红，再逐渐变深。处理过的橄榄泡在盐溶液中装罐。有一些是核和填充食物的。